REPRODUÇÃO ANIMAL

Equinos

REPRODUÇÃO ANIMAL

Equinos

EDITORES

Marcelo Rezende Luz

Eneiva Carla Carvalho Celeghini

Felipe Zandonadi Brandão

manole

editora

EDITORES: Marcelo Rezende Luz, Eneiva Carla Carvalho Celeghini e Felipe Zandonadi Brandão
PRODUÇÃO EDITORIAL: Patrícia Alves Santana
CAPA: Ricardo Yoshiaki Nitta Rodrigues
IMAGENS DA CAPA: Freepik e acevo dos autores
PROJETO GRÁFICO: Departamento Editorial da Editora Manole
EDITORAÇÃO ELETRÔNICA: Formato Estúdio
ILUSTRAÇÕES: Ribak Imagens e Diulia Cavalli (Capítulo 11)

CIP-BRASIL. CATALOGAÇÃO NA PUBLICAÇÃO
SINDICATO NACIONAL DOS EDITORES DE LIVROS, RJ

R336
v. 3

Reprodução animal : equinos / editores do volume Marcelo Rezende Luz, Eneiva Carla Carvalho Celeghini, Felipe Zandonadi Brandão. - 1. ed. - Santana de Parnaíba [SP] : Manole, 2024.
: il. ; 24 cm.

Inclui bibliografia e índice
ISBN 9788520465325

1. Medicina veterinária. 2. Animais – Reprodução. 3. Cavalos – Reprodução. I. Luz, Marcelo Rezende. II. Celeghini, Eneiva Carla Carvalho. III. Brandão, Felipe Zandonadi.

23-86932 CDD: 636.1082
CDU: 636.082:636.1

Meri Gleice Rodrigues de Souza – Bibliotecária – CRB-7/6439

1ª edição – 2024

Editora Manole Ltda.
Alameda América, 876 – Tamboré
06543-315 – Santana de Parnaíba – SP – Brasil
Tel.: (11) 4196-6000
www.manole.com.br | https://atendimento.manole.com.br/

Impresso no Brasil
Printed in Brazil

Editores

Marcelo Rezende Luz

Médico-veterinário pela Universidade Federal Fluminense (UFF). Residência em Clínica, Cirurgia e Reprodução de Bovinos pela Clínica de Bovinos de Garanhuns da Universidade Federal Rural de Pernambuco (UFRPE). Mestre e Doutor em Reprodução Animal pela Universidade Estadual Paulista Júlio de Mesquita Filho (Unesp). Professor Associado de Reprodução Animal da Escola de Veterinária da Universidade Federal de Minas Gerais (UFMG). Presidente do Colégio Brasileiro de Reprodução Animal (CBRA) – 2019-2023.

Eneiva Carla Carvalho Celeghini

Médica-veterinária pela UNIFEOB. Mestre e Doutora em Reprodução Animal pela Faculdade de Medicina Veterinária e Zootecnia da Universidade de São Paulo (FMVZ-USP). Professora Associada do Departamento de Reprodução Animal da FMVZ-USP.

Felipe Zandonadi Brandão

Médico-veterinário pela Universidade Federal Fluminense (UFF). Mestre e Doutor em Ciência Animal pela Escola de Veterinária da Universidade Federal de Minas Gerais (UFMG). Professor Titular do Setor de Reprodução Animal da Faculdade de Veterinária da UFF. Pesquisador de produtividade em pesquisa do CNPq – Nível 1B e Cientista do Nosso Estado da Fundação de Amparo à Pesquisa do Estado do Rio de Janeiro (FAPERJ).

Coordenadores

Guilherme Pugliesi

Médico-veterinário. Doutor em Zootecnia. Livre-docente em Reprodução Animal. Professor Associado do Departamento de Reprodução Animal da Faculdade de Medicina Veterinária e Zootecnia da Universidade de São Paulo (FMVZ-USP).

Eneiva Carla Carvalho Celeghini

Médica-veterinária pela UNIFEOB. Mestre e Doutora em Reprodução Animal pela Faculdade de Medicina Veterinária e Zootecnia da Universidade de São Paulo (FMVZ-USP). Professora Associada do Departamento de Reprodução Animal da FMVZ-USP.

Colaboradores

Adomar Laurindo Neto
Mestre em Reprodução Animal pela Faculdade de Medicina Veterinária e Zootecnia da Universidade de São Paulo (FMVZ-USP). MBA em Gestão do Agronegócio pela ESALQ-USP. Consultor técnico na Noxon Saúde Animal.

Bruna da Rosa Curcio
Médica-veterinária. Mestre em Ciências Veterinárias. Doutora em Biotecnologia. Pós-doutorado em Teriogenologia pela *University of Illinois at Urbana-Champaign*. Professora Associada do Departamento de Clínica Veterinária da Faculdade de Veterinária da Universidade Federal de Pelotas (UFPel).

Bruna Waddington de Freitas
Doutora em Medicina Veterinária pela Universidade Federal de Viçosa (UFV). Professora Adjunta pela UFV. Laboratório de Reprodução Animal do Departamento de Veterinária.

Carlos Eduardo Wayne Nogueira
Médico-veterinário. Doutor em Fisiopatologia da Reprodução pela Universidade Federal de Santa Maria (UFSM). Professor Titular de Clínica Médica de Equinos – Departamento e Hospital de Clínicas Veterinárias da Faculdade de Veterinária da Universidade Federal de Pelotas (UFPel).

Carlos Henrique Cabral Viana
Mestre e Doutor em Reprodução Animal pelo Departamento de Reprodução Animal da Faculdade de Medicina Veterinária e Zootecnia da Universidade de São Paulo (FMVZ-USP). Professor Adjunto 4 da Faculdade de Medicina Veterinária da PUC de Minas Gerais, *campus* Poços de Caldas.

Claudia Barbosa Fernandes
Livre-docente pelo Departamento de Reprodução Animal da Faculdade de Medicina Veterinária e Zootecnia da Universidade de São Paulo. Coordenadora do Grupo de Estudos do Laboratório de Estudos da Prenhez e Periparto em Equídeos (LEPPE).

Danilo Zago Bisinotto
Mestre em Reprodução Animal pela Faculdade de Medicina Veterinária e Zootecnia da Universidade de São Paulo (FMVZ-USP).

Diego Angelo Schmidt Poit
Graduado em Medicina Veterinária pela Faculdade de Zootecnia e Engenharia de Alimentos da Universidade de São Paulo (FZEA-USP). Mestre em Reprodução Ani-

mal pela Faculdade de Medicina Veterinária e Zootecnia da Universidade de São Paulo (FMVZ-USP).

Elisa Sant'Anna Monteiro da Silva
Professora adjunta da área de Reprodução Animal na Universidade Federal de Uberlândia (UFU-MG). Doutora em Biotecnologia Animal, com ênfase em Reprodução, pela Faculdade de Medicina Veterinária e Zootecnia da Universidade Estadual Paulista Júlio de Mesquita Filho (FMVZ-Unesp/Botucatu-SP). Mestre em Reprodução Animal pela FMVZ-Unesp/Botucatu-SP. Especialista em Fisiopatologia da Reprodução e Obstetrícia Veterinária pela FMVZ-Unesp/Botucatu-SP. Médica-veterinária pela Universidade Federal de Viçosa (UFV).

Fernando Andrade Souza
Doutor em Ciência Animal pela Universidade Federal de Minas Gerais (UFMG). Professor do Magistério Superior pela Universidade Federal do Paraná (UFPR). Ênfase em Fisiopatologia e Biotecnologia da Reprodução Animal.

Francieli Pereira Carneiro
Mestre em Reprodução Animal pela Faculdade de Medicina Veterinária e Zootecnia da Universidade de São Paulo (FMVZ-USP). Professora do Centro Paula Souza. Médica-veterinária autônoma com ênfase em saúde animal.

Guilherme Pugliesi
Médico-veterinário. Doutor em Zootecnia. Livre-docente em Reprodução Animal. Professor Associado do Departamento de Reprodução Animal da Faculdade de Medicina Veterinária e Zootecnia da Universidade de São Paulo (FMVZ-USP).

Julio Cesar Ferraz Jacob
Mestre em Medicina Veterinária pela Universidade Federal Rural do Rio de Janeiro (UFRRJ). Doutor em Zootecnia pela Universidade Federal de Viçosa (UFV). Professor do Departamento de Reprodução e Avaliação Animal da UFRRJ.

Karine Galhego Morelli
Doutoranda em Reprodução Animal pela Faculdade de Medicina Veterinária e Zootecnia da Universidade de São Paulo (FMVZ-USP). Mestre em Reprodução Animal pela FMVZ-USP. Especialista em Gestão de Pessoas pela ESALQ-USP. Médica-veterinária pela Universidade de Marília (Unimar).

Lorenzo Garrido Teixeira Martini Segabinazzi
Médico-veterinário pela Universidade Federal de Pelotas (UFPel). Especialista em Reprodução Equina pelo Instituto Brasileiro de Veterinária. Mestre e Doutor em Biotecnologia Animal pela Universidade Estadual Paulista Júlio de Mesquita Filho (Unesp-Botucatu). Pós-doutor e Professor Assistente de Reprodução Animal na *Ross University School of Veterinary Medicine*, St. Kitts e Nevis.

Luciano Andrade Silva
Professor Associado de Teriogenologia no Curso de Medicina Veterinária da Faculdade de Zootecnia e Engenharia de Alimentos da Universidade de São Paulo (FZEA-USP).

Márcio Menezes Nunes
Médico Veterinário e Mestre pela Universidade Federal de Viçosa (UFV).

Marco A. Alvarenga
Professor da Faculdade de Medicina Veterinária e Zootecnia da Universidade Estadual Paulista Júlio de Mesquita Filho (FMVZ-

-Unesp/Botucatu-SP). Mestre em Medicina Veterinária pela FMVZ-Unesp. Doutor em Patologia pela Faculdade de Medicina da Unesp-Botucatu. Pós-doutorado na *Colorado State University*.

Priscila Assis Ferraz

Médica-veterinária pela Universidade Federal da Bahia (UFBA). Mestre e doutora em Ciência Animal nos Trópicos pela UFBA. Pós-doutora em Reprodução Animal pela Universidade de São Paulo (USP).

Rafaela Pinto de Souza

Mestre em Ciências pela Universidade Federal de Pelotas (UFPel). Especialista em Clínica Médica de Equinos pela UFPel. Doutoranda no Programa de Pós-graduação em Veterinária na UFPel.

Renata Lançoni

Doutora em Ciências no programa Reprodução Animal pela Faculdade de Medicina Veterinária e Zootecnia da Universidade de São Paulo (FMVZ-USP). Professora de Reprodução Animal na Faculdade de Medicina Veterinária da Universidade Federal de Uberlândia (FAMEV-UFU).

Yamê Fabres Robaina Sancler-Silva

Médica-veterinária pela Universidade Federal de Viçosa (UFV). Especialista em Reprodução Animal e Obstetrícia Veterinária pela Universidade Estadual Paulista Júlio de Mesquita (Unesp/Botucatu). Especialista em Reprodução Equina pelo Instituto Bioethicus. Mestre e Doutora em Reprodução Animal pela Unesp-Botucatu. Professora de Reprodução Animal no Departamento de Zootecnia da UFV.

Sumário

Apresentação

O Brasil é um país expoente na Reprodução Animal, tanto no meio produtivo como no acadêmico. A área figura como um componente central para o desenvolvimento e a sustentabilidade do agronegócio, um setor que tem sido historicamente crucial para a sua economia e desenvolvimento. O Brasil possui o maior rebanho bovino do mundo, sendo o maior exportador mundial de carne bovina e de frango, e o 4º maior exportador mundial de carne suína. Além disso, o país detém o 4º maior plantel de equinos do mundo e a 2ª maior população mundial de cães e gatos, movimentando o mercado *pet*. Quanto aos pequenos ruminantes, temos um mercado consumidor ávido por produtos de qualidade. A eficiência reprodutiva desempenha papel vital nesse sucesso.

A Reprodução Animal é um campo de estudo e aplicação em constante evolução. É uma área do conhecimento que pode ser subdividida em diversas subáreas que contemplam as particularidades e os propósitos distintos de cada espécie animal, englobando aspectos relacionados a machos e fêmeas, como a andrologia, ginecologia, obstetrícia e neonatologia, e a aplicação das diversas biotécnicas da reprodução. Portanto, atuar na Reprodução Animal demanda um compromisso substancial com estudo e atualização contínuos.

Nos últimos 30 anos, o campo da Reprodução Animal passou por um avanço notável. No início da década de 1990, o Brasil inseminava (com detecção de cio) aproximadamente 5% a 6% de seu rebanho bovino, em contraste com os atuais 23% (predominantemente por IATF). A técnica de transferência de embriões na espécie bovina evoluiu do método cirúrgico para o transcervical (não cirúrgico), e a produção de embriões migrou predominantemente de embriões produzidos *in vivo*, por superovulação, para embriões produzidos *in vitro* (PIVE). Na área da ultrassonografia reprodutiva, houve um crescimento substancial. O conhecimento foi progressivamente adquirido e aprofundado, de maneira que a Reprodução Animal de qualidade está praticamente indissociável dessa técnica. Congelar sêmen equino com bons resultados pós-descongelação era quase impossível, mas, com o tempo, esse desafio foi superado. A reprodução de cães e gatos, que antes era praticamente inexistente em nosso país, passou a se desenvolver e, em grande parte, se estabeleceu. Graças aos avanços tecnológicos, à internet, à cooperação entre grupos de pesquisa, a técnica da PIVE avançou consideravelmente, e novas conquistas, como sexagem espermática, clonagem e transgenia, foram alcançadas. Foram desenvolvidas ferramentas genômicas e ciências ômicas, como a proteômica, metabolômica, lipidômica e transcriptômica, que vêm ajudando na compreensão dos mecanismos que regem a reprodução. O espermatozoide, que se pensava ter seu papel somente na fertilização com a entrega do DNA, hoje se sabe que também contribui com outras organelas, entre elas os microRNAs, cujas funções são variadas e envolvidas no desenvolvimento embrionário e fetal. Agora, com o lançamento desta obra, estamos testemunhando o surgimento da era da inteligência artificial.

Assim, é com imensa satisfação que apresentamos o livro *Reprodução animal*, que nasceu com a finalidade de entregar ao leitor, estudante ou profissional, conteúdo de alta qualidade, atualizado, versando sobre as diferentes espécies animais, que possibilite o aprendizado e o aperfeiçoamento do conhecimento. *Reprodução animal* se propõe a ser uma referência abrangente para os profissionais da área.

Esta obra é composta por 5 volumes, divididos por temas ou espécie(s) animal(is), cujos conteúdos se complementam. Seus capítulos foram escritos com dedicação e cuidado por especialistas brasileiros e/ou estrangeiros, todos renomados em sua área de atuação e com grande capacidade de gerar e transmitir conhecimentos. O primeiro volume é dedicado à fisiologia reprodutiva, juntamente com os últimos avanços da biotecnologia na área. O segundo volume é uma imersão na reprodução de ruminantes, englobando bovinos, caprinos e ovinos. O terceiro volume abrange a reprodução equina. O quarto volume, por sua vez, refere-se à reprodução de cães e gatos. Por fim, o quinto volume aborda a reprodução de suínos e aves domésticas.

É a primeira obra nacional abrangente na área, no que diz respeito a temas e espécies. Mesmo assim, não seria possível e nem foi pretensão dos autores esgotar o assunto de cada capítulo. De qualquer forma, buscou-se produzir conteúdo sólido, escrito de maneira didática e bem ilustrado, para uma leitura agradável. Desejamos a todos uma boa leitura, e que todos "guardem" com carinho seus conhecimentos.

Os Editores

GUARDAR

Guardar uma coisa não é escondê-la ou trancá-la.
Em cofre não se guarda coisa alguma.
Em cofre perde-se a coisa à vista.

Guardar uma coisa é olhá-la, fitá-la, mirá-la por
admirá-la, isto é, iluminá-la ou ser por ela iluminado.

Guardar uma coisa é vigiá-la, isto é, fazer vigília por
ela, isto é, velar por ela, isto é, estar acordado por ela,
isto é, estar por ela ou ser por ela.

Por isso melhor se guarda o voo de um pássaro
Do que um pássaro sem voos.

Por isso se escreve, por isso se diz, por isso se publica,
por isso se declara e declama um poema:
Para guardá-lo:
Para que ele, por sua vez, guarde o que guarda:
Guarde o que quer que guarda um poema:
Por isso o lance do poema:
Por guardar-se o que se quer guardar.

Antônio Cícero – Poeta (1996)

Prefácio

Reprodução animal, uma obra que tem como principal público-alvo alunos de graduação, pós-graduação e profissionais da área de Medicina Veterinária, em princípio foi concebida como um único livro-texto, com a abordagem de temas gerais e temas específicos de cada espécie. Com o avançar do desenvolvimento dos capítulos, escritos com muita dedicação por vários colaboradores, a obra se tornou maior do que o previsto, por isso tomou-se a decisão de dividi-la em cinco volumes, conforme as afinidades profissionais. Nesse contexto, este terceiro volume foi dedicado à reprodução dos equinos.

A equideocultura no Brasil tem evoluído consideravelmente, ganhando maior destaque no agronegócio nacional, com isso aumentando a demanda por profissionais bem preparados com conhecimentos consolidados para atuarem na área. Nesse cenário, a reprodução desempenha papel fundamental na criação de equídeos. Reconhecemos que é nítida a evolução da pesquisa científica e do elevado número de artigos científicos publicados por ano na área de reprodução equina; contudo, os profissionais que estão no início de sua formação nessa área precisam de um conteúdo mais básico, adquirido de forma progressiva e segura, princípios que são encontrados em um livro-texto.

Dentro dessa circunstância, o volume *Reprodução animal – equinos* traz conhecimentos progressivos e complementares, atualizados e redigidos de forma didática. Foram tratados os aspectos reprodutivos das fêmeas e dos machos, partindo de informações básicas da anatomia e da endocrinologia, avançando para patologia, clínica e biotecnologia aplicada aos equinos. Também foram particularmente abordados os temas relacionados tanto à égua não gestante quanto à égua gestante e a neonatologia.

Os colaboradores convidados para a autoria de cada capítulo, escolhidos com base em seus conhecimentos teóricos e suas experiências práticas sobre o assunto, têm reconhecimento nacional e internacional. E todo esse cuidado na escolha dos colaboradores foi crucial para a excelência da obra.

Este volume é o resultado da disponibilidade, da dedicação e do carinho de cada colaborador, a quem seremos eternamente gratos!

Os Coordenadores

CAPÍTULO 1

Anatomia, endocrinologia e sazonalidade reprodutiva da fêmea equina

Guilherme Pugliesi
Adomar Laurindo Neto
Danilo Zago Bisinotto

INTRODUÇÃO

As funções dinâmicas dos ovários, do útero, do embrião e do feto precisam ser compreendidas e avaliadas para entendimento e diagnóstico dos diferentes estágios do ciclo estral e da gestação na fêmea equina. Anormalidades, injúrias e mudanças relacionadas à idade podem ocorrer em éguas, necessitando de procedimentos de diagnóstico, prognóstico e terapêutico, os quais requerem conhecimento profundo da anatomia das fêmeas equinas.[1] Os órgãos e as estruturas envolvidos na função reprodutiva não são apenas fisiologicamente, mas também morfologicamente dinâmicos.[2] O sistema reprodutivo na égua consiste na presença de vulva, vagina, cérvix, útero, tubas uterinas e ovários.[2,3]

CARACTERÍSTICAS ANATÔMICAS DO SISTEMA REPRODUTOR DA FÊMEA EQUINA

Vulva e vagina

A vulva é uma estrutura comum entre os sistemas reprodutor e urinário (Figura 1). Está posicionada na porção caudal da vagina contendo os lábios vulvares, em contato direto com o meio externo do animal.[3] Ocupa posição ventral ao ânus e lateral ao ligamento sacroisquiático e ao músculo semimembranoso. Além disso, é dividida em porção vestibular, composta pela porção tubular, e porção dos lábios e clitóris. Os dois lábios vulvares se encontram em uma comissura dorsal e ventral, onde circundam a abertura vulvar verticalmente. O clitóris está ventral à vulva, constituindo uma estrutura análoga ao pênis que se divide em duas partes, o corpo e a glande. Essa estrutura se encontra em uma fossa coberta por mucosa. No momento do estro, o clitóris é exposto pela movimentação dos lábios vulvares.

A vagina se encontra cranial à vulva, entre o óstio uterino externo e o óstio externo da uretra, situada em posição mediana no interior da cavidade pélvica entre a porção ventral do reto e a dorsal da vesícula urinária. O desenvolvimento dessa estrutura ocorre a partir dos ductos de Müller ou ductos paramesonéfricos do embrião, que também dão origem a outras partes da genitália tubular, como o útero e a tuba uterina. A vagina tem comprimento de aproximadamente 20 a 25 cm e paredes finas. Sua extremidade caudal é marcada por uma prega transversal e proeminente, a qual, em sua grande maioria, se posiciona sobre o orifício uretral. Em éguas jovens essa estrutura dá origem ao hímen, que tem

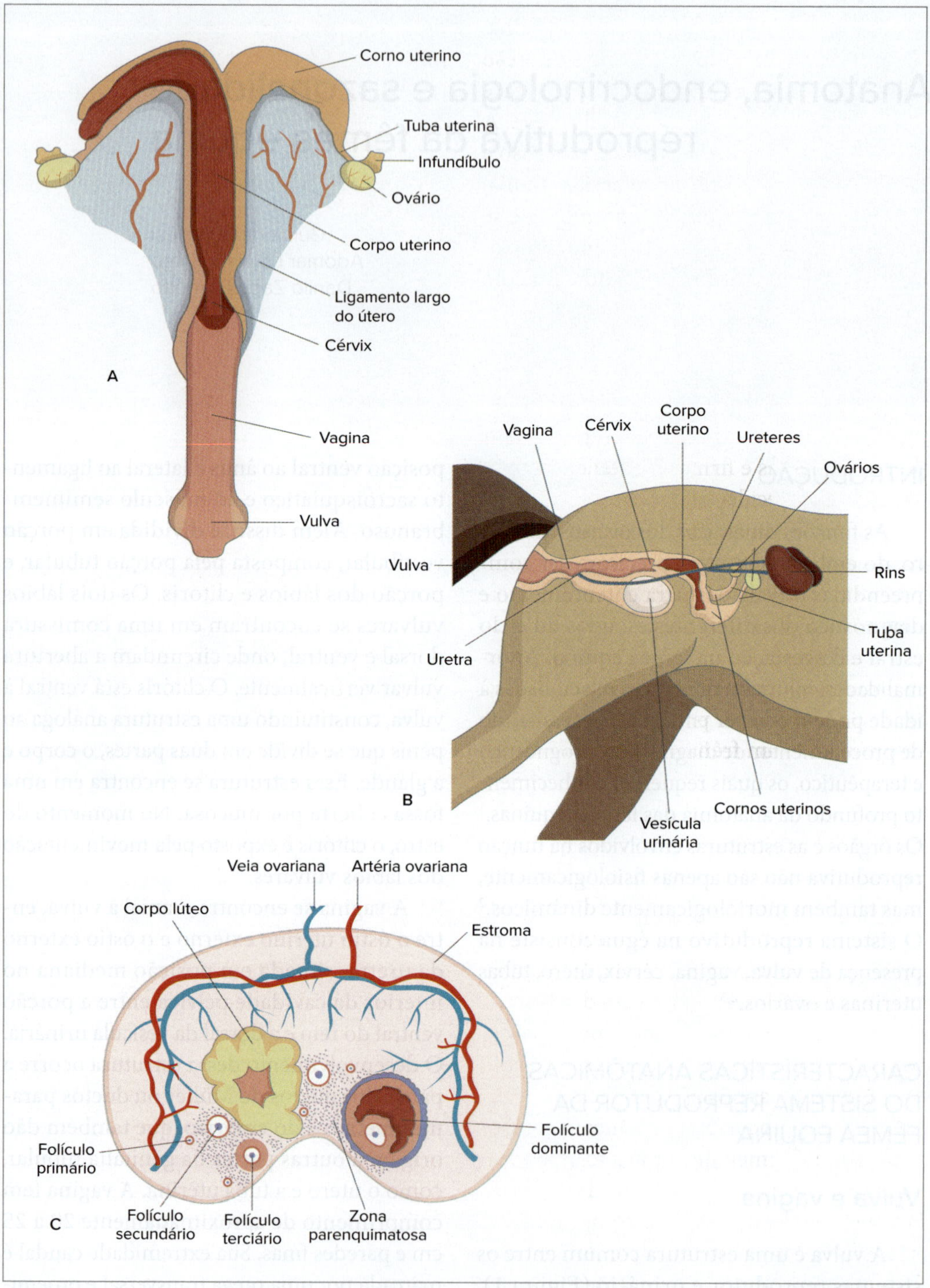

FIGURA 1 Ilustrações da anatomia do sistema reprodutor da fêmea equina. A: vista dorsal do sistema reprodutor da fêmea equina. B: vista lateral do sistema reprodutor da fêmea equina. C: compartimentos e estruturas do ovário equino.

Fonte: A: adaptada de Sendel.[3] B: adaptada de Evans et al.[2] C: adaptada de Konig e Liebich.[4]

como função proteger a entrada da vagina. Essa dobra marca a separação entre a porção cranial da vagina, de origem mesodérmica, e a porção caudal, de origem ectodérmica. A porção caudal é coberta por tecido fibroso e tecido conjuntivo intramuscular; já a cranial é coberta por uma camada visceral onde se localiza o fórnix, uma cavidade anular posicionada ao redor da porção caudal do colo uterino ou cérvix.

Cérvix

A cérvix tem como características as paredes espessas e firmes, contendo grande quantidade de tecido conjuntivo colagenoso, e um esfíncter de musculatura lisa, derivado da camada interna do miométrio. Sua estrutura é formada por pregas dispostas longitudinalmente (Figura 1), que são contínuas com as do endométrio do corpo uterino e tendem a se projetar caudalmente no orifício uterino externo, podendo ser projetadas no assoalho vaginal como um frênulo. A porção caudal da cérvix se encontra projetada no lúmen vaginal, iniciando no óstio uterino externo até o óstio uterino interno, que se liga ao corpo do útero.

Essa estrutura desempenha funções importantes para o sistema reprodutor, sendo capaz de produzir grandes quantidades de muco e de promover a abertura do óstio. O muco produzido pode ter mudanças em sua composição de acordo com a fase do ciclo estral, sendo responsável por fechar e selar o lúmen quando em fase luteínica. Também pode ocluir o lúmen de modo a torná-lo impermeável e impedindo a entrada de bactérias. Durante o estro, a cérvix está completamente relaxada, as dobras projetam-se além do orifício uterino externo e as secreções cervicais são abundantes. Já no diestro e na gestação, a cérvix enrijece e se oclui com um tampão de muco. No momento do parto, as fibras musculares, colagenosas, elásticas e lisas permitem a extrema dilatação, possibilitando a passagem do potro.

Útero e tubas uterinas

O útero é um órgão com 20 a 25 cm de comprimento, contudo sua estrutura é influenciada consideravelmente pela idade do animal e por sua atividade fisiológica (Figura 1). Encontra-se na cavidade abdominal, acima da massa intestinal, dividido em parte caudal, que consiste na porção denominada corpo do útero, e parte cranial, representada pelos dois cornos uterinos. Na égua em idade adulta e não gestante, o útero apresenta um corpo amplo e dois cornos cujo diâmetro vai reduzindo em direção ao ápice do corno uterino.

A parede uterina é composta por três compartimentos teciduais: endométrio, miométrio e perimétrio. O endométrio é o mais interno, formado por uma camada mucosa que reveste todo o lúmen uterino e em sua estrutura apresenta células ciliadas e miogênicas. O miométrio é formado por uma dupla camada de tecido muscular, sendo dividida por uma camada longitudinal externa e outra circular interna. Já o perimétrio se constitui de uma membrana serosa que recobre todo o órgão.

As características da estrutura uterina são influenciadas diretamente pelo período estral em que a fêmea se encontra. Durante o estro, a vascularidade e a proliferação de glândulas aumentam e estão associadas à visualização de edema pela ultrassonografia; e, diferentemente do que ocorre com os ruminantes, o estro está associado à redução do tônus uterino na palpação. Em contrapartida, no diestro, há redução do edema uterino e aumento do tônus. Já durante a gestação, há aumento de volume do corpo e dos cornos uterinos. Com o decorrer dos dias de gestação, o útero se estende e alcança o assoalho abdominal e o miométrio fica mais delgado.

Ao final dos dois cornos uterinos se encontram as tubas uterinas, sendo o óstio uterino o local de contato entre essas duas estruturas. Nas éguas essa junção ocorre sobre uma papila que promove uma barreira contra infecções ascendentes. A tuba uterina se estende por 20 a 30 cm de comprimento. Ela tem como característica ser um tubo tortuoso presente na mesossalpinge, importante para a capacitação e a fertilização do oócito e o transporte do embrião em direção ao útero.

Após a ovulação, a região da tuba uterina mais proximal ao ovário tem o nome de infundíbulo e é a porção fundamental para captação do oócito. Ao longo de seu interior afunilado estão presentes fímbrias irregulares, que são contíguas às membranas da mucosa. O revestimento do epitélio colunar simples da tuba uterina é ciliado. Uma vez captado no infundíbulo, o oócito é transportado até a região intermediária da tuba uterina, denominada ampola. Nessa região, ocorre a fertilização após o encontro com os espermatozoides, e o zigoto/embrião permanece durante alguns dias até ser transportado para o istmo, que é a região mais estreita e contorcida da tuba. O óstio uterino permite a passagem do embrião para dentro do corno uterino.

Ovários

Os órgãos mais craniais do sistema reprodutor da égua são os ovários (Figura 1). Suas posições anatômicas são variáveis, em razão de um extenso mesovário, que permite suas amplas movimentações.[4] Os ovários podem estar em contato com a parede abdominal dorsal ou estar entre as dobras intestinais, contudo, em comparação ao ovário direito, o esquerdo se posiciona mais caudalmente. Os ovários têm uma superfície regular em comparação com as outras espécies domésticas, e medem em torno de 8 a 12 cm no animal púbere ciclando. As superfícies medial e lateral dos ovários são cobertas por peritônio visceral contínuo como o mesovário, além de conter ramos paralelos e proeminentes dos vasos ovarianos.

O ovário da égua é dividido entre zona vascular (mais externa) e zona parenquimatosa (mais interna). A zona vascular é formada por tecido conjuntivo colagenoso, que envolve a zona parenquimatosa, além de conter vasos sanguíneos e linfáticos, nervos, fibras musculares e tecido conjuntivo. A zona parenquimatosa compõe o centro do órgão, sendo o local onde estão os folículos e o corpo lúteo (CL). Essa região se conecta à fossa ovariana (ou fossa da ovulação), uma depressão profunda que se apresenta na superfície do ovário, sendo o local onde os folículos maduros ovulam.

Após a ovulação, o corpo hemorrágico se forma. Em seguida, com o processo de luteinização das células foliculares desenvolve-se no local o CL, que pode ou não se projetar para a fossa da ovulação. Inicialmente, o CL apresenta cor avermelhada, ficando mais amarelado com o decorrer do ciclo estral. Na égua gestante, o CL originário da ovulação do folículo dominante, denominado primário, é suplementado por CL secundários, formados pelo desenvolvimento de folículos estimulados a crescer pela secreção de gonadotrofina coriônica equina (eCG) entre o segundo e o terceiro mês de gestação.

Ligamentos e posicionamento

A fixação dos órgãos reprodutivos é feita pelo ligamento largo do útero direito e esquerdo, estruturas derivadas das pregas do peritônio (Figura 1). Os ligamentos são tecidos que suspendem os ovários, a tuba uterina e o útero, fixando as estruturas ao teto abdominal e na parede pélvica. O ligamento largo é constituído pelos ligamentos mesovário, mesossalpinge e mesométrio. O mesovário é a porção cranial do ligamento largo, que tem como função fixar o ovário à região dorsolateral da parede abdominal, além de conter a artéria e a veia ovariana. O mesovário se prolonga da parede do corpo do útero e do ovário até a mesossalpinge. Em seguida, o mesovário e a mesossalpinge envolvem a bolsa ovariana, na qual o ovário fica projetado. O mesométrio tem como função a fixação do útero e da porção cranial da vagina. Esse ligamento consiste em duas membranas serosas que são amplamente separadas, fixando-se ao colo e à vagina.

Além dos ligamentos, apresentados há outros que também dão suporte aos ligamentos já citados. O ligamento suspensor (ou suspensório) do ovário se estende do ovário até as costelas mais caudais. Após os ovários, esse ligamento segue como ligamento próprio do ovário que fixa a extremidade cranial do corpo do útero. Em seguida, continua como ligamento redondo do útero. Esse ligamento é um cordão fibromuscular que se dispõe caudalmente, direcionando-se para o canal inguinal.

CONTROLE NEUROENDÓCRINO E SAZONALIDADE REPRODUTIVA NA ÉGUA

Fotoperíodo e sazonalidade (classificações conforme a latitude)

As fêmeas equinas apresentam atividade sexual e ciclos reprodutivos durante a fase de maior luminosidade do ano, sendo, assim, uma espécie classificada como poliéstrica estacional/sazonal de dias longos.[5] Entretanto, essa sazonalidade reprodutiva depende da latitude onde os animais estão localizados e sofre a influência de outros fatores genéticos e nutricionais, assim como do ambiente a que os animais estão expostos.[6] Dessa maneira, em países bem próximos à linha do Equador (0° latitude) há cerca de 12 horas de luz e 12 horas de escuridão durante todo o ano, e nessas condições não se evidencia sazonalidade reprodutiva devido ao fotoperíodo. À medida que aumenta a latitude (distanciamento da linha do Equador), a sazonalidade reprodutiva vai ficando cada vez mais marcante.

Estudo realizado pelo grupo do renomado pesquisador O. J. Ginther mostrou que éguas na latitude 60° começam a estação reprodutiva 1 mês depois em comparação com as éguas presentes em locais mais próximos da linha do Equador.[6] Assim, a estação reprodutiva fisiológica da égua se estende do início da primavera até o final do verão (período de maior fotoperíodo), ou seja, de abril a setembro no hemisfério norte e de outubro a março no hemisfério sul (Figura 2). O período de reprodução nas zonas temperadas e subtropicais coincide com o período do ano em que se tem a maior oferta de alimentos e de condições ambientais para sobrevivência dos potros.

A sazonalidade dos ciclos reprodutivos na égua ocorre pelo controle neuroendócrino, que compreende de forma central o eixo hipotálamo-hipofisário-gônadas, mas também tem a regulação de outras estruturas como a glândula pineal. Esse controle é dependente da associação do sistema endócrino com o sistema nervoso por meio da liberação e ação de diversos hormônios e neurotransmissores.

Dessa forma, podem-se observar em éguas localizadas nas zonas temperadas e subtropicais do globo terrestre duas épocas reprodutivas bem distintas:

1. Estação ovulatória.
2. Estação anovulatória.

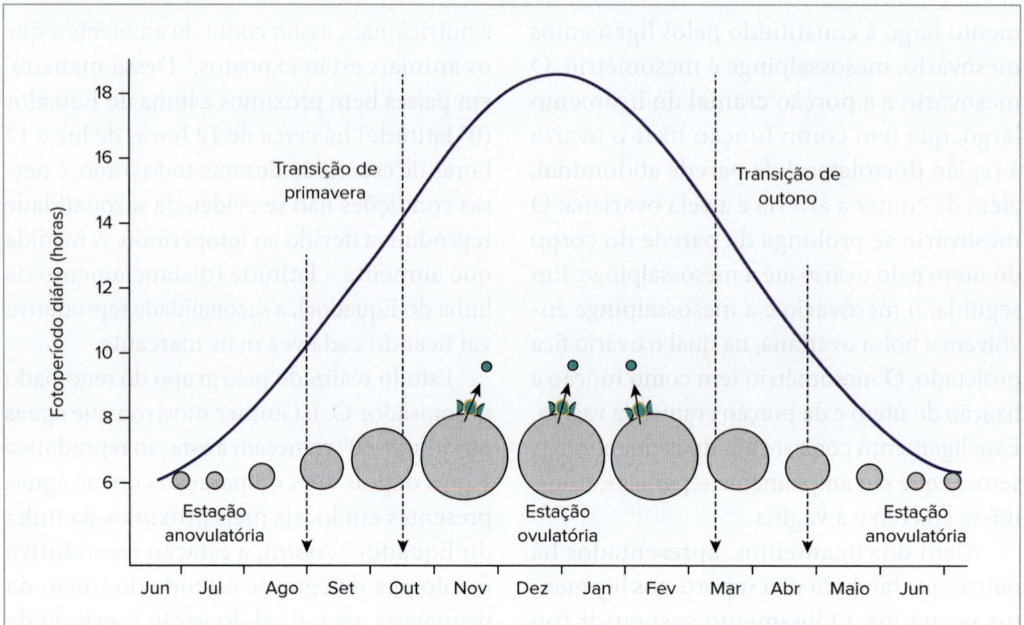

FIGURA 2 Ilustração das estações e fases reprodutivas da fêmea equina ao longo do ano no hemisfério sul. A duração do fotoperíodo (horas de luz/dia) e a ocorrência das ovulações ao longo dos 12 meses do ano estão indicadas conforme as estações ovulatória e anovulatória. A estação anovulatória compreende duas fases de transição (primavera e outono) e uma fase de anestro.
Fonte: adaptada de Ginther et al.[6]

Na estação ovulatória (ou reprodutiva), os ciclos reprodutivos (ciclos estrais) e ovulações ocorrem em intervalos regulares, em média a cada 21 dias. A fêmea equina apresenta também a estação anovulatória (época não reprodutiva), que se estende desde a última ovulação da estação reprodutiva até a primeira da estação reprodutiva subsequente. Essa estação é composta pelas fases de transição de outono e primavera e pela fase de anestro. Assim, podem-se facilmente observar quatro períodos de atividade reprodutiva distintos ao longo do ano:

1. Estação ovulatória.
2. Fase de transição de outono (fase de retrocesso).
3. Fase de anestro (fase de inatividade).
4. Fase de transição de primavera (fase de ressurgimento).

Pineal e melatonina

A glândula pineal desempenha um importante papel no controle neuroendócrino da reprodução equina. Essa glândula é uma estrutura ovoide de coloração vermelho-amarronzada, medindo aproximadamente 10 a 12 mm de comprimento e 7 mm de largura e localizada profundamente entre os hemisférios cerebrais, poucos centímetros acima da hipófise. O papel da pineal na biologia reprodutiva da égua está associado a sua capacidade de síntese e secreção da melatonina. A melatonina é uma indolamina originada a partir do triptofano. Sua síntese acontece nos pinealócitos (células da pineal) após diversas etapas enzimáticas, que incluem a conversão do triptofano em serotonina, que por fim é convertida em melatonina. Essas etapas de conversão são principalmente dependentes da ação de duas enzimas: N-acetiltransferase e hidroxi-indolmetiltransferase (HIOMT).

O primeiro passo para dar início à sinalização do fotoperíodo é a captação de luz pela retina. Assim, quando a fêmea equina recebe um estímulo luminoso ocorre uma resposta nervosa por meio de fotorreceptores presentes no globo ocular, que é transportada pelo nervo óptico, chegando ao núcleo supraquiasmático (NSQ). Com a chegada dessa resposta nervosa, ocorre a liberação do neurotransmissor noradrenalina nos pinealócitos da glândula pineal para agir em receptores específicos e promover uma resposta intracelular. Assim, em menor fotoperíodo (outono-inverno), ocorre maior síntese de melatonina, enquanto com o aumento do fotoperíodo (primavera-verão) ocorre menor síntese de melatonina, promovendo estímulo para o eixo hipotalâmico-hipofisário-gonadal e desencadeando o início do ciclo reprodutivo da fêmea equina.

Interneurônios e liberação de GnRH

Estudos da última década têm apontado que a regulação da melatonina e de outros sinalizadores para liberação do hormônio liberador de gonadotrofinas (GnRH) e estímulo para atividade reprodutiva na égua ocorre fundamentalmente por interneurônios produtores de kisspeptina e do peptídeo relacionado à amida RF-3 (RFRP-3), também nomeado como hormônio inibidor de gonadotrofinas (GnIH) em algumas outras espécies. Esses neurônios, localizados em regiões específicas do hipotálamo médio-basal e do núcleo arqueado, possuem seus axônios e terminações direcionados para os corpos celulares dos neurônios de GnRH (Figura 3). Sob estímulo, os interneurônios sintetizam e liberam seus respectivos peptídeos, que exercem ação direta nos neurônios de GnRH na área pré-óptica ou podem agir de forma indireta em outro grupo de neurônios produtores de kisspeptina que transmitem essa resposta até os neurônios produtores de GnRH. A kisspeptina tem ação estimulatória, enquanto o peptídeo RFRP-3 tem ação inibitória nos neurônios para secreção de GnRH.

Como a presença de receptores para melatonina ainda não foi identificada em neurônios de GnRH, mas sim em interneurônios RFRP-3, postula-se que a melatonina age por meio dos interneurônios para regular o padrão de liberação de GnRH pelo hipotálamo. Assim, em casos de aumento do fotoperíodo nas regiões de maior latitude (regiões subtropicais e temperadas), há menor concentração de melatonina circulante, resultando em maior liberação de kisspeptina e menor liberação de RFRP-3 para agir nos neurônios de GnRH. Dessa forma, ocorre maior liberação de GnRH pelo hipotálamo com posterior estímulo na hipófise anterior para secretar hormônio folículo-estimulante (FSH) e hormônio luteinizante (LH), e por fim estimular o desenvolvimento folicular e a ciclicidade reprodutiva da fêmea equina nas estações de maior fotoperíodo. Por outro lado, com maior concentração circulante de melatonina devido à redução do fotoperíodo nas estações de outono e inverno há estímulo nos neurônios de RPRF-3 e consequente inibição na secreção dos neurônios de GnRH na eminência média, que resulta em menor estímulo para o desenvolvimento folicular.

Além da ação da kisspeptina e da RFRP-3, diversas moléculas sintetizadas por outros grupamentos neuronais, como a dopamina, o neuropeptídeo Y, a ocitocina, a orexina, e a pró-opiomelanocortina (POMC), também podem agir de forma estimulatória ou inibitória sobre os neurônios secretores de GnRH a partir da sinalização de fatores intrínsecos e extrínsecos ao animal.

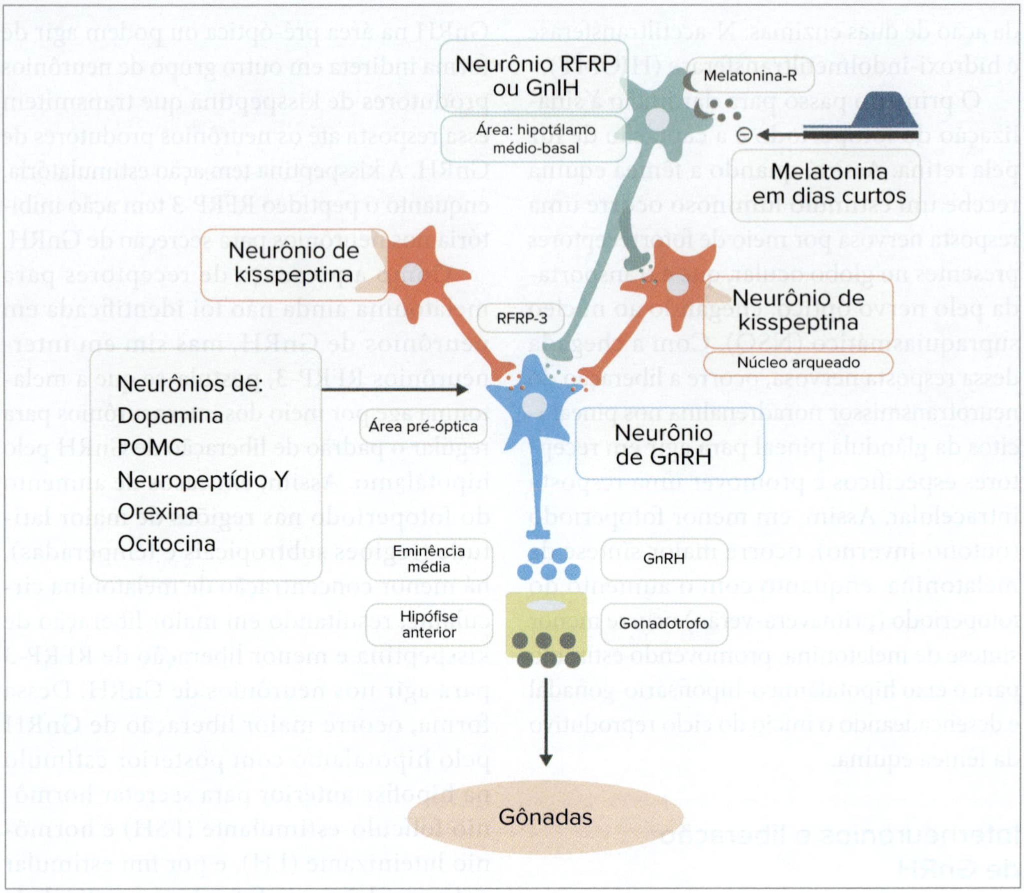

FIGURA 3 Esquema ilustrativo da ação da melatonina na modulação da secreção de GnRH no hipotálamo por meio dos interneurônios na fêmea equina.

Fonte: Guilherme Pugliesi.

GnIH: hormônio inibidor de gonadotrofinas; GnRH: hormônio liberador de gonadotrofinas; POMC: pró-opiomelanocortina; RFRP-3: peptídeo relacionado à amida RF-3.

CONSIDERAÇÕES FINAIS

A compreensão dos aspectos anatômicos das diversas estruturas e órgãos da fêmea equina é fundamental para conhecimento das suas funções e dinâmica ao longo do ciclo estral e gestação. Estruturas nos sistemas nervoso e endócrino, como hipotálamo e hipófise, são fundamentais para o controle das funções da genitália tubular e dos ovários. Na espécie equina, é verificada marcada sazonalidade dos ciclos reprodutivos associada às mudanças do fotoperíodo, principalmente em regiões temperadas ou subtropicais. A síntese de melatonina pela glândula pineal é fundamental para sinalização ao sistema nervoso das mudanças no fotoperíodo e controle da sazonalidade reprodutiva na égua. As mudanças no sistema reprodutor, principalmente útero e ovários, ao longo do ciclo estral da égua serão abordadas detalhadamente no Capítulo 2, "Ciclo estral na fêmea equina".

REFERÊNCIAS

1. Angus OM, Edward LS, Wendy EV, Dickson DV. Equine reproduction. 2.ed. Wiley-Black Well; 2011.
2. Evans TJ, Constantinescu GM, Ganjam VK. Clinical reproductive anatomy and physiology of the mare. In: Current therapy in large animal practice; 2002. p.47-67.
3. Sendel, T. Anatomy, physiology, and reproduction in the mare. Ministry of Agriculture, Food and Rural Affairs, Canada. 2010;1(1):10-099. Disponível em: http://www.omafra.gov.on.ca/english/livestock/horses/facts/10-099.htm; acessado em: 18 out. 2023.
4. Konig HE, Liebich HG. Anatomia dos animais domésticos. 6.ed. Porto Alegre: Artmed; 2016.
5. Juan CS, Jonathan FP, Angus OM. Current therapy in equine reproduction. Philadelphia: Saunders Elsevier; 2007.
6. Ginther OJ. Reproductive biology of the mare: basic and applied aspects. 2.ed. Cross Plains: Equiservices; 1992.

CAPÍTULO 2

Ciclo estral na fêmea equina

Guilherme Pugliesi
Priscila Assis Ferraz
Karine Galhego Morelli
Diego Angelo Schmidt Poit

INTRODUÇÃO

Como indicado no capítulo anterior, as fêmeas equinas apresentam sazonalidade reprodutiva, uma vez que os estros (cios) e ovulações ocorrem regularmente apenas no período do ano de maior fotoperíodo. Assim, para as fêmeas alocadas longe da linha do Equador, que estão sob maior influência do fotoperíodo, a estação ovulatória se concentra na primavera e no verão, enquanto as fêmeas alocadas próximo à linha do Equador podem apresentar ciclos reprodutivos (estrais) ao longo do ano todo.[1] Após a puberdade, que na fêmea equina pode ocorrer a partir de 18 meses, inicia-se a ocorrência de ciclos estrais, na maioria das vezes ainda irregulares.[2] A proposta deste capítulo é abordar e aprofundar o entendimento das principais características e mudanças hormonais e morfológicas no útero e no ovário da fêmea equina durante o ciclo estral.

CARACTERÍSTICAS GERAIS DO CICLO ESTRAL EQUINO

Os ciclos estrais regulares na égua compreendem diversos eventos que ocorrem em um período médio de 21 dias (variação normal entre 19-23 dias).[3-5] O ciclo estral equino pode ser dividido em duas fases: fase folicular (ou estrogênica) e fase luteínica (ou progesterônica). Diferentemente de outras espécies domésticas, na fêmea equina os estágios de proestro e metaestro são difíceis de serem diferenciados de outros estágios do ciclo estral, e assim o estro e o diestro são os mais assertivos e usados para designar, respectivamente, as fases estrogênica e luteínica.[1,2]

Fase folicular

Em um ciclo regular, a fase folicular do ciclo estral da égua tem duração de 4 a 7 dias, quando se tem a predominância do desenvolvimento e atividade secretória do folículo dominante após a regressão do corpo lúteo (CL) (Figura 1). Com a redução das concentrações de progesterona (P4) circulante decorrente da luteólise, o folículo dominante começa a secretar maiores quantidades de estradiol (E2) e inibina. Em razão dessa maior atividade secretória, as concentrações circulantes de estradiol se elevam rapidamente e, além de induzir a mudanças comportamentais na fêmea para aceitação sexual (estro), desencadeiam diversas ações no sistema reprodutor para preparação para cópula.[6]

Assim, na fase folicular, a fêmea equina, sob influência de altas concentrações de estradiol e baixas de progesterona, apresenta diversos sinais de receptividade sexual (aceitação de monta): abertura e abaixamento dos membros posteriores, micção frequente, exposição do clitóris e levantamento da cauda. Além disso, a elevação das concentrações de estradiol na circulação promove maior perfusão sanguínea e migração leucocitária no sistema reprodutor, a mucosa vulvar fica mais hiperêmica, a cérvix fica mais curta e relaxada e o útero, com menos tônus e presença de edema endometrial, o que é facilmente perceptível no exame ultrassonográfico do útero.

Fase luteínica

A fase luteínica (luteal), também denominada progesterônica, é o período do ciclo estral no qual as concentrações circulantes de progesterona aumentam ou estão elevadas devido ao desenvolvimento do CL, que secreta grandes quantidades desse esteroide. Assim, a fase luteínica inicia-se com a luteogênese e finda com a luteólise, compreendendo um período de aproximadamente 13 ou 14 dias (Figura 1).

Durante a fase luteínica, pela ação da progesterona circulante, o comportamento da fêmea equina muda, não estando esta receptiva ao macho e à cópula. Verifica-se frequentemente que a fêmea apresenta os seguintes comportamentos quando na presença de um macho garanhão ou rufião: patadas, coices e mordidas em direção ao macho, orelhas deitadas e cauda entre os membros posteriores, ocluindo a vulva.[7]

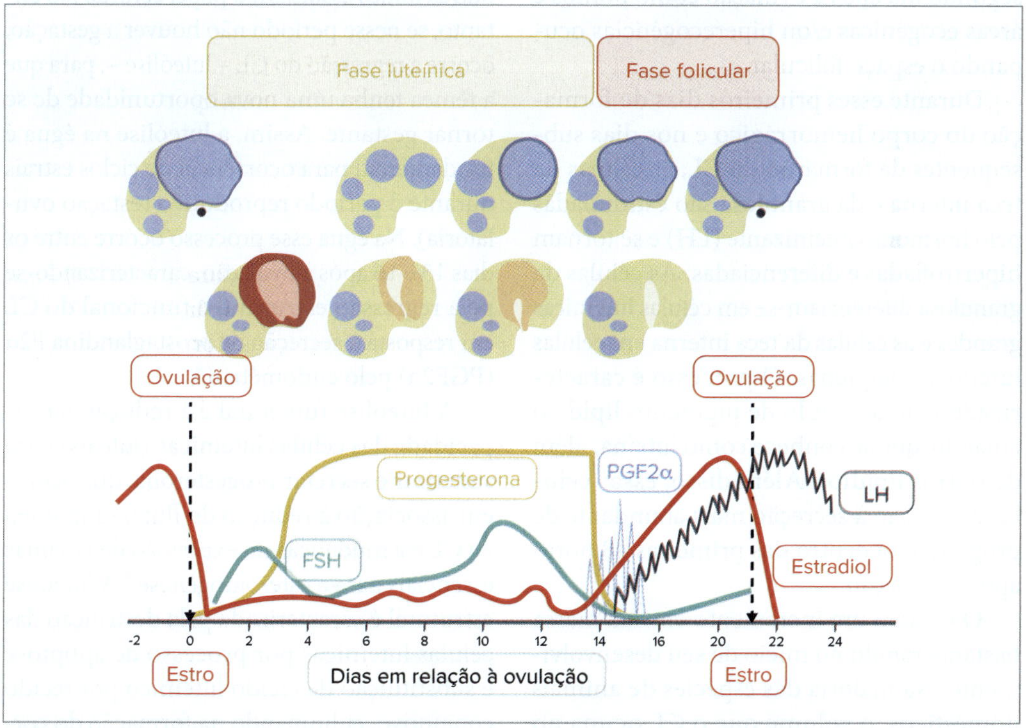

FIGURA 1 Ilustração esquemática do desenvolvimento folicular e da fase luteínica e concentração circulante dos principais hormônios reprodutivos durante o ciclo estral na fêmea equina.

Fonte: Guilherme Pugliesi.

FSH: hormônio folículo-estimulante; LH: hormônio luteinizante; PGF2α: prostaglandina F2α.

Desenvolvimento do corpo lúteo

O CL é uma glândula endócrina transitória formada a partir da ovulação do folículo ovulatório, e sua principal função é produzir e secretar P4 durante a fase luteínica do ciclo estral, vital para manter a gestação inicial na fêmea equina.[8]

A formação do CL começa após o rompimento do folículo. Na parede interna do folículo colapsado, começam a ser geradas as áreas de invasão de estroma e vascularização. A hipertrofia e a luteinização das células da granulosa começam rapidamente após a ovulação. Assim, na maioria dos casos, há um rápido preenchimento com sangue no espaço ovulatório, formando o corpo hemorrágico. A presença de fibrina e coágulo de sangue nessa estrutura pode ser facilmente observada na ultrassonografia transretal no primeiro e no segundo dia após a ovulação como pontos e áreas ecogênicas e/ou hiperecogências ocupando o espaço folicular.

Durante esses primeiros dias de formação do corpo hemorrágico e nos dias subsequentes de formação do CL, as células da teca interna e da granulosa são estimuladas pelo hormônio luteinizante (LH) e se tornam hipertrofiadas e diferenciadas. As células da granulosa diferenciam-se em células luteínicas grandes e as células da teca interna em células luteínicas pequenas. O processo é caracterizado pelo acúmulo de pigmento lipídico amarelo, que se conhece como luteína, além de outros lipídios. Além disso, essas células dão início à secreção mais abundante de progesterona dentro das primeiras 48 horas após a ovulação.

O CL tem um incremento em sua massa bastante rápido no início de seu desenvolvimento. Na maioria das espécies de animais domésticos, o volume que o CL ocupa no ovário é maior que o de um folículo pré-ovulatório; entretanto, na égua, o CL formado ocupa um volume menor do que ocupava o folículo pré-ovulatório. Além disso, a presença de um embrião viável sinaliza para que o CL seja mantido além de seu tempo regular durante o ciclo estral. O reconhecimento materno da gestação envolve mecanismos complexos no decorrer da segunda e terceira semanas após a ovulação, sendo, na espécie equina, marcado pela grande mobilidade do embrião no lúmen uterino, que realiza movimentos migratórios ao longo dos cornos uterinos. O concepto esférico percorre todo o útero, mantendo contato com o endométrio, impedindo assim o mecanismo de luteólise.

Características da luteólise

Se a fêmea equina se torna gestante, o CL é mantido e continua a síntese e a secreção de progesterona, essenciais para a manutenção da gestação em seus 3 primeiros meses, até que outras fontes assumam o papel central. No entanto, se nesse período não houver a gestação, ocorre a regressão do CL – luteólise –, para que a fêmea tenha uma nova oportunidade de se tornar gestante. Assim, a luteólise na égua é fundamental para ocorrência de ciclos estrais durante o período reprodutivo (estação ovulatória). Na égua esse processo ocorre entre os dias 13 e 16 após a ovulação, caracterizando-se pela regressão estrutural e funcional do CL em resposta à secreção de prostaglandina F2α (PGF2α) pelo endométrio.[9]

A luteólise funcional é a redução da capacidade das células luteínicas (luteais) para sintetizar e secretar progesterona, que ocorre em associação à redução do fluxo sanguíneo ao CL e a mudanças na expressão de enzimas essenciais para a esteroidogênese.[8] A luteólise estrutural é caracterizada pela destruição das células luteínicas por processo de apoptose e substituição de tecido luteínico por tecido conjuntivo, culminando na formação do corpo *albicans*. Além disso, pode-se caracterizar o processo de regressão do CL em três etapas (Figura 2):[10]

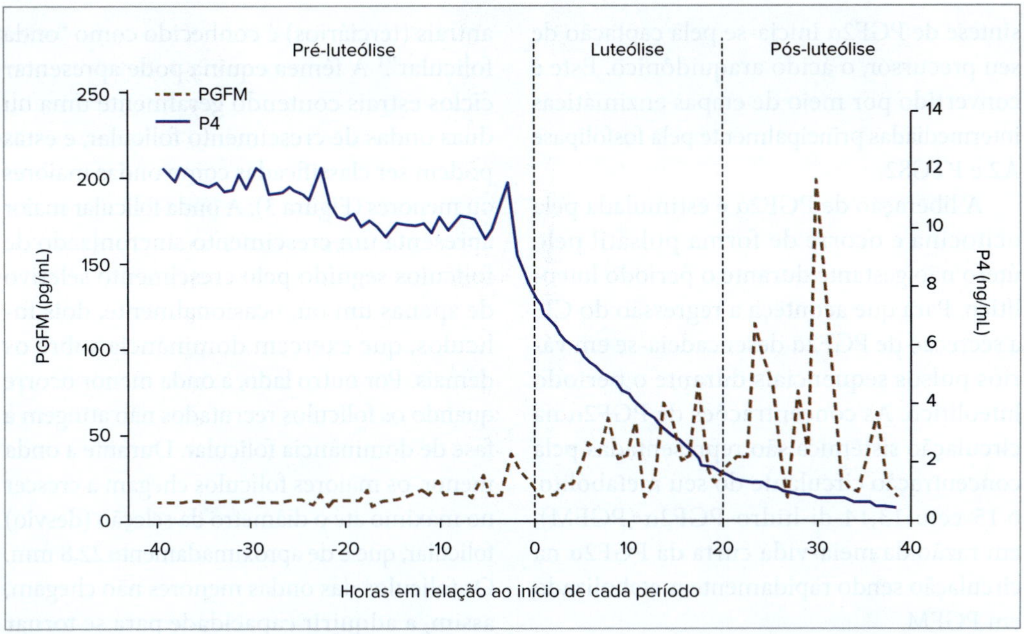

FIGURA 2 Perfil das concentrações circulantes de progesterona (P4) e 15-ceto-13,14-di-hidro-PGF2α (PGFM) durante os períodos pré-luteolítico, luteolítico e pós-luteolítico na fêmea equina.

Fonte: adaptada de Ginther et al.[10]

1. Pré-luteólise: período que antecede o início da luteólise.
2. Luteólise: período durante a luteólise funcional, em que as concentrações de progesterona reduzem para 1 ng/mL.
3. Pós-luteólise: período após a luteólise funcional, quando as concentrações estão < 1 ng/mL.

Para que o processo de luteólise se inicie, é necessária a presença de receptores para ocitocina nas células endometriais, possibilitando estímulo à síntese de PGF2α pelo endométrio. A ocitocina é produzida pelo hipotálamo e secretada pelo lobo posterior da hipófise e também sintetizada por células do endométrio na égua durante a fase luteínica. A secreção da ocitocina e sua ação no endométrio estimulam a liberação de PGF2α pelo útero, desempenhando um importante papel na regressão do CL. No entanto, diferentemente do que ocorre em ruminantes, em que o CL sintetiza e secreta ocitocina durante o ciclo estral, o CL equino não sintetiza ocitocina.

Liberação de PGF2α

Na égua, no final do diestro, a ocitocina secretada pelo eixo hipotalâmico-hipofisário e pelo endométrio regula a produção dos receptores de ocitocina endometrial para iniciar os pulsos de secreção de PGF2α para iniciar a luteólise. A secreção de PGF2α e de outras prostaglandinas é dependente da expressão endometrial da enzima sintetizadora de prostaglandina G (PTGS2), anteriormente descrita como cicloxigenase-2 (COX-2).

As prostaglandinas são derivadas de ácidos graxos de 20 átomos de carbono, e apresentam em sua estrutura um anel ciclopentano e duas cadeias laterais. A PGF2α é um eicosanoide bioativo produzido e sintetizado por vários tecidos no organismo animal e que desempenham um importante papel em diversas funções parácrinas e autócrinas. A síntese de PGF2α inicia-se pela captação de seu precursor, o ácido araquidônico. Este é convertido por meio de etapas enzimáticas intermediadas principalmente pela fosfolipase A2 e PTGS2.

A liberação de PGF2α é estimulada pela ocitocina e ocorre de forma pulsátil pelo útero não gestante durante o período luteolítico. Para que aconteça a regressão do CL, a secreção de PGF2α desencadeia-se em vários pulsos sequenciais durante o período luteolítico. As concentrações de PGF2α na circulação sistêmica são representadas pela concentração circulante do seu metabólito, o 15-ceto-13,14-di-hidro-PGF2α (PGFM), em razão da meia-vida curta da PGF2α na circulação sendo rapidamente metabolizado em PGFM.

Nos equinos, a artéria ovariana e a veia uterina são separadas anatomicamente, ao contrário do que ocorre nos ruminantes, em que a PGF2α atinge os ovários por um sistema de transporte local. Nas fêmeas equinas, a PGF2α liberada pelo endométrio atinge a circulação sistêmica para depois alcançar os ovários e desencadear a luteólise. Para que a PGF2α presente na circulação seja direcionada e eficiente para causar luteólise no CL, acredita-se que exista uma alta afinidade do CL equino pela PGF2α quando comparada aos ruminantes. A expressão dos receptores de ocitocina no útero é fundamental para a cascata luteolítica. O estradiol pode ser considerado uma chave reguladora para a expressão dos receptores de ocitocina. Na égua as concentrações de estradiol começam a aumentar em torno de 2 dias do início da luteólise.

Ondas foliculares

O conjunto de fenômenos foliculares envolvendo o recrutamento, seleção, dominância, ovulação ou atresia dos folículos antrais (terciários) é conhecido como "onda folicular".[1] A fêmea equina pode apresentar ciclos estrais contendo geralmente uma ou duas ondas de crescimento folicular, e estas podem ser classificadas como ondas maiores ou menores (Figura 3). A onda folicular maior apresenta um crescimento sincronizado de folículos seguido pelo crescimento seletivo de apenas um ou, ocasionalmente, dois folículos, que exercem dominância sobre os demais. Por outro lado, a onda menor ocorre quando os folículos recrutados não atingem a fase de dominância folicular. Durante a onda menor, os maiores folículos chegam a crescer no máximo até o diâmetro da seleção (desvio) folicular, que é de aproximadamente 22,8 mm. Os folículos das ondas menores não chegam, assim, a adquirir capacidade para se tornar dominantes e secretar grandes quantidades de estradiol e inibina.[11,12]

O início de uma onda folicular é a emergência (ou recrutamento) e ocorre de forma geral na fase luteínica. De acordo com o momento da emergência folicular, as ondas maiores podem ser classificadas como ondas primárias ou ondas secundárias. Quando a emergência ocorre na metade do diestro, essa onda é denominada primária, que origina um folículo dominante com o destino de ovular durante o estro. Entretanto, no caso de uma onda folicular secundária, a emergência ocorre durante o estro anterior ou início de diestro. Esse folículo da onda maior secundária chega então à fase de dominância no diestro e pode ovular ou regredir. As ondas menores e as ondas maiores secundárias ocorrem com menor frequência.

Emergência, seleção e ovulação

Emergência folicular (ou recrutamento folicular)

Assim como ocorre em diversas espécies de animais domésticos, a fase de emergência ou recrutamento é caracterizada por um gru-

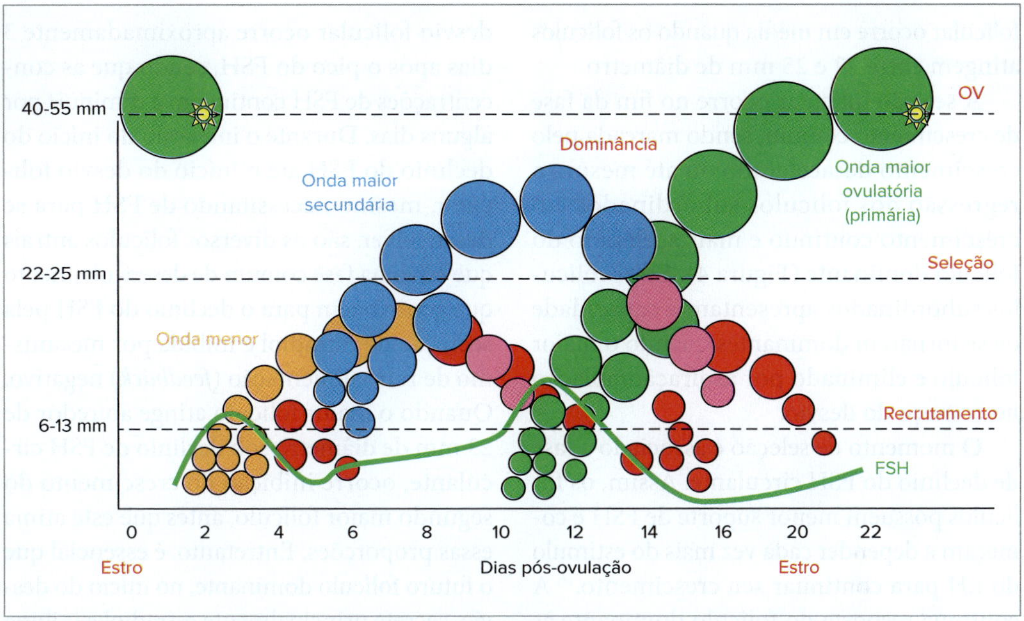

FIGURA 3 Perfil bimodal de secreção de FSH e ilustração das etapas de desenvolvimento folicular na fêmea equina com o respectivo tamanho do diâmetro folicular e a classificação das ondas foliculares.
FSH: hormônio folículo-estimulante; OV: ovulação.
Fonte: adaptada de Ginther.[1]

po comum de folículos antrais, que apresentam um crescimento contínuo e dependente do estímulo do hormônio folículo-estimulante (FSH).[13-15] Na espécie equina, o crescimento folicular agrupado de folículos antrais ao redor de 6 mm de diâmetro conforme determinado pela ultrassonografia transretal indica o início da emergência folicular. O aumento do FSH circulante para induzir a emergência folicular pode ser observado até 6 dias antes da emergência da onda maior primária, e apresenta seu pico quando os folículos têm aproximadamente 13 mm de diâmetro.

Na fêmea equina, geralmente de 7 a 11 folículos em média por onda entram em uma fase de crescimento comum após a emergência. Esse crescimento comum ocorre por um período médio de 6 dias após o início da emergência de folículos com 6 mm de diâmetro, sendo interrompido quando o maior folículo e seu subordinado atingirem um diâmetro por volta de 22 e 19 mm, respectivamente. Em média, o diâmetro do folículo dominante é cerca de 3 mm maior, desde a emergência até a seleção folicular, do que o maior folículo subordinado.

Seleção folicular (desvio folicular)

O processo de seleção folicular em espécies monovulares como a espécie equina ocorre geralmente quando apenas um folículo da onda folicular, dito "selecionado", desenvolve-se e continua seu crescimento até a fase de dominância.[15] Nesse processo, um folículo será dominante em relação aos demais folículos recrutados, exercendo um efeito inibitório sobre o crescimento dos demais. O termo "desvio folicular" se refere mais ao momento da mudança na taxa de crescimento do folículo que se torna dominante em relação aos demais, que se tornam subordinados. Na espécie equina, esse desvio do crescimento folicular ocorre em média quando os folículos atingem entre 22 e 25 mm de diâmetro.

A seleção folicular ocorre no fim da fase de crescimento comum, sendo marcada pelo crescimento desacelerado ou até mesmo a regressão dos folículos subordinados e o crescimento contínuo e mais acelerado do folículo dominante (Figura 4). Esses folículos subordinados apresentam a capacidade de se tornarem dominantes quando o maior folículo é eliminado por aspiração/ablação no começo do desvio.

O momento de seleção é associado à fase de declínio do FSH circulante. Assim, os folículos possuem menor suporte de FSH e começam a depender cada vez mais do estímulo do LH para continuar seu crescimento.[16] A contínua resposta do folículo dominante às gonadotrofinas. que é agora mais dependente do LH, deve-se à maior expressão de receptores de LH nas células foliculares e à menor quantidade de IGFBP e maior quantidade de IGF-I livre no fluido folicular.[17] O começo do desvio folicular ocorre aproximadamente 3 dias após o pico do FSH, sendo que as concentrações de FSH continuam a diminuir por alguns dias. Durante o intervalo do início do declínio do FSH até o início do desvio folicular, mesmo necessitando de FSH para se desenvolver, são os diversos folículos antrais que estão na fase comum de desenvolvimento que contribuem para o declínio do FSH pela secreção de estradiol e inibida por mecanismo de retroalimentação (*feedback*) negativo. Quando o maior folículo atinge ao redor de 23 mm de diâmetro sob declínio de FSH circulante, ocorre inibição do crescimento do segundo maior folículo, antes que este atinja essas proporções. Entretanto, é essencial que o futuro folículo dominante, no início do desvio, secrete principalmente estradiol e inibina para continuar suprimindo o FSH circulante em concentrações abaixo das necessárias pelos outros folículos e, ainda, seja capaz de continuar seu crescimento e desenvolvimento mesmo em baixas concentrações de FSH.

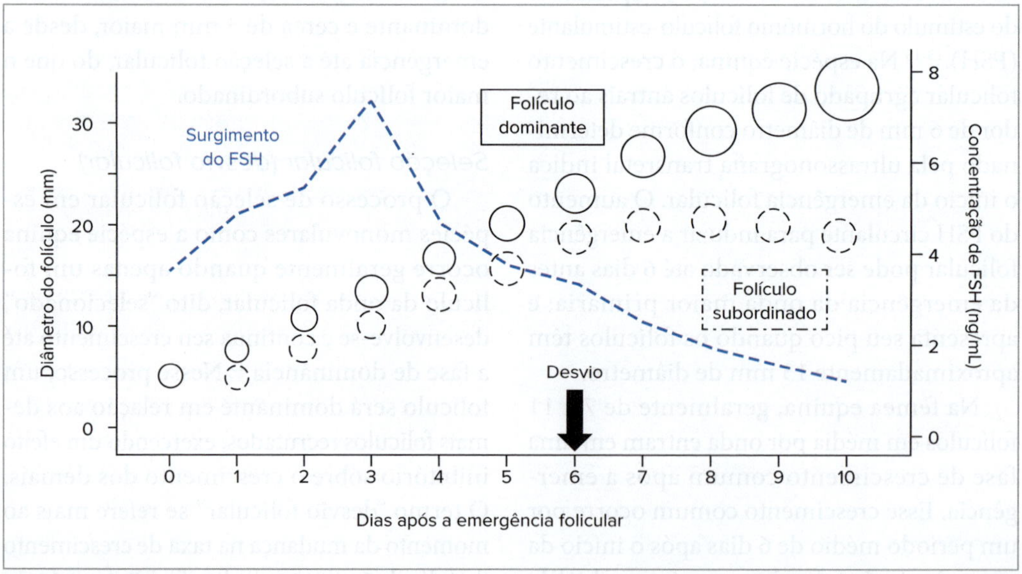

FIGURA 4 Perfil das concentrações plasmáticas de hormônio folículo-estimulante (FSH), em relação ao desvio folicular.

Fonte: adaptada de Ginther et al.[12]

Ovulação

Devido à disposição entre a medula vascular e a córtex ovariana e a existência de uma fossa da ovulação (descritas no Capítulo 1, "Anatomia, endocrinologia e sazonalidade reprodutiva da fêmea equina"), o processo de ovulação na espécie equina ocorre de maneira peculiar. Na fêmea equina, os folículos dominantes continuam seu crescimento até se tornarem folículos pré-ovulatórios. Os folículos pré-ovulatórios na égua se desenvolvem em direção à fossa da ovulação, pois assim a parede folicular pode ser rompida e liberar o oócito para ser captado pelo infundíbulo.

Como mencionado anteriormente, a fêmea equina é considerada monovular, e assim se espera a presença e a ovulação de apenas um folículo pré-ovulatório por ciclo estral. A ovulação na fêmea equina ocorre ainda durante o estro, que dura de 4 a 7 dias na égua. Ou seja, a fêmea ainda está em comportamento de receptividade e aceitação sexual ao macho quando ovula. Essa ovulação ocorre aproximadamente 24 a 48 horas antes do final do estro.

PERFIL E AÇÃO DOS PRINCIPAIS HORMÔNIOS REPRODUTIVOS NA FÊMEA EQUINA

Hormônio folículo-estimulante

O FSH é responsável pelo crescimento dos folículos ovarianos.[12-15] A secreção de FSH é estimulada pelo fotoperíodo positivo (dias longos). Durante o ciclo estral, as éguas apresentam normalmente um perfil de secreção de FSH bimodal, isto é, têm dois aumentos de FSH ao longo do ciclo estral. O primeiro aumento ocorre próximo ao final do estro e condiz com o pico de LH momentos antes da ovulação; o segundo, por sua vez, ocorre na metade do diestro, promovendo o surgimento de uma nova onda folicular. Entretanto, também há relatos de fêmeas equinas apresentando padrões de FSH uni ou trimodal, ou seja, fêmeas que apresentam, respectivamente, um ou três aumentos de FSH circulante.

O FSH atua principalmente nas células da granulosa, aumentando a sensibilidade dessas células às gonadotrofinas e estimulando a esteroidogênese junto ao LH nas células da teca para culminar na síntese e secreção de estradiol. O estradiol, por sua vez, induz ao aumento do número de receptores de FSH nas células da granulosa e ao desenvolvimento contínuo do folículo dominante durante o declínio da concentração de FSH. Por meio da secreção de estradiol e inibina na circulação, os folículos dominantes inibem a liberação de FSH, e, dessa forma, as concentrações de FSH na circulação se tornam insuficientes para manter o crescimento de outros folículos subordinados, que acabam entrando em atresia.

Hormônio luteinizante

O LH estimula o desenvolvimento final, a maturação folicular e a ovulação. Além disso, é o responsável pela formação do CL, dando suporte a sua função inicial. A concentração de LH na circulação aumenta lentamente no início da fase folicular, evidenciando-se um rápido acréscimo de sua concentração, simultâneo ao pico de estradiol.

O pico de LH se inicia por volta de 24 horas antes da ovulação, mas suas concentrações máximas na circulação ocorrem 1 dia após a ovulação. O pico pré-ovulatório de LH dá início às alterações foliculares responsáveis pela liberação do oócito e vai estimular as células da granulosa a produzir relaxina e PGF2α, que atuam no tecido conjuntivo que recobre as células da teca folicular. Esses hormônios interferem na teca por meio do desenvolvimento de vesículas contendo enzimas hidrolíticas, capazes de quebrar a matriz de colágeno do tecido conjuntivo. A ruptura do folículo é causada pela desintegração desse tecido conjuntivo. Outra ação do LH é permitir o início do processo de luteinização, que transforma as células secretoras de estradiol em secretoras de progesterona. Com o advento do pico de LH, a secreção de estradiol declina concomitantemente com o início da secreção de progesterona.

Estradiol

Os estrogênios (estrógenos) são esteroides produzidos primariamente pelas células da granulosa folicular devido à presença e à ação da enzima aromatase ($P450_{arom}$), sendo o estradiol a molécula biologicamente ativa. O estradiol é secretado, assim, pelos folículos em desenvolvimento e promove um efeito inibitório no centro tônico do hipotálamo. Os estrógenos são transportados na corrente circulatória por meio de proteínas de ligação.

O estrogênio secretado pelo folículo dominante representa cerca de 80% do estradiol circulante durante a fase folicular, sendo o principal responsável por induzir a receptividade sexual nas éguas. O estradiol começa a aumentar na circulação 1 dia antes do início da seleção folicular. Desse modo, após o aumento durante o desvio folicular, um pico nas concentrações de estradiol é verificado cerca de 2 dias antes da ovulação, seguido por um decréscimo abrupto.

O estradiol promove ações autócrinas e parácrinas nas células da granulosa, que incluem aumento da atividade da enzima aromatase, aumento da expressão de receptores de LH e aumento da sensibilidade ao FSH e ao LH. Além do comportamento de estro, a elevação do estradiol associada à baixa progesterona circulante induz ao aumento da secreção de LH pela hipófise anterior por meio da retroalimentação positiva no sistema hipofisário. Além disso, durante a fase folicular, as altas concentrações de estradiol na circulação promovem um intenso edema uterino devido à maior perfusão sanguínea no sistema reprodutor. Esse edema uterino tende posteriormente a reduzir nos 2 dias que antecedem a ovulação.

Progesterona

A progesterona é um hormônio secretado pelas células luteínicas do CL no ovário, pela placenta em éguas gestantes e pelas glândulas adrenais. A progesterona, assim como os andrógenos e os estrógenos, é transportada na corrente circulatória por uma proteína de ligação, e sua secreção promove o encerramento dos sinais de estro, tornando a égua não receptiva ao garanhão. Além disso, a progesterona tem papel fundamental na modulação do ambiente da tuba uterina e do útero para receber o embrião.

As atividades associadas à progesterona geralmente são realizadas em combinação com os estrogênios e, em geral, dependem da ativação inicial provocada por eles. De forma geral, a progesterona estimula a atividade secretória da tuba uterina e das glândulas endometriais para fornecer nutrientes ao embrião em desenvolvimento, antes do início da placentação, impede a contração do útero durante a gestação, estimula a proliferação lobuloalveolar da glândula mamária no final da gestação e regula a secreção das gonadotrofinas.

A secreção de progesterona é estimulada primariamente por um pico de LH próximo à ovulação, estimulando as células foliculares a se transformarem por um processo de diferenciação celular em células luteínicas. Com o aumento progressivo das concentrações circulantes de progesterona devido à luteinização das células foliculares, a fêmea equina deixa de manifestar comportamentos de receptividade sexual entre 24 e 48 horas após a ovulação.

A concentração circulante de progesterona atinge seu valor máximo (superior a 4 ng/mL) no ciclo estral por volta de 4 a 7 dias e depois permanece elevada até o fim do diestro na fêmea equina não gestante. Na ausência de gestação, por volta de 14 ou 15 dias após a ovulação, ocorre liberação de pulsos proeminentes de PGF2α pelo endométrio, que induz a regressão do CL (final do diestro), e assim as concentrações circulantes de progesterona decaem para < 1 ng/mL.

Fator de crescimento semelhante à insulina tipo I (IGF-I)

Para que um oócito maduro possa se desenvolver e ser fertilizado, esteroides ovarianos regulados pelas gonadotrofinas hipofisárias (FSH e LH) são necessários. Porém, alguns fatores de crescimento têm a capacidade de atuar por mecanismos autócrinos, parácrinos e endócrinos e são importantes no processo de desenvolvimento dos folículos ovarianos.

Os fatores de crescimento semelhantes à insulina (IGF) ou somatomedinas são polipeptídeos com estrutura homóloga à da pró-insulina e são secretados pelo fígado e por diversos outros tecidos, em resposta ao estímulo do hormônio do crescimento (GH). Diferentemente da insulina, a maioria dos tecidos produz IGF, e eles regulam a proliferação e a diferenciação de vários tipos celulares.[17,18]

O sistema IGF inclui o IGF-I e IGF-II e seus receptores, proteínas de ligação do IGF (IGFBP), e por fim as proteases da IGFBP, tal como a proteína plasmática associada à prenhez (PAPP-A). Todas essas moléculas estão presentes no fluido e/ou células foliculares de equinos. As proteases são metaloproteinases que degradam as IGFBP e por isso aumentam a biodisponibilidade de IGF-I nos folículos. A concentração de IGF-I livre no fluido folicular ou circulação é dependente da expressão das IGFBP, principalmente das IGFBP-2, 4 e 5. Assim, durante a fase folicular, há maior disponibilidade de IGF-I livre no fluido folicular do folículo dominante, visto que as concentrações de IGFBP estão reduzidas e as das proteases de IGFBP, como a PAPP-A, estão aumentadas.

Uma das primeiras diferenças detectadas no fluido do futuro folículo dominante durante a seleção folicular é o aumento da PAPP-A. Assim, a PAPP-A aumenta a biodisponibilidade intrafolicular dos IGF, principalmente no folículo dominante. A PAPP-A age degradando dois subtipos de proteínas ligadoras (IGFBP-4 e 5) e consequentemente aumenta as concentrações intrafoliculares de IGF-I (Figura 5).

O IGF-I livre é fundamental para o crescimento folicular, já que as células da granulosa são estimuladas pelo IGF-I, que atua de forma sinérgica às gonadotrofinas para a diferenciação das células foliculares. Em éguas, a concentração de IGF-I livre começa a se elevar no futuro folículo dominante antes de este atingir o diâmetro do desvio folicular (ao redor de 22,5 mm). Além do sistema IGF, outros fatores de crescimento, como o fator de crescimento fibroblástico (FGF) e o fator de crescimento epidermal (EGF), também apresentam ação importante no processo de seleção do folículo dominante, pois atuam também estimulando a proliferação, o crescimento, o desenvolvimento e a diferenciação das células foliculares.

Inibinas e ativinas

Sabe-se que a associação de esteroides gonadais juntamente com o hormônio liberador de gonadotrofinas (GnRH) estimula a secreção de gonadotrofinas pela hipófise anterior. Porém, alguns peptídeos gonadais, de forma indireta, regulam a secreção de FSH,

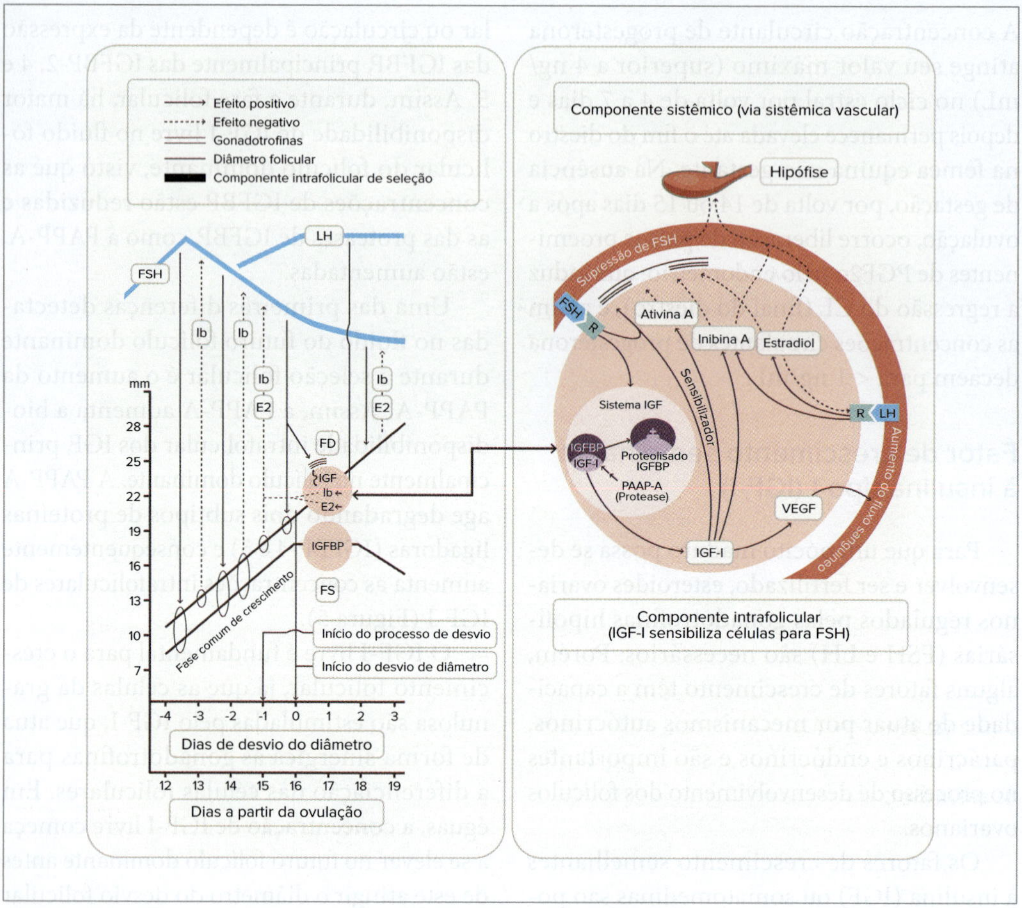

FIGURA 5 Perfil e ação do hormônio folículo-estimulante, do hormônio luteinizante, do estradiol, da inibina e do sistema IGF-I durante a seleção folicular na fêmea equina.
E2: estradiol; VEGF: fator de crescimento endotelial vascular; FSH: hormônio folículo-estimulante; Ib: inibina; IGF-I: fator de crescimento semelhante à insulina tipo I; IGFBP: proteína de ligação do fator de crescimento semelhante à insulina; LH: hormônio luteinizante; PAPP-A: proteína plasmática associada à prenhez; R: receptor para FSH e LH.
Fonte: adaptada de Ginther et al.[17]

estimulando (ativinas) ou inibindo (inibinas) sua secreção. As ativinas e as inibinas são reguladores que também atuam de forma parácrina.

As inibinas exercem papel fundamental no controle hormonal da foliculogênese ovariana durante o ciclo estral equino. As células da granulosa são as principais secretoras dos subtipos A e B de inibina. A inibina reduz a secreção de FSH até certo nível, o que mantém o número de ovulações espécie-específico. Pela inibição da liberação do FSH sem alteração da liberação do LH, as inibinas podem ser parcialmente responsáveis pela liberação diferenciada de LH e FSH pela hipófise. A inibina é produzida por diversos folículos, antes do desvio folicular. Para que ocorra a seleção folicular é necessária a redução das concentrações circulantes de FSH para evitar o crescimento de mais de um folículo dominante (codominância), e a inibina irá desempenhar papel fundamental nessa ação junto com o aumento do estradiol. As concentrações de inibina mudam conforme o desenvolvimento folicular na égua. A inibina-A tem suas concentrações aumentadas de acordo com o desenvolvimento do folículo dominante, o que não ocorre nos folículos subordinados ou com a inibina-B.

Ao contrário das inibinas, as ativinas são peptídeos presentes no fluido folicular com ação de estimular, ao invés de inibir, a secreção de FSH. As ativinas são dímeros da subunidade β da inibina. Sua ação na secreção de FSH é relativamente lenta; entretanto, seu estímulo na síntese de FSH ocorre mais rapidamente. Assim, seu principal efeito é aumentar a quantidade de FSH na hipófise anterior disponível para a liberação. Em sua ação parácrina, a ativina induz à proliferação de células da granulosa, e aumenta a expressão de receptores para FSH, a esteroidogênese da célula da granulosa, a atividade da aromatase estimulada pelas gonadotrofinas e a produção de estradiol.

CONSIDERAÇÕES FINAIS

O entendimento do ciclo estral normal da fêmea equina e de suas variações comumente observadas é necessário para um eficiente manejo da reprodução equina. Diversos hormônios esteroides, proteicos ou eicosanoides estão envolvidos em vários processos reprodutivos que controlam o ciclo estral na égua. O crescimento e atresia folicular e desenvolvimento e regressão do CL promovem mudanças morfológicas na genitália tubular e comportamentais na égua para se tornar receptiva ou não ao macho, respectivamente, na fase folicular e luteínica. As fases de crescimento e dinâmica folicular na espécie equina é bastante peculiar e diverge do observado nas espécies ruminantes.

REFERÊNCIAS

1. Ginther OJ. Reproductive biology of the mare: basic and applied aspects. 2.ed. Cross Plains: Equiservices; 1992.
2. Timothy JE, Constantinescu TJ, Ganjam GM, V.K. Clinical reproductive anatomy and physiology of the mare. In: Youngquist RS, Threlfall WR. Current therapy in large animal theriogenology. 2.ed. Philadelphia: Saunders Elsevier; 2007. p.47-67.
3. Romano MA, Mucciolo RG, Feliciano e Silva AED. Biologia reprodutiva de éguas: estudo do ciclo estral e momento de ovulação. Braz J Vet Res Anim Sci [São Paulo]. 1998;35(1):25-8.
4. Jacob JCF. Dinâmica ovariana e endócrina de éguas em diferentes idades [tese]. Viçosa: Universidade Federal de Viçosa; 2007.
5. Gurgel CRJ, Viana CHC, Perez EGA, Nichi M. Dinâmica folicular em éguas: aspectos intrafoliculares. Rev Bras Reprod Anim [Belo Horizonte]. 2008;32(2):122-32. Disponível em: www.cbra.org.br.
6. Senger PL. Pathways to pregnancy and parturition. 3.ed. Current Conceptions. Washington State University; 2012.
7. Morel DMCG. Equine reproductive physiology, breeding and stud management. 2.ed. Aberystwyth: Institute of Rural Studies University of Waes; 2003.
8. Niswender GD, Juengel JL, Silva PJ, Rollyson MK, Mclntush EW. Mechanisms controlling the function and life span of the corpus luteum. Physiological Reviews. 2000;80(1):1-29.
9. Ginther OJ. A 40-year odyssey into the mysteries of equine luteolysis. Theriogenology. 2009;72:591-8.
10. Ginther OJ, Hannan MA, Beg MA. Luteolysis and associated interrelationships among circulating PGF2α, progesterone, LH, and estradiol in mare. Domestic Animal Endocrinology. 2011;41:174-84.
11. Beg MA, Ginther OJ. Follicle selection in cattle and horse: role of intrafollicular factors. Soc Reprod Fertil. 2006;132:365-77.
12. Ginther OJ, Beg MA, Bergfelt DR, Donadeu FX, Kot K. Follicle selection in monovular species. Biol Reprod. 2001;65:638-47.
13. Bergfelt DR, Ginther OJ. Relationships between FSH surges and follicular waves during the estrous cycle in mares. Theriogenology. 1993;39:781-96.
14. Gastal EL, Gastal MO, Beg MA, Ginther OJ. Interrelationships among follicles during the common-growth phase of a follicular wave and capacity of individual follicles for dominance in mares. Reproduction. 2004;128:417-22.
15. Ginther OJ. Selection of the dominant follicle in cattle and horses. Anim Reprod Sci. 2000;60:61-79.
16. Ginther OJ, Gastal EL, Gastal MO, Beg MA. Regulation of circulating gonadotropins by the negative effects of

ovarian hormones in mares. Biol Reprod. 2005;73: 315-23.
17. Ginter OJ. Systemic and intrafolicular componentes of follicle selection in mares. Somestic Animal Endocrinology. 2017;59:116-33.
18. Spicer LJ, Echternkamp SE. The ovarian insulin and insulin-like growth factor system with emphasis on domestic animals. Domestic Animal Endocrinology. 1995;12:223-45.

CAPÍTULO 3

Endocrinologia da gestação, parto e puerpério em éguas

Claudia Barbosa Fernandes

INTRODUÇÃO

Com o objetivo de criar uma relação simbiótica bem-sucedida, a gestação em equinos requer grande nível de comunicação entre a mãe e o concepto. Uma vez que ainda não existem conexões nervosas, o processo de comunicação materno-fetal se dá pelos sistemas circulatório e endócrino.[1,2]

O sistema endócrino na gestação tem duas funções distintas: regulação homeostática, para garantir o suprimento nutricional e oxigenação para o indivíduo em desenvolvimento, sem comprometimento da saúde materna; e manutenção do útero em um estado de relativa quiescência, permitindo o desenvolvimento e a maturação fetal, e no momento ideal, favorecendo o nascimento. Para garantir essas funções, existe a placenta, órgão endócrino transitório que faz a interface materno-fetal e ela é muito mais que um órgão para o transporte de nutrientes e metabólitos; é também um sistema de controle dinâmico, recebendo e integrando informações da mãe e do feto e coordenando as mudanças progressivas da gestação.[1,2]

Portanto, a manutenção endócrina da gestação e o início do parto dependem de uma série de eventos hormonais coordenados, envolvendo interações entre a égua, a placenta e o feto, conhecida como "unidade fetoplacentária". As mudanças endócrinas da gestação e do parto em equinos são complexas e diferenciadas quando comparadas a de outras espécies domésticas, e essas particularidades serão descritas neste capítulo.

EVENTOS ENDOCRINOLÓGICOS DA GESTAÇÃO, PARTO E PUERPÉRIO

Estabelecimento da prenhez

O embrião equino é endocrinologicamente ativo desde estágios precoces de desenvolvimento, a mórula e o blastocisto inicial secretam prostaglandina E2 (PGE2), que desempenha importante papel no transporte do embrião da tuba uterina para o útero, promovendo a abertura da junção uterotubárica (papila) ao redor do dia 6 após a fertilização.[3] Uma particularidade da espécie equina muito importante para o estabelecimento da gestação é que somente os embriões de boa qualidade liberam PGE2 necessária para a abertura da papila uterina.

Um pouco mais tarde no desenvolvimento, o embrião secreta estrógeno e prostaglandina,[4] que estimula as contrações miometriais locais, responsáveis pela migração embrionária durante os primeiros 16 dias de prenhez. Essa migração do embrião por 75% a 80% do útero é essencial para o reconhecimento materno da gestação e o bloqueio da luteólise.[3]

Apesar dessas singularidades do embrião equino, o estado endócrino materno durante os 14 primeiros dias de gestação é semelhante ao da égua não gestante em diestro,[5] em que, após a ovulação, há a formação do corpo lúteo (CL) primário,[3] e as concentrações plasmáticas de progesterona no plasma periférico materno aumentam para 7 a 8 ng/mL em 6 dias. Caso haja gestação em andamento e efetivo reconhecimento materno, o CL não sofre lise por meio da ação da PFG2α ao redor dos dias 14 a 15 e mantém a secreção de progesterona.[3]

Formação dos cálices endometriais, secreção de gonadotrofina coriônica equina e efeitos na secreção de esteroides

A égua possui placenta classificada como epiteliocorial microcotiledonaria difusa. Adicionalmente, uma característica única da placenta equina é o desenvolvimento de cálices endometriais.[6] Por volta do 25º dia de gestação, uma banda anular especializada do trofoblasto sofre alterações celulares, para formar a cinta coriônica na junção do alantoide em desenvolvimento com o saco vitelino em regressão. Essas células trofoblásticas da cinta coriônica invadem o epitélio uterino adjacente, ao redor do dia 35 de gestação, migrando para a lâmina própria subjacente.[3] Normalmente, há cerca de 12 dessas protuberâncias irregulares claras, formando um arranjo circular ou em ferradura na junção do corno gestante e do corpo do útero.[6]

Os cálices endometriais atingem o tamanho máximo por volta do dia 70 de gestação e então começam a sofrer degeneração e são eliminados por volta do dia 100/120 de gestação.[3] Eles secretam um hormônio conhecido como gonadotrofina coriônica equina (eCG), anteriormente denominada gonadotrofina sérica da égua gestante (PMSG),[6] que apresenta função semelhante à do LH (hormônio luteinizante) em éguas.[3]

A eCG é detectada pela primeira vez no sangue materno ao redor dos 35 a 42 dias de gestação, quando o CL primário apresenta diminuição em sua capacidade esteroidogênica. A eCG propicia a formação de corpos lúteos suplementares[7-9] (secundários – resultantes de ovulações 32%; e acessórios – resultantes da luteinização de folículos 68%),[10] além do estímulo luteotrófico para a manutenção do CL primário.[3]

O aumento da eCG estimula o aumento de progesterona e 5-α-di-hidroprogesterona (5αDHP, também conhecida como DHP) no sangue materno, bem como incrementos de 17-OH-progesterona, androstenediona, testosterona e sulfato de estrona provenientes dos CL. Os corpos lúteos primários e suplementares são as principais fontes de pregnanes (compostos que se ligam e ativam receptores de progesterona) periféricas maternas durante os primeiros 110 dias de gestação.[3,11]

A secreção paralela de DHP e progesterona, que é vista antes do estabelecimento da membrana corioalantoide, provavelmente está relacionada à redução da progesterona pela 5-α-redutase na circulação periférica, como ocorre também durante a fase lútea das éguas cíclicas.

Coincidindo com esse período, as concentrações de estrógenos totais aumentam para atingir patamar entre 40 e 60 dias, em valores ligeiramente superiores aos que ocorrem antes da ovulação, cerca de 3 ng/mL; o aumento está relacionado ao desenvolvimento folicular associado ao hormônio folículo-estimulante (FSH) de origem da hipófise anterior materna.[12]

A diminuição na eCG de seu pico ao redor de 70 dias de gestação é acompanhada por um declínio na progesterona, 17αOHP e androstenediona, declínio esse que continua progressivamente a ponto da progesterona se tornar indetectável em algumas éguas aos 180 dias de gestação.[12] Em contraste, as concentrações de DHP começam a aumentar de forma crescente por volta dos 70 dias de gestação, conforme a placenta se desenvolve e se torna esteroidogenicamente competente.[13] Além disso, o crescimento das gônadas fetais por volta dos 100 dias de gestação é acompanhado do aumento de desidroepiandrosterona (DHEA), que atua como precursor da síntese de estrógenos pela placenta.

Dessa forma, a membrana corioalantoide gradualmente assume papel importante na endocrinologia da gestação da égua, pois expressa altos níveis de 5-α-redutase, fazendo com que altere o principal local de síntese de DHP, da conversão sistêmica, para a redução da progesterona pela placenta.[14-16] Isso marca então a transição da síntese de esteroides do tecido lúteo para a placenta, a chamada mudança luteoplacentária.

Mudança luteoplacentária e formação da unidade fetoplacentária

A partir do final do primeiro trimestre da gestação, uma "maquinaria" esteroidogênica se forma, o peso e o tamanho da glândula adrenal[17] e gônadas fetais aumentam,[18,19] as microvilosidades placentárias continuam a crescer e se ramificar, e o fluxo sanguíneo umbilical e uterino se avolumam.[18,20,21] Ou seja, descreve-se o papel ativo da unidade fetoplacentária na síntese e na produção dos principais produtos endócrinos: progestágenos e estrógenos.[22] Nessa fase, a endocrinologia da gestação nos equinos tem muitas similaridades com a gestação em humanos, sendo um desses aspectos a síntese de hormônios esteroides na placenta, utilizando como base substratos fetais, que não são produzidos de forma eficiente pela própria membrana corioalantoide.[23]

Consequentemente, quantidades crescentes de precursores de esteroides são transportados da circulação fetal para materna e metabolizados nos tecidos fetais e placentários em desenvolvimento, para produzir progestágenos e estrógenos, que são então secretados para a circulação materna. Isso representará no terço médio e final da gestação da égua, a atividade endócrina mais significativa e garantirá o desenvolvimento contínuo do feto em um ambiente uterino controlado, ou seja, cumprirá as duas principais funções do sistema endócrino na gestação:[23] regulação homeostática e manutenção do útero em um estado de relativa quiescência.[1,2]

Em torno de 210 dias de gestação, e na dependência do notável crescimento das gônadas e glândulas adrenais fetais, o papel do feto equino na esteroidogênese placentária torna-se evidente, uma vez que identifica-se que a DHEA de origem nas gônadas fetais é a base para a síntese placentária de estrógenos, e a pregnenolona também de origem fetal é a base para a síntese de 5-α-pregnanes placentárias.

Uma vez que as gônadas fetais (ovários e testículos) não podem sintetizar estrógenos, elas excretam altas concentrações de DHEA na artéria umbilical,[24,25] que após a aromatização na placenta, são convertidas em estrógenos fenólicos, estrona e 17-α/17-β estradiol. Os estrógenos do anel B são produzidos por uma via alternativa, com base em 5,7-androstadieno-3,17-diol e 7-desidro-DHEA, também secretados pelas gônadas fetais e da mesma forma aromatizados pela placenta em 17-β-di-hidroequilina e 17-β-equilenina.[26-28] A égua é única na produção de grandes quantidades de estrógenos insaturados do anel B, a saber, equilina e equilenina.[23] O papel dos estrógenos na gestação das éguas permanece não totalmente elucidado, acredita-se que sejam essenciais para o aumento do suprimento sanguíneo uterino e entrega de nutrientes ao feto em desenvolvimento, em que pode ser utilizado no monitoramento gestacional, como indicador de viabilidade fetal, além de desempenhar um papel fundamental nos processos físicos do parto.[23]

O ponto em que as concentrações de DHP excedem as de progesterona (ao redor de 105-110 dias de gestação) é uma indicação de que a mudança luteoplacentária está completa. Nessa fase da gestação, a progesterona torna-se indetectável e pregnanes 5-α reduzidas, incluindo 5-α-pregnan-20-α-ol-3,20-diona (20αDHP) e 5-α-pregnan-3-β, 20-α-diol-3,-20-diona (3β, 20αDHP)[29,30] dominam cada vez mais o perfil progestacional da gestação, em níveis que excedem 100 ng/mL. Existem várias pregnanes diferentes no sangue materno, e embora a maioria dos pesquisadores tenha permanecido focada em sua bioatividade progestogênica, esses esteroides podem ter outros efeitos fisiológicos importantes.

PARTO E PUERPÉRIO

Os estudos do Dr. Alan Conley et al.[31-42] que empregam espectrometria de massa são consistentes na detecção de aumento das concentrações de pregnanes poucos dias antes do parto, que inclui pregnenolona, e o reaparecimento transitório da progesterona e metabólitos adicionais como DHP, 20-α-DHP e 3-β, 20-α-DHP. O aumento é seguido de um declínio subsequente (3 a 5 dias antes do parto) relacionado com a perda da atividade da 5-α-redutase observada nas membranas corioalantoide pós-parto em comparação com placentas aos 300 dias de gestação. Esses dados corroboram com a evidência da retirada sistêmica do suporte progestogênico como iniciador do parto. A diminuição na disponibilidade e na produção de progestágenos pode suspender o bloqueio da contratilidade miometrial, culminando no aumento da secreção de prostaglandina e ativação das contrações miometriais que estimulam a liberação de ocitocina.

Já o papel dos estrógenos e da ativação do eixo hipotálamo-hipófise-adrenal fetal no desencadeamento do parto em éguas é menos claro do que em outras espécies animais. Embora as evidências sugiram que o aumento nas concentrações fetais de hormônio adrenocorticotrófico (ACTH) e de cortisol pré-parto esteja associado a uma resposta aos hormônios esteroides diferente daquela observada em outras espécies.[31-42] O cortisol fetal começa a aumentar antes de haver aumento detectável no ACTH, assim, o papel da adrenal fetal equina no início do parto em equinos permanece mal compreendido e pouco estudado.

Além disso, a égua difere da maioria das outras espécies de mamíferos no que diz respeito à produção de estrógenos. As concentrações de estrógenos totais antes do parto diminuem em vez de aumentar, isso pode não necessariamente impedir a existência de mecanismos subjacentes comuns que não foram adequadamente explorados em equinos, em que o foco permaneceu nos hormônios sistêmicos em vez da expressão dos receptores nos tecidos-alvo. Segundo Chavatte-Palmer (2000),[43] os receptores de estrógenos são abundantes no útero da égua durante o final da gestação e têm maior afinidade pelo 17-β-estradiol do que qualquer um dos outros estrógenos equinos, podendo ativar o miométrio equino, aumentando a produção de prostaglandinas, como ocorre em outras espécies.

A relaxina é um hormônio da gestação produzido principalmente pela placenta, mais especificamente pelas células do trofoblasto,[44] cuja concentração materna aumenta a partir de 80 dias de gestação, conforme a placenta se desenvolve,[45] e um aumento adicional ocorre durante o trabalho de parto, provavelmente desencadeado pelo aumento de ocitocina.[45,46] As concentrações de relaxina pós-parto diminuem gradualmente com a liberação da placenta, mas permanecerão elevadas se a placenta for retida.[45]

A entrada do feto no canal de parto causa alongamento físico da cérvix e da vagina cranial, provocando liberação de ocitocina da hipófise posterior via reflexo neuroendócrino (o reflexo de Ferguson). A ocitocina, como o próprio nome sugere, tem poderoso efeito ocitócico no útero, causando contrações miometriais, pelo aumento da liberação de cálcio dos estoques intracelulares no miométrio. No pós-parto, as concentrações de relaxina diminuem gradualmente com o delivramento, enquanto as concentrações de ocitocina permanecem altas, possivelmente associadas à involução uterina.

As concentrações de prolactina, por sua vez, aumentam gradualmente durante a gestação nas éguas, e um aumento pré-parto é necessário para a finalização do desenvolvimento mamário e secreção láctea.[48] Na égua, as concentrações plasmáticas de prolactina são relativamente baixas até as últimas 2 semanas de gestação, quando os níveis aumentam substancialmente acompanhados pelo desenvolvimento da glândula mamária e início da lactogênese.[49,50] Já as PGF2-α e PGE2 permanecem em baixas concentrações periféricas no plasma materno (1 a 2 ng/mL) durante a maior parte da gestação, com aumento significativo durante o primeiro estágio do trabalho de parto (20 ng/mL) para atingir altas concentrações (100 ng/mL) durante a fase expulsiva do potro, quando estimulam as fortes contrações uterinas.

As altas concentrações de prostaglandinas alcançadas durante o trabalho de parto são necessárias para superar o efeito relaxante da relaxina sobre o miométrio.[47] Após a expulsão do produto, a PFG2-α é importante para a finalização do parto com a eliminação dos anexos fetais que deve ocorrer em até 3 horas, e involução uterina extremamente rápida, uma característica marcante da égua, que apresenta, em condições normais, o cio do potro (primeira ovulação após o parto) ao redor de 7 dias após o parto. Os principais fatores que corroboram com esse fato são, além de uma endocrinologia gestacional ordenada, um parto sem complicações, sem traumas do sistema reprodutor, delivramento imediato das membranas fetais, involução uterina rápida incluindo expulsão de lóquios e retorno precoce aos ciclos estrais regulares. A atividade fisiológica dos hormônios reprodutivos já citados também desempenha papel na involução uterina.

NOTAS

1. Uma vez que, para a formação dos corpos lúteos suplementares, a fêmea tem crescimento folicular mediado por FSH e, consequentemente, produção de estrógenos pelos folículos em desenvolvimento, algumas éguas podem apresentar cio mesmo estando em terço inicial de gestação. Tentativas de coberturas ou inseminações dessas éguas com comportamento de cio, ou seja, perfil hormonal estrogênico, podem levar à perda gestacional.
2. Caso haja perda gestacional espontânea ou não, durante a fase de atividade hormonal dos cálices endometriais, ou seja, produção de eCG, dificilmente a égua voltará ao cio naturalmente até que haja a degeneração fisiológica dos cálices endometriais e consequentemente alteração do perfil hormonal.
3. Sabendo-se que o terço médio e final da gestação nas éguas é hormonalmente dependente da unidade fetoplacentária,

e não mais dos CL primários ou suplementares, poderia-se ovariectomizar uma égua a partir dos 130 dias de gestação sem comprometer a endocrinologia gestacional.

CONSIDERAÇÕES FINAIS

Apesar de algumas questões ainda precisarem ser elucidadas em relação à endocrinologia e aos mecanismos de parto em éguas, a conclusão bem-sucedida da gestação nas éguas requer reorganização da fisiologia materna para criar ambiente ideal para o crescimento e o desenvolvimento do potro. Em grande parte, essa transformação fisiológica é efetuada pelas funções endócrinas especializadas, que, nos equinos, são magicamente orquestradas por estruturas especializadas, como os cálices endometriais, corpos lúteos suplementares e a unidade fetoplacentária, que regem com equilíbrio o concerto mais impressionante da vida: concepção, desenvolvimento e nascimento de um indivíduo a partir de duas células microscópicas. A quantidade de mudanças funcionais e adaptativas desses eventos são maiores, provavelmente, que em qualquer outro período da vida.

Dedicatória: dedico este capítulo à minha "chefa" e amiga Profa. Fernanda da Cruz Landim. Aceitar-me como orientada de pós-graduação foi provavelmente o melhor e mais grandioso presente que você poderia me dar. Em 6 anos juntas, aprendi, amadureci e pedi aos céus que, quando crescesse, eu fosse como você, meu exemplo de mulher profissional, professora e pesquisadora. Sem perder o brilho e a alegria, com extrema destreza e inteligência, lidando com as diferentes e mais adversas situações que a vida profissional e pessoal poderiam lhe trazer. Foi, é e sempre será meu orgulho e minha inspiração.

REFERÊNCIAS

1. Smith R, Mclean M. The endocrinology of pregnancy. In: Bittar EE, Bittar NE (eds.). Principles of medical biology – reproductive endocrinology and biology; Stanford: JAI Press; 1998. p.155-65.
2. Zakar T, Mitchell BF. The endocrinology of late pregnancy and parturition. In: Bittar EE, Bittar NE (eds.). Principles of medical biology – reproductive endocrinology and biology. Stanford: JAI Press; 1998. p.167-82.
3. Brinsko SP, Blanchard TL, Varner DD, Shumacher J, Loves CC, Hinrichs K, et al. Pregnancy: physiology and diagnosis. In: Manual of equine reproduction. St. Louis: Mosby; 2011. p.91-9.
4. Stout TA, Allen WR. Role of prostaglandins in intrauterine migration of the equine conceptus. Reproduction. 2001;121:771-5.
5. Mayer RE, Vernon MM, Zavy MT, et al. Proceedings of the 69th Annual Meeting of the Society for Animal Science, University of Wisconsin; 1977. p.466.
6. Allen WR, Stewart F. Equine placentation. Reprod Fertil Dev. 2002;13(7-8):623-34.
7. Allen WR. The influence of fetal genotype upon endometrial cup development and PMSG and progestagen production in equids. J Reprod Fertil Suppl. 1975;423-5.
8. Allen WR. Luteal deficiency and embryo mortality in the mare. Reprod Domest Anim. 2001;36:121-31.
9. Ginther OJ. Reproductive biology of the mare. 2nd ed. Cross Plains, WI: Equiservices; 1992.
10. Squire EL, Douglas RH, Steffenhager WP, Ginther OJ. Ovarian changes during the estrous cycle and pregnancy in mares. J Anim Sci. 1974;38(2):330-8.
11. Daels PF, Albrecht BA, Mohammed HO. Equine chorionic gonadotropin regulates luteal steroidogenesis in pregnant mares. Biol Reprod. 1998;59(5):1062-8.
12. Taverne M, Noakes DE. Pregnancy and its diagnosis. In: Veterinary reproduction and obstetrics. Edinburgh: Elsevier; 2019. p.78-114.
13. Terqui M, Palmer ME. Oestrogen pattern during early pregnancy in the mare. J Reprod Fertil Suppl. 1979;27:441.
14. Han X, Rossdale PD, Ousey J, Holdstock N, Allen WR, Silver M, et al. Localisation of 15-hydroxy prostaglandin dehydrogenase (PGDH) and steroidogenic enzymes in the equine placenta. Equine Vet J. 1995;27:334-9.
15. Hamon M, Clarke SW, Houghton E, Fowden AL, Silver M, Rossdale PD, et al. Production of 5-alpha-dihydroprogesterone during late pregnancy in the mare. J Reprod Fert Suppl. 1991;44:529-35.
16. Hasegawa T, Sato F, Nambo Y, Ishida N. Expression of steroidogenic enzyme genes in the equine feto-placental unit. J Equine Sci. 2001;12:25-32.
17. Fowden AL, Forhead AJ, Ousey JC. The endocrinology of equine parturition. Exp Clin Endocrinol Diabetes. 2008;116:393-403.

18. Yamauchi S. Histological development of the equine fetal adrenal gland. J Reprod Fert Suppl. 1979;27:487-91.
19. Cole H, Hart G, Lyons W, Catchpole H. The development and hormonal content of fetal horse gonads. Anat Rec. 1933;56:275-93.
20. Bollwein H, Weber F, Woschee I, Stolla R. Transrectal Doppler sonography of uterine and umbilical blood flow during pregnancy in mares. Theriogenology. 2004;61:499-509.
21. Ousey JC. Peripartal endocrinology in the mare and foetus. Reprod Domest Anim. 2004;39:222-31.
22. Ousey JC, Forhead AJ, Rossdale PD, Grainger L, Houghton E, Fowden AL. Ontogeny of uteroplacental progestagen production in pregnant mares during the second half of gestation. Biol Reprod. 2003;69:540-8.
23. Ousey JC. Endocrinology of pregnancy. In: McKinnow AO, Squires EL, Vaala WE, Varner DD (eds.). Equine reproduction. 2.ed. Oxford: Blackwell Publishing; 2011. p.2222-33.
24. Pashen RL, Sheldrick EL, Allen WR, Flint AP. Dehydroepiandrosterone synthesis by the fetal foal and its importance as an oestrogen precursor. J Reprod Fert Suppl. 1982;23(32):389-97.
25. Marshall DE, Gower DB, Silver M, Fowden A, Houghton E. Cannulation in situ of equine umbilicus. Identification by gas chromatography-mass spectrometry (GC-MS) of differences in steroid content between arterial and venous supplies to and from the placental surface. J Steroid Biochem Mol Biol. 1999;68:219-28.
26. Foster SJ, Marshall DE, Houghton E, Gower DB. Investigations into the biosynthetic pathways for classical and ring B-unsaturated oestrogens in equine placental preparation and allantochorionic tissues. J Steroid Biochem Mol Biol. 2002;82:401-11.
27. Raeside JI, Renaud RL, Christie HL. Postnatal decline in gonadal secretion of dehydroepiandrosterone and 3 betahydroxyandrosta-5,7-dien-17-one in the newborn foal. J Endocrinol. 1997;155:277-82.
28. Tait AD, Santikarn S, Allen WR. Identification of 3 betahydroxy-5,7-pregnadien-20-one and 3 beta-hydroxy-5,7-androstadien-17-one as endogenous steroids in the fetal horse gonad. J Endocrinol. 1983;99:87-92.
29. Holtan DW, Houghton E, Silver M, Fowden AL, Ousey J, Rossdale PD. Plasma progestagens in the mare, fetus and newborn foal. J Reprod Fert Suppl. 1991;44:517.
30. Short RV. Progesterone in blood: IV. Progesterone in the blood of mares. J Endocrinol. 1959;19:207-10.
31. Conley AJ, Assis Neto AC. The ontogeny of fetal adrenal steroidogenesis as a prerequisite for the initiation of parturition. Exp Clin Endocrinol Diabetes. 2008;116:385-92.
32. Conley AJ, Ball BA. Steroids in the establishment and maintenance of pregnancy and at parturition in the mare. Reproduction. 2019;158(6):R197-R208.
33. Conley AJ, Bird IM. The role of cytochrome P450 17 alpha-hydroxylase and 3 beta-hydroxysteroid dehydrogenase in the integration of gonadal and adrenal steroidogenesis via the delta 5 and delta 4 pathways of steroidogenesis in mammals. Biol Reprod. 1997;56(4):789-99.
34. Conley AJ, Reynolds LP. Steroidogenesis and the initiation of parturition. In: Juengel JL, Miyamoto A, Price C, Reynolds LP, Smith MF, Webb R (eds.). Reproduction in domestic ruminants. London: Society for Reproduction and Fertility; 2014. p.399-413.
35. Conley AJ, Scholtz EL, Legacki EL, Corbin CJ, Knych HK, Dujovne GD, et al. 5alpha-dihydroprogesterone concentrations and synthesis in non-pregnant mares. J Endocrinol. 2018;238:25-32.
36. Conley AJ. Review of the reproductive endocrinology of the pregnant and parturient mare. Theriogenology. 2016;86(1):355-65.
37. Legacki EL, Ball BA, Corbin CJ, Loux SC, Scoggin KE, Stanley SD, et al. Equine fetal adrenal, gonadal and placental steroidogenesis. Reproduction. 2017;154(4):445-54.
38. Legacki EL, Corbin CJ, Ball BA, Scoggin KE, Stanley SD, Conley AJ. Steroidogenic enzyme activities in the pre- and post-parturient equine placenta. Reproduction. 2018;155(1):51-9.
39. Legacki EL, Scholtz EL, Ball BA, Esteller-Vico A, Stanley SD, Conley AJ. Concentrations of sulphated estrone, estradiol and dehydroepiandrosterone measured by mass spectrometry in pregnant mares. Equine Vet J. 2019;51:802-8.
40. Legacki EL, Scholtz EL, Ball BA, Stanley SD, Berger T, Conley AJ. The dynamic steroid landscape of equine pregnancy mapped by mass spectrometry. Reproduction. 2016;151:421-30.
41. Corbin CJ, Legacki EL, Ball BA, Scoggin KE, Stanley SD, Conley AJ. Equine 5α-reductase activity and expression in epididymis. J Endocrinol. 2016;231(1):23-33.
42. Corbin CJ, Legacki EL, Wynn M, Loux S, Ball BA, Stanley SD, et al. Bioactive progestin secretion in peri-parturient mares. Proceedings, Society for the Study of Reproduction. 2015;417.
43. Chavatte-Palmer P, Duchamp G, Palmer E, Ousey JC, Rossdale PD, Lombès M. Progesterone, oestrogen and glucocorticoid receptors in the uterus and mammary glands of mares from mid- to late gestation. J Reprod Fertil Suppl. 2000;(56):661-72.
44. Klonisch T, Hombach-Klonisch S. Review: relaxin expression at the feto-maternal interface. Reprod Domest Anim. 2000;35:149-52.
45. Stewart DR, Kindahl H, Stabenfeldt GH, Hughes JP. Concentrations of 15-keto-13,14-dihydro-prostaglandin F2 alpha in the mare during spontaneous and oxytocin induced foaling. Equine Vet J. 1984;16:270-4.
46. Thorburn GD. A speculative review of parturition in the mare. Equine Vet J Suppl. 1993;14:41-9.
47. Stewart DR, Addiego LA, Pascoe DR, Haluska GJ, Pashen R. Breed differences in circulating equine relaxin. Biol Reprod. 1992;46:648-52.
48. Cowie A, Forsyth I, Hart I. Hormonal control of lactation. New York: Springer-Verlag; 1980.

49. Heidler B, Parvizi N, Sauerwein H, Bruckmaier RM, Heintges U, Aurich JE, et al. Effects of lactation on metabolic and reproductive hormones in Lipizzaner mares. Domest Anim Endocrinol. 2003;25:47-59.

50. Worthy K, Escreet R, Renton JP, Eckersall PD, Douglas TA, Flint DJ. Plasma prolactin concentrations and cyclic activity in pony mares during parturition and early lactation. J Reprod Fert. 1986;77:569-74.

CAPÍTULO 4

Avaliação clínico-reprodutiva da égua

Luciano Andrade Silva

INTRODUÇÃO

O perfeito entendimento sobre as etapas da execução do exame clínico-reprodutivo sistemático da égua é de fundamental importância para o médico-veterinário. Existem diferentes maneiras de realizar o exame clínico-reprodutivo, sendo o mais completo aquele utilizado para o diagnóstico do potencial reprodutivo da égua. O objetivo é diagnosticar a capacidade da égua de conceber e manter a gestação até o termo, parindo um potro saudável.

O exame para diagnóstico do potencial reprodutivo da égua é amplo e se inicia com a anamnese, seguida por todas as etapas do exame clínico e pela realização de exames complementares. Todos os sistemas corporais da égua devem ser examinados, com especial atenção para o trato reprodutivo. Alguns exames complementares são necessários nessa ampla avaliação clínica, e outros poderão ser necessários para confirmação de alguma suspeita diagnóstica. Ou seja, o exame para avaliação do potencial reprodutivo da égua não é trivial, é amplo e normalmente não é realizado na rotina de campo. No entanto, existem exames clínico-reprodutivos de rotina, bem mais simples, ou exames reprodutivos que são indicados quando da apresentação prévia pela égua de sinais clínicos de doenças reprodutivas, ou até mesmo aqueles realizados quando a égua não apresenta sinais clínicos, mas existe uma queixa de problema de fertilidade.

INDICAÇÕES PARA O EXAME CLÍNICO E RESPECTIVAS ETAPAS DE EXAMES

As indicações para o exame clínico-reprodutivo da égua são muito variadas, sendo as etapas de exame a serem realizadas dependentes dessas indicações. A avaliação do potencial reprodutivo da égua, como o próprio nome diz, tem como objetivo estabelecer o potencial reprodutivo desse indivíduo, sendo considerado o mais completo dos exames clínico-reprodutivos. Ele é sempre realizado quando a égua não tem histórico reprodutivo no rebanho, sendo de suma importância quando da aquisição de novos animais. Outra importante indicação do exame completo é quando existe queixa de problemas de fertilidade. Éguas jovens iniciando a primeira estação reprodutiva, éguas férteis em estações reprodutivas anteriores e éguas não utilizadas para reprodução por longos períodos podem apresentar repetição de cio após montas naturais ou inseminações, sendo candidatas à pesquisa clínica mais aprofundada. Pode parecer que o diagnóstico final sobre o potencial reprodutivo apresenta certo grau de subjetividade, mas sua precisão é totalmente dependente dos exames realizados, da qualidade de execução e da correta interpretação dos resultados obtidos.

Entre as etapas obrigatórias do exame completo existem a anamnese, o exame físico geral (exame visual em estação e em movimento; exame detalhado da região perineal – cauda e genitália externa), a avaliação interna do trato reprodutivo (palpação transretal do trato reprodutivo; vaginoscopia; palpação digital da vagina e cérvix; ultrassonografia transretal) e exames complementares (citologia uterina e biópsia uterina). Alguns outros exames complementares podem ser necessários dependendo dos resultados obtidos em exames prévios, sendo eles a cultura uterina e a endoscopia, dentre outros.

Em contrapartida, exames clínico-reprodutivos mais simples são realizados na rotina do manejo reprodutivo da propriedade. Nesses casos, o histórico reprodutivo da égua em estações reprodutivas anteriores e durante a atual estação normalmente estão prontamente disponíveis, facilitando muito o direcionamento para quais exames clínicos devem ser realizados. Nesse exame reprodutivo básico, é obrigatório que se faça o exame visual da região perineal (cauda e genitália externa) e avaliação interna do trato reprodutivo por palpação e ultrassonografia transretal. Exames adicionais como vaginoscopia e palpação digital da vagina e cérvix e exames complementares como citologia uterina, biópsia uterina, cultura uterina e endoscopia, dentre outros, somente são realizados em caso de necessidade de confirmação de alguma suspeita diagnóstica. Enquadram-se nessa categoria a avaliação de éguas em monitoramento de rotina do crescimento folicular durante a estação reprodutiva (algumas éguas podem estar em transição reprodutiva nas épocas de primavera e outono), éguas em acompanhamento após apresentarem sinais clínicos reprodutivos em exames de rotina durante a estação reprodutiva (p. ex., detecção de coleções de fluido uterino pré-inseminação/monta natural, endometrites pós-inseminação/monta natural, dentre outras situações), éguas que tiveram problemas no parto ou pós-parto (p. ex., distocia, retenção de placenta ou metrite) e monitoramento gestacional (p. ex., diagnóstico de gestação, diagnóstico e acompanhamento de tratamento da placentite e avaliação de viabilidade fetal).

Éguas reprodutoras imediatamente antes do início da estação reprodutiva, do próprio rebanho, e com histórico reprodutivo da estação anterior, normalmente não necessitam passar por todas as etapas do exame reprodutivo. Em geral, elas são examinadas com um exame básico, sendo aconselhada a realização dos exames complementares de citologia uterina e biópsia uterina. Tais exames trazem importantes informações preditivas sobre o futuro desempenho reprodutivo da égua durante a estação reprodutiva. No início da estação as éguas são selecionadas para a estação de monta por critérios zootécnicos e podem ser utilizadas como reprodutoras por meio de monta natural ou inseminação artificial (IA) ou como doadoras ou receptoras em programas de transferência de embriões (TE). Todavia, éguas reprodutoras recém-chegadas ao rebanho devem sempre ser examinadas pelo exame completo, cujas etapas foram previamente descritas.

Outro aspecto importante a ser considerado refere-se ao momento em que os exames clínico-reprodutivos devem ser realizados. As éguas são fêmeas poliéstricas estacionais e passam por um longo período de anestro estacional, que é dependente do efeito do fotoperíodo no local de sua criação. O momento ideal para o exame é durante a estação reprodutiva, quando a égua está ciclando, ou seja, quando seus ovários estão ativos e o trato reprodutivo sob a influência cíclica dos esteroides sexuais estradiol e progesterona. O exame para avaliação do potencial reprodutivo da égua obrigatoriamente deve ser realizado na estação reprodutiva, não tendo muito valor diagnóstico se realizado durante o período de anestro estacional. A maioria das condições para os exames clínicos simples anteriormente listados também é normalmente realizada durante a estação reprodutiva. No entanto, algumas situações de alterações da ciclicidade que culminam com o anestro patológico podem estar presentes durante a estação reprodutiva, e o exame clínico tem agora o objetivo de buscar o diagnóstico de alterações que estejam causando com esse anestro. Na estação reprodutiva, o exame clínico-reprodutivo da égua pode ser realizado durante o estro ou diestro. Na égua não existe nenhuma limitação na transposição cervical para a realização de procedimentos intrauterinos durante qualquer fase do ciclo estral. No entanto, durante o diestro o útero não apresenta edema fisiológico, e as amostras colhidas para os exames complementares de cultura e biópsia endometrial resultam em diagnósticos mais confiáveis, sendo esse o momento mais favorável para a realização desses exames.

O material básico para a realização do exame clínico-reprodutivo na égua está apresentado no Quadro 1. As etapas para a realização do exame clínico reprodutivo completo na égua estão resumidas no Quadro 2.

QUADRO 1 Material básico para o exame clínico-reprodutivo

▪ Cabresto
▪ Luva longa para palpação transretal
▪ Lubrificante à base de água para palpação. Não estéril e estéril (p. ex., carboximetilcelulose)

(continua)

QUADRO 1 Material básico para o exame clínico-reprodutivo (*continuação*)

▪ Aparelho de ultrassonografia com transdutor transretal para grandes animais
▪ Atadura ou protetor e corda para suspender a cauda
▪ Balde
▪ Sabão/detergente neutro ou outro tensoativo antisséptico
▪ Papel-toalha ou algodão em rolo
▪ Espéculo vaginal e fonte de luz
▪ Pipeta longa estéril com ponta protegida de *swab* e/ou escova ginecológica
▪ Luva cirúrgica estéril
▪ Meio estéril de transporte de amostra (líquido ou sólido em placa de Petri)
▪ Microscópio
▪ Lâmina e lamínula
▪ *Kit* de corantes rápidos para citologia
▪ Pinça para biópsia uterina
▪ Fixador para tecido (p. ex., formalina a 10%, Bouin etc.)
▪ Drogas para sedação e anestesia local

QUADRO 2 Etapas do exame clínico-reprodutivo completo

Anamnese
Exame físico geral:
▪ Exame visual em estação e em movimento
▪ Exame detalhado da região perineal (cauda e genitália externa)
Avaliação interna do trato reprodutivo:
▪ Palpação transretal da cérvix, do útero e dos ovários
▪ Ultrassonografia transretal
▪ Inspeção visual da vagina e da cérvix por vaginoscopia
▪ Palpação digital da vagina e da cérvix
Exames complementares:
▪ Citologia uterina
▪ Biópsia uterina
▪ Cultura uterina
▪ Endoscopia
▪ Outros: citogenética, avaliação da integridade do oviduto, laparoscopia

ANAMNESE

Uma anamnese bem-feita pode revelar informações muito relevantes sobre a propriedade e sobre o paciente, colaborando para a identificação das causas que resultaram no problema clínico a ser diagnosticado. A busca por fatores que estão interferindo ou que possam interferir na fertilidade da égua é a razão da realização do exame clínico, e, quando se fala de fertilidade, o tripé égua, garanhão e manejo reprodutivo deve ser investigado. Muitas vezes, a fertilidade ruim de uma égua não é decorrente de problemas dela própria, mas de problemas relacionados ao garanhão ou ao manejo reprodutivo na propriedade. Na anamnese, a colheita de informações sobre a égua, o garanhão e o manejo reprodutivo é fundamental. A anamnese se inicia com a anotação detalhada de informações sobre a identificação da égua e da propriedade/proprietário. Uma cópia da resenha da égua pode ser incluída nesse relatório de identificação durante o exame clínico.

O histórico relacionado à saúde geral e reprodutiva do rebanho, incluindo informações sobre os programas de vacinação, vermifugação e nutricional utilizados na propriedade, deve ser investigado. Informações sobre as condições de criação são também de extrema importância, com especial atenção para as práticas utilizadas no manejo dos animais, sobretudo no reprodutivo (procedimentos de monta natural, manejo de garanhões, procedimentos de IA e/ou TE, índices reprodutivos do rebanho etc.), além dos cuidados com a biossegurança e o bem-estar animal. Sobre um possível manejo reprodutivo inadequado, uma investigação sobre o histórico da eficiência reprodutiva do rebanho e informação sobre o período utilizado para a estação reprodutiva são importantes. Menores índices reprodutivos podem ser resultado de grande número de éguas em período transicional, de primavera ou outono. Independentemente de a reprodução do rebanho ser feita com monta natural, IA e/ou TE, todos os passos do manejo reprodutivo devem ser verificados.

Após a colheita de informações sobre a propriedade, o histórico de saúde geral e reprodutivo do paciente deve ser explorado. Inicialmente, dados básicos como o nome, número ou outra identificação, se existir, raça, idade e peso da égua devem ser anotados. A idade da égua é importante porque normalmente a fertilidade das éguas piora com o aumento da idade. Na aquisição do histórico de saúde geral, deve ser questionado se a égua teve algum problema de saúde durante a vida (p. ex., distúrbios no sistema locomotor, respiratório, digestório, dentre outros). Posteriormente, o histórico reprodutivo é investigado, buscando por informações como paridade (nulípara, primípara e plurípara), se em algum momento a égua apresentou problemas de fertilidade, gestacionais ou de parto, se ela já apresentou problemas reprodutivos como endometrites (incluindo endometrites pós-IA/monta natural), perda gestacional precoce ou tardia (abortamento e natimorto), placentite ou se já apresentou alguma alteração relacionada ao parto e ao puerpério (distocia, lesões, retenção de placenta e metrite), dentre outras observações. Atenção especial deve ser dada ao histórico reprodutivo recente, durante a estação reprodutiva em andamento, explorando todas as alterações reprodutivas que porventura ocorreram nessa estação, mas principalmente aquelas relacionadas a problemas de fertilidade, ou melhor, à eficiência reprodutiva. A regularidade de apresentação de estro deve ser questionada e as anotações reprodutivas da rotina de acompanhamento reprodutivo na propriedade devem ser consultadas, sendo as observações que denotem qualquer anormalidade reprodutiva anotadas.

Alterações de comportamento sexual são importantes em programas de reprodução que utilizam a monta natural e ainda não têm controle da dinâmica ovariana das éguas por palpação e/ou ultrassonografia transretal. O manejo incorreto do processo de rufiação pré-cobertura pode interferir na demonstração de estro e em sua detecção, impactando consideravelmente a eficiência reprodutiva do rebanho. O conhecimento sobre as particularidades de comportamento sexual dos diferentes indivíduos machos e fêmeas do rebanho e das técnicas corretas de manejo de rufiação e cobertura é de fundamental importância para garantir uma boa eficiência reprodutiva. Uma descrição detalhada das questões de comportamento sexual deve ser realizada na anamnese nessas condições de manejo reprodutivo.

Em relação aos garanhões utilizados na propriedade, além das informações sobre o *status* de saúde geral, informações sobre a idade, registros de coberturas/IA e seus resultados de prenhez, tipo de sêmen utilizado (monta natural, sêmen a fresco, diluído, refrigerado ou congelado), qualidade do sêmen, dose utilizada para IA e os padrões mínimos de qualidade considerados, a taxa de concepção, o número de coberturas/IA por concepção, dentre outras, devem ser investigadas. Qualquer outro importante registro prévio sobre o histórico reprodutivo deve ser considerado. Como citado anteriormente, muitas vezes, um problema de fertilidade da égua advém de problemas relacionados ao garanhão, ou mesmo ao manejo reprodutivo inadequado.

EXAME FÍSICO GERAL

O exame físico se inicia com a inspeção da égua a distância. Lesões de pele, alterações/sinais do trato respiratório, alterações oculares e, principalmente, alterações do sistema locomotor, ou qualquer outra, devem ser anotadas. A observação da égua em movimento é de fundamental importância para a avaliação do sistema locomotor. Alterações graves nesse sistema podem impactar temporariamente ou até mesmo permanentemente a utilização da égua para reprodução. Em caso de detecção de qualquer alteração significativa, a égua deve iniciar o tratamento clínico específico sob supervisão do médico-veterinário. Ainda durante a fase de inspeção a distância, uma avaliação do escore de condição corporal (ECC) deve ser realizada. O ECC reflete o *status* nutricional, e baixos ECC podem interferir no desempenho reprodutivo da égua. Em equinos, o escore de condição corporal ideal deve estar entre 5 e 7 em uma escala de 1 a 9 (Henneke et al., 1983). Éguas magras ou obesas podem apresentar alterações do ciclo estral que poderão impactar a eficiência reprodutiva durante a estação. Além disso, éguas com bom ECC iniciam a ciclicidade mais rapidamente do que éguas magras após o anestro estacional.

Após a inspeção a distância, a égua deve ser corretamente contida para o início das próximas avaliações clínicas. A correta contenção, normalmente em tronco para procedimentos clínicos e reprodutivos em equinos, previne a possibilidade de acidentes com a égua e/ou com o médico-veterinário. Após contida, dados como temperatura, frequências cardíaca e respiratória devem ser coletados, assim como a pesquisa por qualquer doença sistêmica. Em caso de detecção de qualquer alteração sistêmica, a égua deve ser encaminhada para tratamento.

O exame físico geral é finalizado com foco maior no sistema reprodutor. Inicialmente, a glândula mamária é avaliada observando seu tamanho, simetria e, se presente, o tipo de secreção. A presença de alterações na pele na região da glândula como dermatites ou lacerações deve ser pesquisada. A palpação da glândula pode fornecer informações importantes quanto à consistência, sinais de inflamação ou secreções.

Em seguida, uma inspeção detalhada da região perineal é realizada. A pele entre as coxas, abaixo da cauda e a cauda propriamente dita devem ser cuidadosamente inspecionadas visualmente. Especial atenção deve ser dada para a vulva e para a região de mucosa entre os lábios vulvares. Secreção fresca ou seca pode estar presente na pele entre as coxas, na cauda ou na vulva. Presença de dermatite, edema vulvar, laceração vulvar, pústulas, dentre outras alterações na região perineal deve ser anotada. Na inspeção da vulva pode ser encontrada uma vulvoplastia ou sinais de realização dessa cirurgia no passado (p. ex., Caslick). Essa informação pode colaborar para o diagnóstico clínico-reprodutivo. As condições que levam à realização da vulvoplastia serão discutidas a seguir.

Em relação à vulva, seu tamanho, orientação (conformação) e simetria também devem ser avaliados. A cauda da égua deve ser previamente envolta com protetor próprio, normalmente de material impermeável e fechado com velcro, ou por bandagem de algodão. Após estar protegida, a cauda é suspensa verticalmente e fixada suspensa com o auxílio de uma corda fixada acima do tronco de procedimentos. Sobre a conformação vulvar, o ideal é uma vulva em posição quase vertical com dois terços da vulva ventral à borda da pelve (região próxima à tuberosidade isquiática; Figura 1).

O tônus muscular da vulva deve ser o suficiente para permitir seu fechamento, minimizando a aspiração de ar para a vagina. Uma inclinação vulvar horizontal pode estar presente quando o esfíncter anal está em posição mais aprofundada no períneo e/ou o tônus muscular vulvar é pobre, predispondo à entrada de ar, fezes e, consequentemente, bactérias patogênicas, o que por sua vez predispõe a égua a uma infecção uterina ascendente. Éguas magras, velhas ou de raças com porte físico mais esbelto, ou com a

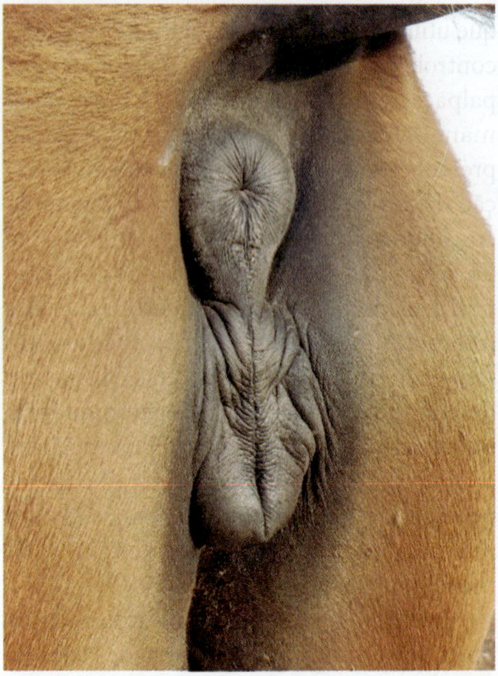

FIGURA 1 Conformação vulvar normal.

combinação de mais de um desses fatores, normalmente apresentam o esfíncter anal mais aprofundado, e tal condição acaba tracionando a vulva para cima e posicionando o segmento dorsal dos lábios vulvares na posição horizontal (Figura 2).

Em alguns casos, uma simples melhoria na qualidade da dieta com incremento da deposição de gordura nessa região perianal é suficiente para o restabelecimento da conformação vulvar em um posicionamento mais favorável, sem a necessidade de intervenção cirúrgica. O bom senso clínico, após prévio treinamento nesse tipo de avaliação, é o melhor meio para o julgamento da qualidade da conformação vulvar e dos tratamentos necessários nos casos de conformação vulvar inadequada.

A literatura sobre o assunto apresenta metodologias de mensuração e estabelece que a comissura dorsal não deve estar mais que 10 graus cranialmente ao eixo vertical.

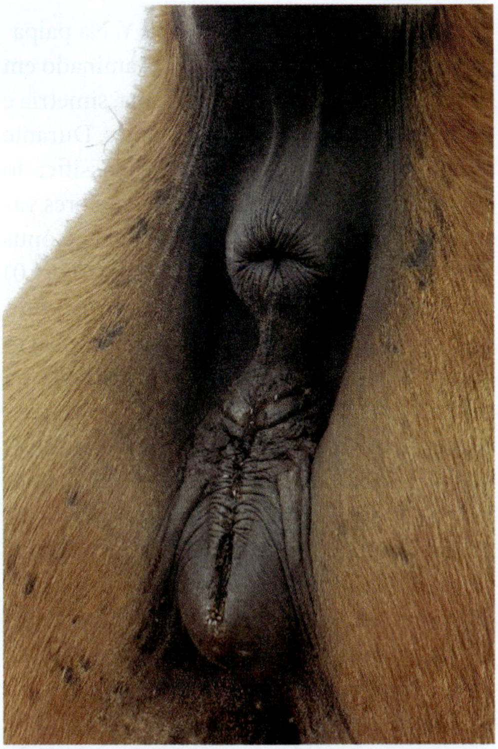

FIGURA 2 Égua magra apresentando aprofundamento do esfíncter anal em direção à cavidade pélvica. A comissura vulvar dorsal é tracionada na mesma direção, fazendo com que a vulva fique ligeiramente inclinada e parte dela acima da altura do assoalho pélvico. Tal condição predispõe à entrada de fezes no vestíbulo da vagina e à contaminação bacteriana do trato reprodutivo.

O ideal é que fique na altura ou abaixo do púbis. Nunca mais de 2 a 4 cm acima do nível da pélvis (tuberosidade isquiática) e com no mínimo 70% da abertura vulvar abaixo do nível da pélvis. Outro método de avaliação é com o índice de Caslick (IC), sendo o deslocamento vulvar dorsal (cm) multiplicado pelo grau de inclinação. IC < 50 é adequado ou bom; IC entre 50 e 150 é uma situação questionável a inadequada; e, se IC > 150, há grande chance de problemas reprodutivos. Novamente, a experiência e o bom senso do médico-veterinário são suficientes para o julgamento sobre a conformação vulvar e para o estabelecimento de um possível tratamento, sem a necessidade de mensurações exatas e/ou cálculos matemáticos.

Quando da necessidade de intervenção cirúrgica ou de vulvoplastia para correção da conformação vulvar inadequada, normalmente a cirurgia de Caslick é suficiente na grande maioria dos casos. Essa técnica consiste na remoção de uma fina tira de tecido de cada lado da vulva, na junção mucocutânea da comissura dorsal, estendendo-se da junção dorsal até a borda pélvica por aproximadamente 2/3 do comprimento da vulva. As bordas seccionadas são suturadas em padrão contínuo com fio absorvível ou não absorvível 2-0. O segmento suturado deve ser incisado previamente ao parto nas éguas gestantes para evitar complicações como lacerações e distocia. Os casos muito severos de pobre conformação vulvar podem necessitar de uma intervenção cirúrgica mais drástica, com a técnica de Pouret, que consiste na dissecção da região dorsal entre vagina e a ampola retal, tracionando a vagina e a vulva caudalmente e corrigindo a conformação inadequada.

AVALIAÇÃO INTERNA DO TRATO REPRODUTIVO

Palpação transretal

A palpação transretal do trato reprodutivo é realizada com o braço protegido com uma luva plástica longa e com o uso de gel lubrificante à base de água. Primeiramente, as fezes são retiradas da ampola retal, com o cuidado de não permitir a entrada de ar durante esse procedimento. Gel lubrificante deve ser utilizado sem parcimônia, sempre que necessário. Durante todo o processo de palpação é necessário respeitar as contrações peristálticas e os aumentos de pressão abdominais voluntários pela égua de modo a evitar qualquer tipo de laceração da mucosa retal. Nessas situações deve-se manter o braço parado com os dedos da mão esticados próximos uns dos outros até que as contrações sejam cessadas. Tais cuidados se aplicam para quaisquer outros procedimentos que necessitem de manipulação via transretal, como o exame ultrassonográfico, lavados uterinos, biópsia uterina, dentre outros. Outro aspecto importante a ser considerado para a execução do exame de palpação ou ultrassonografia transretal é que esses exames devem ser realizados de forma sistemática, ou seja, iniciando pela cérvix, depois passando pelo útero, em toda a sua extensão, principalmente quando examinado por ultrassonografia, e depois pelos ovários. O útero deve ser inicialmente examinado com cuidado para possível detecção de uma gestação inesperada antes da execução de um exame clínico mais minucioso que necessite de maior manipulação uterina.

A palpação da cérvix permite estimar o estágio do ciclo estral com base em seu tamanho e consistência. A cérvix é alongada e fechada (tônica) durante o diestro, e encurtada (mais larga), relaxada e edemaciada (flácida) durante o estro. Após a ovulação, a cérvix estará novamente fechada em 48 horas. Durante a gestação inicial, a cérvix estará bem mais fechada, estreita e mais alongada do que no diestro. Anormalidades cervicais não são facilmente identificadas pela palpação transretal. Outra região do trato reprodutivo que não pode ser examinada facilmente por meio de palpação retal é a tuba uterina (oviduto). Somente nos quadros de salpingite as tubas uterinas podem ser detectadas pela palpação. No entanto, salpingite ou outros problemas, como obstrução da tuba uterina, que interferem na fertilidade em éguas são considerados raros.

O útero da égua tem um corpo longo, similar ao comprimento dos cornos uterinos, diferentemente das outras espécies domésticas. Por essa forma, o útero equino é descrito como tendo a forma de um T ou Y. Na palpação transretal, o útero pode ser examinado em sua totalidade. Seu tamanho, forma, simetria e tonicidade são registros importantes. Durante o ciclo estral, o tônus uterino é classificado subjetivamente em uma escala de escores variando de 1 a 3. No anestro estacional, o tônus uterino é praticamente inexistente (tônus 0) e o útero pode até mesmo ser confundido com alças intestinais. O tônus uterino é baixo (tônus 1) durante o estro devido ao edema uterino causado pelas elevadas concentrações circulantes de estradiol. No diestro, o tônus uterino está mais elevado (tônus 3) pela inexistência de edema uterino sob o efeito da progesterona circulante. Esse mesmo tônus elevado está presente no útero durante a gestação inicial. Vale ser ressaltado que o tônus uterino na vaca é o oposto ao observado na égua quando se comparam os períodos de estro e diestro. Ademais, o útero tônico durante o estro na vaca é bem mais intenso quando comparado ao útero tônico na égua durante o diestro. Em relação às alterações uterinas passíveis de detecção por palpação na égua, pode ser destacada a presença de grandes cistos linfáticos, de tumores ou de grandes quantidades de material purulento ou fluido em seu lúmen. Ressalta-se que essas alterações devem ter tamanho suficiente para causar alterações detectáveis de simetria ou do formato do útero. Por fim, outra importante condição uterina fisiológica e passível de detecção por palpação transretal é a gestação. Na ausência de histórico de acompanhamento reprodutivo da égua na propriedade, deve-se ter cautela no exame clínico-reprodutivo, com atenção para a detecção de uma possível gestação que esteja em andamento.

A palpação dos ovários permite o exame de seu tamanho, forma e simetria, além da detecção de suas estruturas internas (p. ex., folículos e corpo lúteo). Diferentemente das outras espécies domésticas, os ovários dos equídeos apresentam estrutura anatômica peculiar com a região medular contendo os folículos e o corpo lúteo e a região cortical formada por tecido de sustentação, vasos sanguíneos e inervação (mais detalhes no Capítulo 1, "Anatomia, endocrinologia e sazonalidade reprodutiva da fêmea equina"). Por essa estruturação, diz-se que os equídeos possuem ovários invertidos. Os ovários dos equídeos têm o formato parecido com o de um feijão, apresentando uma depressão ou cavidade em sua superfície denominada fossa de ovulação, passível de palpação. Nesse local, o epitélio germinal está próximo da área medular e é o único local onde os folículos pré-ovulatórios se rompem no processo de ovulação. Tal organização tecidual faz com que a identificação de estruturas intraovarianas por palpação retal não seja tão trivial como na vaca, mesmo considerando os diâmetros foliculares muito maiores nas éguas.

Os ovários podem ter o tamanho de uma azeitona, chegando até o tamanho de uma laranja. Em casos de tumores ovarianos, o tamanho ovariano pode atingir o tamanho de uma bola de futebol de salão, com perda de seu formato normal. Normalmente um aumento unilateral muito grande do ovário é sugestivo da presença de tumor de células da granulosa. Os ovários também podem estar aumentados quando da presença de hematoma após a ovulação, presença de múltiplos folículos durante as fases de transição ou quando da presença de folículo hemorrágico anovulatório. Ovários hipoplásicos, entre 1 e 2 cm de diâmetro, podem indicar disgenesia gonadal, e componentes genéticos, dentre outros sinais clínicos relacionados a alterações de desenvolvimento sexual, devem ser pesquisados para a identificação da causa deste achado. Em algumas situações, um ou ambos os ovários podem estar ausentes nestes casos. Deve ser ressaltado que a ausência de um dos ovários pode ser devido a uma prévia ovariectomia unilateral para tratamento de tumor ovariano.

Folículos ovarianos podem ser detectados por palpação como grandes lobulações na superfície do ovário. Normalmente, apenas os maiores folículos são detectados, com diâmetros médios a partir de 15 a 20 mm. Folículos menores e o número total de folículos presentes no ovário somente são detectados pelo exame ultrassonográfico. Folículos pré-ovulatórios podem apresentar alterações de flutuação em sua parede, ou seja, em sua tonicidade. Quando eles se aproximam do momento da ovulação, a tensão de sua parede diminui progressivamente. Algumas vezes o processo ovulatório pode acontecer durante a palpação. A habilidade para esse tipo de exame permitindo a identificação e a estimativa do tamanho dos folículos maiores por palpação demanda muito treinamento do médico-veterinário. Folículos ovarianos anovulatórios e hematoma ovariano normalmente não podem ser diferenciados por palpação e muitas vezes podem ser confundidos com folículos de grande diâmetro. O histórico de exames ovarianos periódicos, exames estes normalmente realizados durante a estação reprodutiva, pode ser útil para o diagnóstico mais preciso da estrutura ovariana que está sendo palpada.

A palpação e a correta identificação do corpo lúteo durante o ciclo estral normalmente é dependente de informações do histórico das palpações anteriores, principalmente com o registro do dia da detecção da ovulação. Sem esses dados, na maioria das vezes o corpo lúteo é confundido com um folículo. Somente corpos lúteos imediatamente após uma ovulação ou em seus primeiros dias de desenvolvimento podem ser identificados por palpação sem um histórico de exames prévios. O corpo lúteo recente ou em formação tem consistência flácida, com a formação de uma depressão na superfície ovariana. Com o passar dos dias, o remodelamento tecidual faz o corpo lúteo assumir uma forma esférica intraovariana, dificultando sua diferenciação de outros folículos.

Além das estruturas intraovarianas previamente descritas, outras estruturas esféricas localizadas na periferia dos ovários, paraovarianas, podem ser detectadas pelo exame de palpação. Essas estruturas normalmente são cistos e raramente interferem na fertilidade, a não ser que sejam muito grandes e atrapalhem a captação do oócito pelo infundíbulo. Acredita-se que esses cistos são originados de resquícios dos ductos mesonéfricos, paramesonéfricos ou de fragmentos teciduais peritoneais.

Em éguas gestantes, alterações uterinas de tonicidade, tamanho e posição podem ser detectadas pela palpação transretal. Essas alterações ocorrem por estimulação hormonal, por fatores liberados pelo concepto e pela influência do desenvolvimento do concepto que, após sua fixação, gradativamente ocupa e se expande por todo o lúmen uterino. A cérvix de éguas gestantes é sentida à palpação com consistência firme, delgada e alongada, passando a sensação de estar fortemente fechada. Essas características podem ser detectadas em éguas jovens precocemente, desde o dia 16 de gestação. No entanto, éguas multíparas apresentarão essas características cervicais mais tardiamente, muitas vezes após os 20 dias gestacionais. Em relação às alterações uterinas, entre os dias 12 e 25 de gestação um aumento gradual da espessura da parede uterina pode ser sentida por palpação. Os cornos uterinos terão uma forma tubular e lisa, com tonicidade firme. Leve assimetria de diâmetro entre as bases dos cornos uterinos poderá ser inicialmente detectada entre os dias 17 a 22 de gestação. Isso acontece pelo aumento de tamanho da vesícula embrionária e seu crescimento na base do corno uterino que se apresenta maior. Ambos os cornos uterinos estarão com tônus elevado até aproximadamente o dia 55 de gestação e, a partir de então, gradualmente perderão essa tonicidade. Padrões de tamanho e forma do concepto durante o seu desenvolvimento podem ser detectados por palpação e permitem estimar a idade gestacional. Como já mencionado, a vesícula embrionária poderá ser detectada por palpação na base de um dos cornos uterinos entre os dias 17 e 22 de gestação, com 3 a 4 cm de diâmetro, e crescerá a cada dia. No dia 30, os cornos uterinos estarão tônicos e pequenos, e a vesícula embrionária com aproximadamente 4 a 5 cm de diâmetro será facilmente detectada, com a parede uterina adjacente a ela aparentando mais fina e com turgidez. Ao redor do dia 45, o concepto com 5 a 7 cm de diâmetro ocupará mais da metade do corno uterino gravídico, com progressivo aumento da turgidez uterina. O concepto crescerá e será sentido no corpo uterino com aproximadamente 8 cm ao redor do dia 50. No dia 60, o concepto poderá ser detectado por palpação com 10 a 13 cm, ocupando todo o corno uterino gravídico e grande parte do corpo uterino. O corno uterino oposto ainda se apresentará pequeno. Ao redor do dia 85, devido à queda da tonicidade da parede uterina, a turgidez na região do concepto diminui e o feto poderá ser localizado pela palpação. No dia 90, todo o útero estará preenchido pelo concepto e a região cranial dos cornos uterinos estará posicionada na cavidade abdominal. Entre os dias 100 e 120, o útero contendo o concepto estará posicionado na cavidade abdominal. O feto poderá ser palpado com facilidade, com tamanho variando de um filhote de um gato a de um coelho, até o quinto mês gestacional. Entre o 5º e o 7º mês, a palpação do feto é dificultada por seu posicionamento ventral na cavidade abdominal. Quando localizado, terá um tamanho aproximado de um gato ou cão pequeno. Após o sétimo mês, com o crescimento do feto (tamanho de um cordeiro ou cão grande), a sua localização por palpação ficará gradativamente mais fácil. A atividade fetal (movimentação) pode ser detectada por palpação durante toda a gestação. No entanto, a mobilidade fetal diminui após o quarto mês gestacional. No final da gestação, vários minutos de espera poderão ser necessários durante a palpação para detecção da atividade fetal. O posicionamento fetal é variado entre o 2º e o 5º mês gestacional devido à sua movimentação. Após o 4º mês, a movimentação fetal gradativamente diminui, sendo a apresentação cranial a mais comum de ser encontrada à palpação. Do 9º mês gestacional até o parto, a apresentação fetal será cranial em decúbito dorsal. Na preparação para o parto, o tônus uterino estará novamente elevado e as contrações miometriais, presentes. O feto mudará sua posição de decúbito dorsal para ventral posicionando sua cabeça e patas anteriores pressionando a região cervical. A cérvix terá seu processo de dilatação iniciado.

Ultrassonografia transretal

A ultrassonografia revolucionou o exame reprodutivo, tendo sido determinante para os avanços científicos e técnicos que tivemos nas últimas décadas na área da teriogenologia. A ultrassonografia foi utilizada pela primeira vez para exame do trato reprodutivo de grandes animais em 1980 e permitiu que o primeiro diagnóstico gestacional precoce em éguas no dia 14 fosse realizado. Muito conhecimento sobre a fisiologia reprodutiva e muitas técnicas foram desenvolvidos em todas as espécies de animais domésticos desde essa primeira utilização. Hoje, pode-se afirmar que o equipamento de ultrassonografia é essencial para o médico-veterinário que trabalha com teriogenologia, especialmente na espécie equina. O uso da ultrassonografia ampliou o leque de possibilidades em diagnóstico, além de colaborar para sua precisão. A maior vantagem dessa técnica é que ela não é invasiva e obtém resultados em tempo real. É realizada na maioria das vezes em grandes animais pela via transretal, mas em algumas situações também pode ser utilizada pela via transabdominal.

A ultrassonografia em modo B gera imagens bidimensionais em escala de cinza, ou seja, produz imagens bidimensionais seriadas da estrutura tridimensional de acordo com a movimentação da mão do operador. O modo B produz imagens baseadas na ecodensidade das estruturas escaneadas, resultando em uma imagem que mostra detalhes estruturais e, em algumas situações, indiretamente da funcionalidade dessas estruturas. Esse é o modo mais utilizado para os diagnósticos reprodutivos.

Na última década, o modo Doppler também tem sido utilizado. Com essa tecnologia, pode-se produzir imagens utilizando os modos *color-flow*, *power-flow* e espectral. Os dois primeiros modos utilizam a imagem bidimensional anatômica da estrutura de interesse em escala de cinza do modo B como base e sobrepõe a ela sinais coloridos (modo Doppler) que representam estruturas em movimento, geralmente o fluxo de hemácias na corrente sanguínea. Os modos *color-flow* e *power-flow* se diferenciam em relação à tecnologia de processamento dos ecos Doppler produzidos, mas, fundamentalmente, ambos adicionam informações de movimento à imagem estática, permitindo uma análise em tempo real da funcionalidade da estrutura estudada com base no fluxo sanguíneo. O modo espectral foca o fluxo sanguíneo em um vaso específico e produz um gráfico sobre a dinâmica vascular em tempo real. Os dados obtidos desse gráfico traduzem o perfil de irrigação sanguínea dos órgãos e tecidos que esse vaso irriga, ou seja, abaixo desse ponto. Essas informações podem ser utilizadas para o estudo de funcionalidade desses órgãos e/ou tecidos ou para diagnósticos clínicos de inúmeras alterações.

Normalmente, a técnica ultrassonográfica em modo B é suficiente para a execução do exame clínico-reprodutivo. A frequência ideal do transdutor transretal para exames transretais em éguas é de 5 MHz. Em alguns casos muito específicos, a ultrassonografia Doppler pode ser utilizada como exame complementar, fornecendo dados de funcionalidade (p. ex., grau de vascularização luteal). Infelizmente, a aplicação da ultrassonografia Doppler ainda é limitada para o diagnóstico clínico-reprodutivo. A área de teriogenologia em grandes animais ainda carece de mais estudos para a padronização dos achados ultrassonográficos Doppler sobre os eventos reprodutivos fisiológicos para, somente depois, possibilitar maior aplicação dessa técnica no exame clínico e na prática reprodutiva de campo.

O exame ultrassonográfico na égua deve ser realizado com os mesmos cuidados do exame de palpação transretal, ou seja, com a retirada das fezes da ampola retal, uso de lubrificantes, dentre outros, como já discutidos. O exame ultrassonográfico do trato reprodutivo deve ser sistemático para que nenhuma região deixe de ser visualizada. Isso exige bom treinamento do operador. A avaliação uterina se inicia pelo escaneamento da região cervical, prosseguindo com leves movimentos laterais do transdutor pelo corpo uterino. A imagem bidimensional do útero será mostrada na tela em corte longitudinal. Gradativamente, toda a extensão do corpo uterino deve ser escaneada até a base dos cornos uterinos. Nesse momento, um dos dois cornos é escolhido e o escaneamento é continuado até o ápice. A imagem bidimensional formada na tela será de um corte transversal, ou seja, em formato próximo ao esférico. Estando no ápice do corno uterino, o escaneamento continua com o retorno à base desse corno e iniciando o mesmo processo no corno oposto. Novamente, após atingir o ápice do corno uterino oposto, o escaneamento retorna à base e agora retorna gradativamente pelo corpo até a região cervical.

Finalizado o escaneamento do útero, cada ovário é escaneado de polo a polo. Em ambos os escaneamentos, do útero e dos ovários, é muito importante que não haja fezes e/ou ar na ampola retal e que se utilize lubrificante em abundância. A ausência de fezes e ar juntamente com um perfeito contato do transdutor com a mucosa retal permite a redução de artefatos e a obtenção de imagens de boa qualidade.

No exame ultrassonográfico do útero, o tamanho e o diâmetro dos cornos e corpo podem ser avaliados. Aparelhos de ultrassonografia de boa qualidade e bem ajustados produzem imagens em que o endométrio, o lúmen uterino, o espaço subendometrial e o miométrio/perimétrio podem ser facilmente identificados. O endométrio da égua tem uma ecotextura homogênea e uniforme durante o diestro. Após a luteólise e o início da fase folicular, a ecotextura uterina aumenta gradativamente, atingindo o máximo no final do estro. O endométrio com ecotextura elevada tem áreas de edema que levam à perda da homogeneidade tecidual visualizada no diestro. Isso acontece devido ao edema nas pregas uterinas durante o estro (efeito do estradiol), que diminui a densidade tecidual (áreas hipoecoicas) nesses pontos de extravasamento de fluido intersticial. A ecotextura uterina é classificada subjetivamente em uma escala de escores de 1 a 4, sendo 4 a graduação máxima (Figura 3), normalmente observada durante o estro e 2 observada no diestro. A graduação 1, mínima, é vista normalmente durante o anestro, e a 3 representa momentos transitórios entre diestro e estro.

A ultrassonografia em modo B também é pode ser utilizada para o diagnóstico gestacional em equídeos, sendo de grande impor-

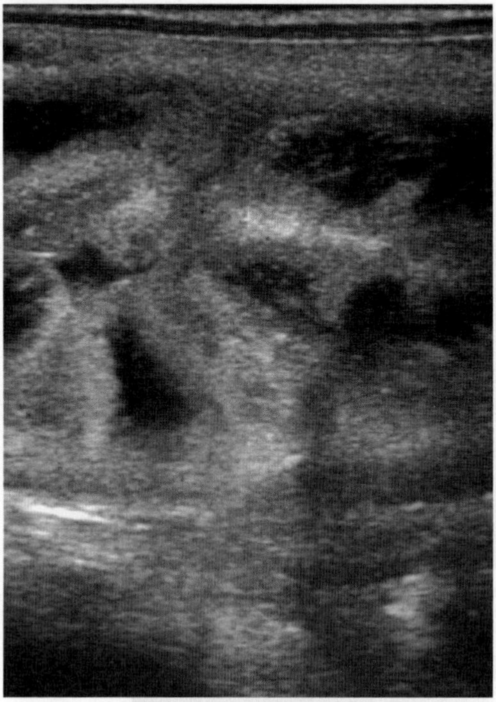

FIGURA 3 Ultrassonografia de corpo uterino com edema de escore 4 em égua durante o estro.

tância no manejo reprodutivo para a detecção de perdas gestacionais que em sua maioria ocorrem durante a gestação precoce. Imagens ultrassonográficas em tempo real da pequena vesícula embrionária a partir do dia 9 de gestação, da vesícula durante os eventos de migração, fixação, orientação e de conversão de placenta vitelínica para alantoidiana, e durante toda a gestação podem ser obtidas sem nenhum distúrbio à gestação. A ultrassonografia no modo Doppler também pode ser utilizada no diagnóstico gestacional da mesma forma que o modo-B. A diferença é que essa técnica pode fornecer dados adicionais de perfusão tecidual – uterina, placentária e embrionária ou fetal – que contribuem para uma avaliação da funcionalidade dessas regiões. A avaliação da perfusão uterina, placentária e fetal pode fornecer informações úteis para diagnóstico de insuficiência placentária e de sofrimento ou da viabilidade fetal após a segunda metade da gestação. Tais aplicações não serão discutidas e poderão ser consultadas nas referências bibliográficas listadas no final deste capítulo.

Paro o diagnóstico ultrassonográfico da gestação equina e de suas possíveis alterações, o conhecimento das particularidades da fisiologia da gestação em equídeos é de extrema importância. Na fase de mobilidade, a vesícula embrionária dos equídeos é esférica e preenchida por fluido, permitindo o acompanhamento ultrassonográfico muito precoce do seu desenvolvimento, diferentemente de outras famílias de mamíferos. A vesícula embrionária entra no corno uterino no dia 6 (ovulação = dia 0) e pode ser detectada pela ultrassonografia transretal no dia 9 ou 10 com 2 a 4 mm de diâmetro. Normalmente, o diagnóstico de gestação é realizado a partir do dia 11 ou 12 pela facilidade do exame ultrassonográfico, pois ela estará maior, sendo mais fácil e rápido encontrá-la no lúmen uterino. O período de máxima mobilidade acontece entre os dias 12 e 14, quando a vesícula terá um diâmetro em torno de 9 a 15 mm (Figura 4). A mobilidade favorece trocas fisiológicas, ou seja, a comunicação entre o concepto e o útero. A mobilidade do concepto por todo o lúmen uterino, bilateralmente, é necessária para prevenir a luteólise. O término da mobilidade é chamado de fixação e ocorre entre os dias 15 e 17. A fixação da vesícula embrionária ocorre na flexura caudal de um dos cornos uterinos, sem predileção de lado. Foi postulado que a fixação ocorre na flexura caudal devido ao impedimento físico gerado nesse local que interrompe a mobilidade da vesícula que está em crescimento (Figura 5). A orientação da vesícula embrionária refere-se à posição em que o embrião surge na parede da vesícula em relação à região mesometrial do útero. O padrão de orientação (antimesometrial) é praticamente constante entre as espécies de

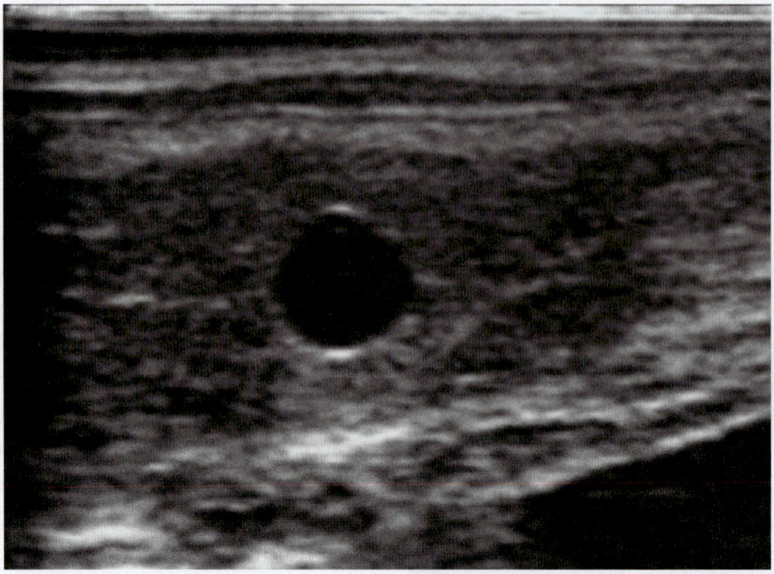

FIGURA 4 Ultrassonografia da região do corpo uterino com vesícula embrionária no dia 12 de gestação.

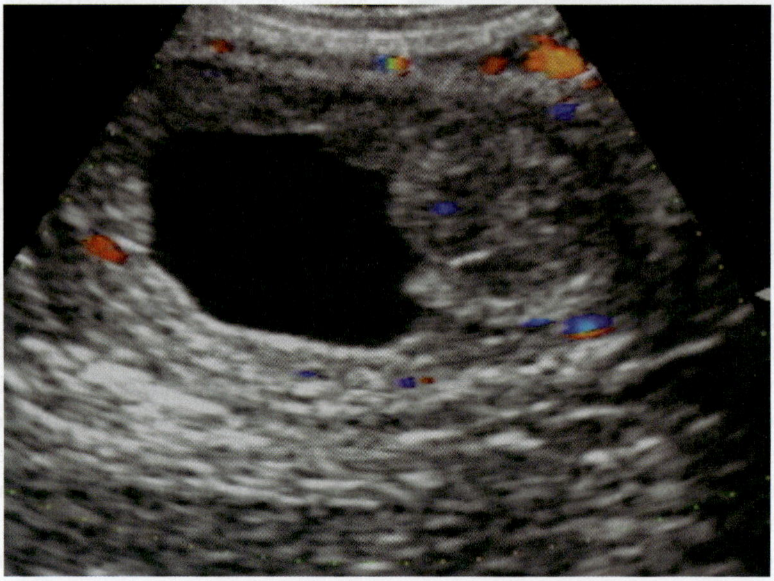

FIGURA 5 Ultrassonografia no modo *color*-Doppler da região da flexura caudal do corno uterino com vesícula embrionária no dia 19 de gestação. O espessamento assimétrico entre as regiões mesometrial e antimesometrial pode ser visualizado. A região anecoica é o saco vitelínico. As áreas coloridas indicam fluxo sanguíneo.

mamíferos, não somente nos equídeos. O embrião dos equídeos é observado pela ultrassonografia no hemisfério ventral da vesícula embrionária, ou seja, em aposição à região mesometrial, na região antimesometrial entre os dias 19 a 22 de gestação (Figura 6). É improvável que a orientação ocorra antes do cessamento da mobilidade, e tal fato sugere que

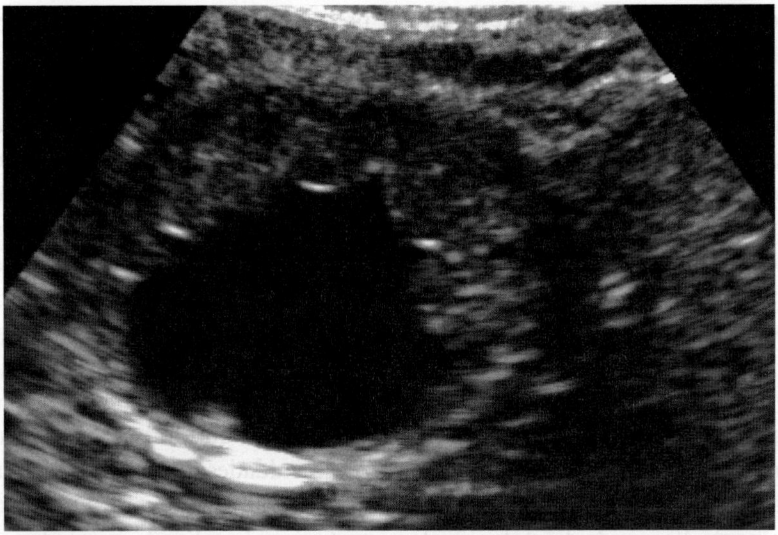

FIGURA 6 Ultrassonografia no modo-B da região da flexura caudal do corno uterino com vesícula embrionária no dia 21 de gestação. O espessamento assimétrico entre as regiões mesometrial e antimesometrial é evidente. A protuberância observada na região ventral da área anecoica é o embrião, e a região anecoica é o saco vitelínico.

a orientação ocorre entre o dia da fixação e o primeiro dia de detecção do embrião, sendo essa suposição confirmada com o advento da ultrassonografia Doppler. Foi postulado que a orientação da vesícula embrionária equina é resultado de três fatores: 1) Diferenças nas forças de tensão entre as camadas de duas e três células da vesícula. 2) Espessamento assimétrico da parede uterina sobre a vesícula na região dorsal ou mesometrial. 3) Ação de massagem das contrações uterinas sobre a vesícula. Uma cápsula glicoproteica lisa e forte recobre a vesícula embrionária equina desde a eclosão do blastocisto até o dia 21 e esse pode ser um fator adicional favorecendo a fixação e a orientação da vesícula. Além disso, a superfície capsular desenvolve propriedades adesivas, as quais poderiam ajudar na ancoragem com o endométrio depois que a orientação se completa. O espessamento dorsal uterino desproporcional na região mesometrial se inicia por volta do dia 17 e colabora para alterar a forma da vesícula de esférica para não esférica, quase triangular (Figura 6). Algumas imagens ultrassonográficas do desenvolvimento embrionário equino apresentam características particulares que indicam facilmente sua idade gestacional. Adicionalmente, a não correspondência da imagem esperada com uma idade gestacional esperada pode indicar problemas de desenvolvimento, indicando uma possível perda gestacional. Em resumo, do dia da primeira detecção da vesícula embrionária e durante a fase de mobilidade até sua fixação, ela será esférica, apresentará artefatos ultrassonográficos dorsal e ventral denominados reflexos especulares e terá diâmetro de 2 a 25 mm (Figura 4). Após a fixação da vesícula embrionária (dias 15 a 18) até o aparecimento do embrião na região antimesometrial, a sua forma gradativamente muda de esférica para triangular e, dia após dia, ocorre um aumento da espessura endometrial na região mesometrial (Figuras 5 e 6). Com a ultrassonografia Doppler é possível visualizar um aumento concomitante da perfusão vascular nessa região (Figuras 5 e 7). Batimentos cardíacos podem ser visualizados desde a primeira detecção do embrião pela ultrassonografia em modo-B e muito mais facilmente em modo Doppler. Após o aparecimento do embrião, o desenvolvimento do alantoide dá início ventralmente a ele. No dia 30, a imagem característica da vesícula embrionária é de uma estrutura triangular anecoica, com aproximadamente 35 mm de diâmetro, dividida em sua região equatorial por uma membrana flutuante com o embrião no centro e com a região mesometrial muito espessada. A área anecoica ventral é o alantoide e a dorsal, o saco vitelínico (Figura 7). No dia 40, o embrião estará localizado na região mesometrial (dorsal) da vesícula, que medirá aproximadamente 45 mm de diâmetro. Toda a região com conteúdo anecoico corresponde ao alantoide (Figura 8). A partir do dia 40, o cordão umbilical poderá ser visualizado e crescerá a cada dia (Figura 9). O início do processo de interação tecidual entre trofoblasto e útero em éguas começa em torno do dia 40 da prenhez, mas a placenta funcional não estará totalmente formada até o dia 60, e os microcotilédones somente estarão presentes em torno do dia 120. Essas estruturas não são passíveis de serem observadas pela imagem ultrassonográfica. A ultrassonografia transretal é uma técnica que permite o exame gestacional durante toda a gestação equina. No entanto, um exame detalhado pode ser mais difícil quando o útero está posicionado na cavidade abdominal, a partir do dia 150. As dificuldades de acesso ao útero são as mesmas previamente descritas para o diagnóstico gestacional realizado por palpação retal. O acompanhamento do desenvolvimento fetal pode ser feito por meio de mensurações de estruturas que se correlacionam com a idade gestacional, como a órbita, entre outras. A via

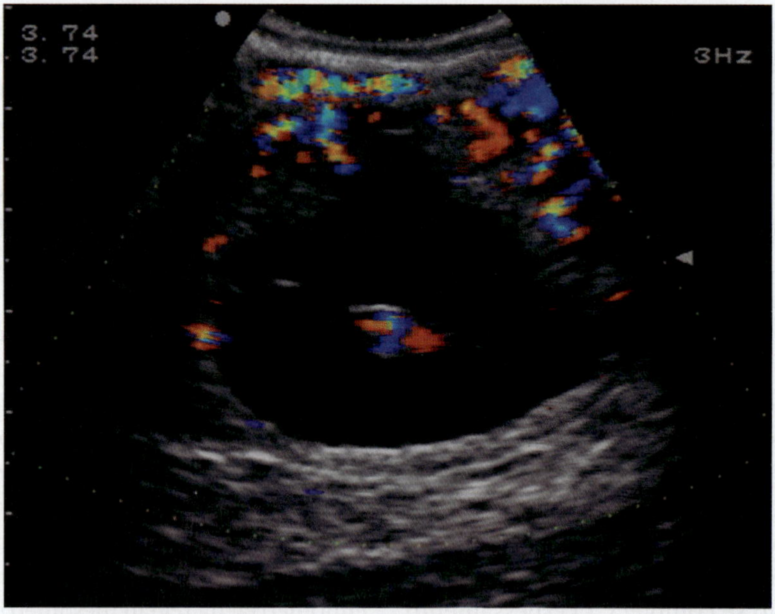

FIGURA 7 Ultrassonografia no modo *color*-Doppler da região da flexura caudal do corno uterino com vesícula embrionária no dia 29 de gestação. A estrutura triangular anecoica (vesícula embrionária), com aproximadamente 35 mm de diâmetro, está dividida em sua região equatorial por uma membrana flutuante com o embrião no centro e com a região mesometrial muito espessada. A área anecoica ventral é o alantoide, e a dorsal, o saco vitelínico. As áreas coloridas indicam fluxo sanguíneo.

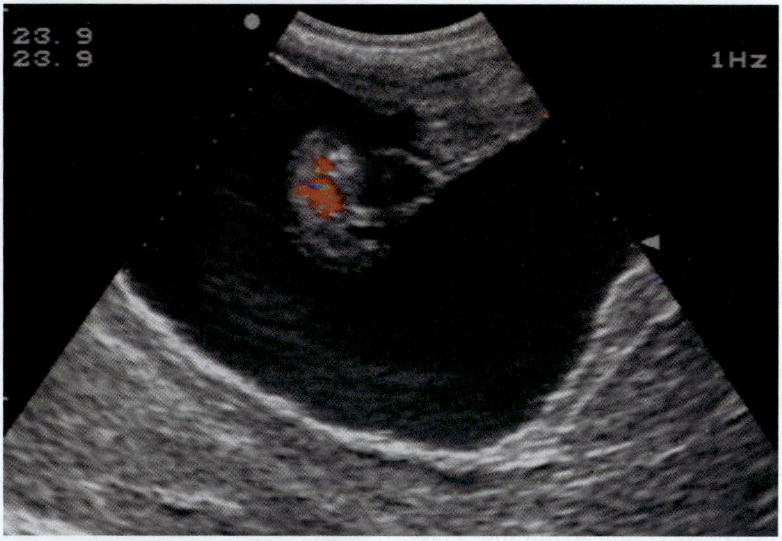

FIGURA 8 Ultrassonografia no modo *color*-Doppler da vesícula embrionária no dia 39 de gestação. O embrião está localizado na região mesometrial (dorsal) da vesícula, que mede aproximadamente 45 mm de diâmetro. Toda a região com conteúdo anecoico corresponde ao alantoide. As áreas coloridas indicam fluxo sanguíneo no embrião.

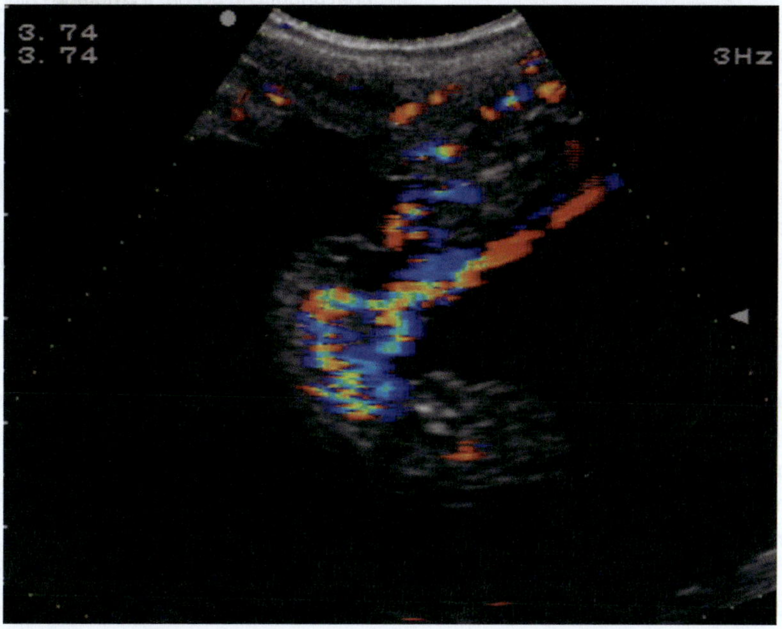

FIGURA 9 Ultrassonografia no modo *color*-Doppler da vesícula embrionária com o feto aos 45 dias de gestação. O início da formação do cordão umbilical pode ser observado. As áreas coloridas indicam fluxo sanguíneo no embrião.

transabdominal também pode ser utilizada para o exame ultrassonográfico de gestações avançadas, facilitando o exame de estruturas fetais que muitas vezes não podem ser alcançadas pela via transretal.

Outro aspecto que deve ser ressaltado é a importância da ultrassonografia para o diagnóstico de gestações gemelares. Antes do advento da ultrassonografia, muitos ciclos estrais com prévia detecção de dominância folicular não eram utilizados para evitar a ocorrência de gestação gemelar. Além disso, maior número de éguas acabava ficando gestante de gêmeos, e elas apresentavam complicações gestacionais como abortamento. Com a ultrassonografia, o diagnóstico precoce permitiu o manejo clínico dessa condição durante a fase de mobilidade com correção manual, ou seja, com o esmagamento de uma das vesículas.

Em relação ao diagnóstico de alterações uterinas, a imagem ultrassonográfica do útero permite a visualização e o mapeamento de cistos uterinos. Dependendo do tamanho, localização e/ou quantidade, esses cistos podem impactar o desenvolvimento gestacional precoce ou indicar a existência de problemas degenerativos endometriais que podem impactar a gestação após o reconhecimento materno da gestação. Fluido uterino também pode ser visualizado por ultrassonografia, e sua densidade e quantidade são indicadores da severidade da inflamação e/ou infecção uterina (Figura 10). Massas tumorais também podem ser identificadas no útero pela ultrassonografia.

No exame dos ovários, a ultrassonografia permite a mensuração do tamanho, avaliação de sua forma e a identificação e análise das estruturas intraovarianas (folículos e corpos lúteos). Durante o anestro sazonal, as éguas apresentam ovários com baixa atividade de crescimento folicular. Os ovários são pequenos, com poucos folículos ou polifoliculares, mas os folículos não ultrapassam 15 mm de diâmetro. Durante a transição de primavera, gradualmente o ovário aumenta de tamanho em consequência do aumento da população (ovários polifoliculares) e tamanho dos folículos. O diâmetro desses folículos será de aproximadamente 20 a 25 mm, e alguns deles poderão adquirir dominância, atingindo mais de 27 mm de diâmetro, mas regredindo sem conseguir ovular. Ainda durante o período transicional, folículos dominantes podem manter seu crescimento, mas o hipotálamo não responde adequadamente ao *feedback* positivo ovulatório do estradiol para que a ovulação aconteça. Vasos sanguíneos da parede folicular se rompem e uma estrutura denominada folículo hemorrágico anovulatório é formada (Figura 11). A involução dessa estrutura é mais de-

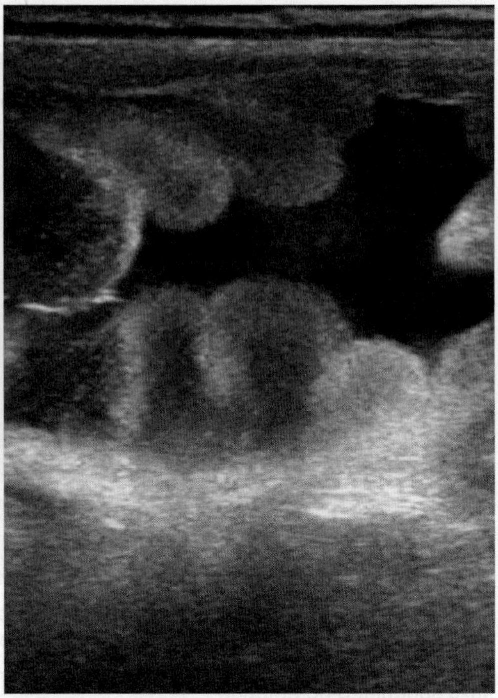

FIGURA 10 Ultrassonografia da região do corpo uterino com visualização das pregas endometriais com edema de escore 4 e grande coleção de fluido, caracterizando a presença de processo inflamatório uterino agudo.

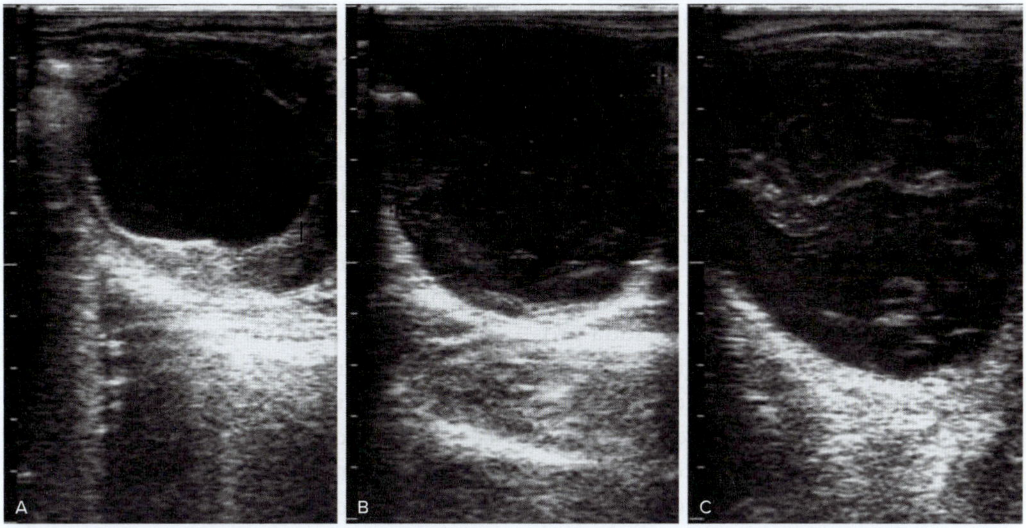

FIGURA 11 Sequência de três ultrassonogramas de um mesmo folículo hemorrágico anovulatório. As imagens foram coletadas com intervalo de 1 dia entre elas. A: folículo pré-ovulatório sem alterações; B: folículo preenchido com sangue ainda líquido; C: folículo preenchido com sangue coagulado.

morada que um simples processo de atresia folicular. Ela pode produzir progesterona, e intervalos interestrais serão mais longos. O acompanhamento do crescimento folicular e o direcionamento para a indução da ovulação durante o período transicional, evitando a formação dessas estruturas, é dependente do exame ultrassonográfico.

Durante a estação reprodutiva, a ultrassonografia é essencial para o acompanhamento da dinâmica folicular. A ultrassonografia do ovário permite detectar a ovulação, estimar o dia do ciclo estral, determinar o melhor momento para a cobertura/IA e diagnosticar anormalidades como folículos hemorrágicos anovulatórios, hematomas ovarianos e a presença de tumores. No diestro, a ultrassonografia permite o acompanhamento do corpo lúteo durante sua formação e avaliá-lo após formado com base em seu tamanho e ecotextura. Essas avaliações permitem estimar a funcionalidade luteal, ou seja, sua capacidade de produzir progesterona. No entanto, a ultrassonografia Doppler é uma técnica complementar muito importante para esse tipo de avaliação funcional.

Outra importante aplicação da ultrassonografia é a seleção de receptoras em programas de TE. Receptoras de embriões são selecionadas com base no exame ultrassonográfico dos ovários onde se verifica a presença de um corpo lúteo e, principalmente, pela avaliação do útero, que não deve conter coleção de fluido e apresentar ecotextura homogênea. A ultrassonografia é fundamental no conjunto de exames para avaliação reprodutiva da égua. Por ser um assunto muito extenso, um aprofundamento e detalhamento das técnicas de avaliação reprodutiva nos modos B e Doppler poderá ser feito com consulta da seção de Referências, ao final deste capítulo.

Inspeção visual da vagina e da cérvix por vaginoscopia

A vaginoscopia é realizada com a utilização de um instrumento denominado espéculo vaginal ou vaginoscópio. Existem vários modelos, sendo os mais apropriados para o exame da égua aqueles que são constituídos por hastes móveis, como o espéculo de Polanski, permitindo uma boa abertura vulvar e vaginal. Espéculos tubulares utilizados em vacas não são apropriados para éguas, pois limitam a completa visualização da vagina e da cérvix.

Antes do início do exame, a égua deve estar contida no tronco, com a cauda protegida, suspensa e presa. A região perineal é então cuidadosamente limpa com uma série de lavados com água corrente e utilização de sabão neutro ou outro tipo de tensoativo antisséptico. Papel-toalha ou algodão podem ser utilizados para secar a região. Finalizada a antissepsia, os lábios vulvares são abertos manualmente e o espéculo vaginal estéril delicadamente introduzido na vagina, inicialmente inclinado em 45 graus e depois posicionado horizontalmente, finalizando sua introdução. Gel à base de água estéril pode ser utilizado em pequena quantidade para facilitar a introdução do espéculo. As hastes do espéculo são abertas e a avaliação do vestíbulo, vagina e orifício cervical externo é iniciada. Uma fonte de luz de qualidade é fundamental para um bom exame. Em éguas solteiras, o hímen pode estar presente, e um cuidado maior deve ser tomado durante a introdução do espéculo nesses animais.

O vestíbulo e a vagina devem ser examinados visualmente. A cor da mucosa, presença de lesões, presença de ar, urina ou qualquer tipo de fluido inflamatório (pus) devem ser anotados. A mucosa vaginal normal apresenta leve umidade e coloração rosácea homogênea. Finalizada a avaliação vaginal, a atenção deve ser voltada para a cérvix. Cor, posição, formato, presença de secreção, tipo de secreção quando presente, lacerações, aderências ou outro tipo de lesão devem ser avaliados. As lacerações cervicais normalmente se encontram internamente e serão mais bem avaliadas por palpação digital, que será discutida no próximo tópico. No estro, a cérvix é úmida, brilhante, rosada e relaxada, e geralmente está em contato com o assoalho vaginal devido a sua flacidez. No diestro, a cérvix está mais seca, com coloração rósea pálida ou quase esbranquiçada, com tônus e geralmente mais levantada em relação ao assoalho vaginal, com o formato de uma roseta. Éguas nulíparas podem apresentar a cérvix tônica mesmo durante o estro, independentemente da idade. Os freios cervicais dorsal ou ventral não devem ser confundidos com uma anormalidade e estão proeminentes durante o diestro.

Em relação às anormalidades passíveis de detecção nesse exame, tem-se a persistência total ou parcial do hímen, vaginite, cervicite, ingurgitamento de vasos na mucosa (varizes), aderências na vagina e na região periférica à cérvix, lacerações cervicais em sua região posterior, lacerações vaginais e, como já citado, presença de material inflamatório, urina ou ar no fundo vaginal.

Palpação digital da vagina e da cérvix

Devido à dificuldade de um exame de toda a extensão cervical com o uso do espéculo vaginal, a cérvix deve ser examinada por palpação digital através da vagina. Todos os cuidados prévios de antissepsia descritos para o exame de vaginoscopia devem ser observados também para esse exame. O veterinário deve utilizar uma luva longa de palpação e uma luva cirúrgica estéril sobre ela. As pontas dos dedos da luva longa de palpação podem ser cortados antes de a luva cirúrgica ser calçada para obter melhor sensibilidade digital. Pequena quantidade de gel estéril pode ser utilizada no dorso da mão para facilitar a introdução pela vagina.

Na palpação digital da cérvix o dedo indicador é inserido no lúmen cervical. Toda a circunferência do canal cervical é palpada. Cervicite crônica ou outro tipo de lesão como lacerações podem levar a um fibrosamento (tecido cicatricial) do tecido cervical, sendo difícil sua dilatação e até mesmo a transposição do dedo por seu orifício. Éguas nulíparas mais velhas também apresentam uma cérvix mais difícil de ser dilatada na palpação. Aderências luminais ou massas teciduais podem ser detectadas avançando o dedo indicador ao longo de todo o comprimento do lúmen cervical. Essas alterações cervicais favorecem o acúmulo de fluido dentro do lúmen útero pela insuficiente dilatação cervical durante o estro. Durante o diestro, a cérvix, sob o efeito da progesterona, está mais tônica e fechada. Imediatamente após o parto, muitas vezes é difícil, senão impossível, distinguir entre uma laceração e as próprias pregas longitudinais cervicais.

EXAMES COMPLEMENTARES

Citologia endometrial

A citologia endometrial é um exame complementar utilizado para a identificação de inflamação na superfície endometrial. Camadas endometriais mais profundas podem ser analisadas pela técnica de biópsia uterina. Inicialmente, a região perineal deve ser preparada assepticamente antes do exame, conforme previamente descrito neste capítulo em outras técnicas de exame transvaginal. O instrumento de colheita da amostra endometrial consiste em uma pipeta estéril longa envolvendo uma haste com ponta de *swab* ou uma escova citológica (Figura 12). Esse instrumento de colheita pode ser facilmente encontrado em lojas de artigos e material veterinário para equinos.

Após o preparo da égua para procedimentos transvaginais, o operador deve utilizar luva longa de palpação e luva cirúrgica estéril conforme descrito para a técnica de palpação digital da cérvix. O instrumento de colheita citológica é então protegido na mão do operador. Gel estéril pode ser utilizado no dorso da mão em pequena quantidade para facilitar a introdução vaginal. A mão é então introduzida na vagina até a cérvix. Localizado o óstio cervical, o instrumento é introduzido através da cérvix até atingir o corpo uterino. Cautelosamente, o instrumento pode ser avançado pelo lúmen do corpo uterino. A ponta de *swab* ou a escova citológica é então exposta dentro do lúmen uterino e a amostra coletada com movimentos suaves de rotação. O *swab* ou escova são retornados para dentro da pipeta e todo o instrumento é cuidadosamente retirado do animal.

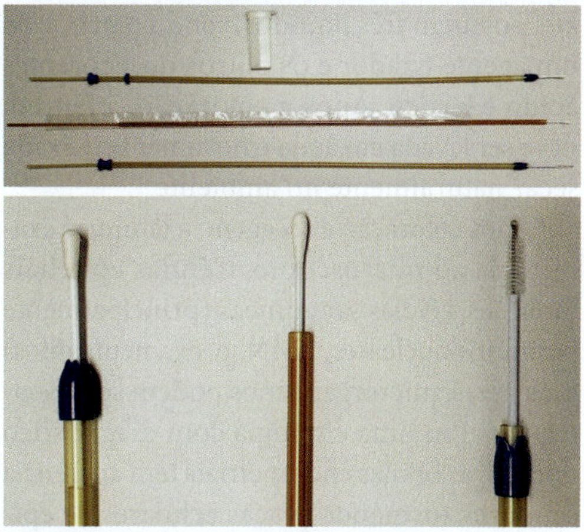

FIGURA 12 Fotografia de três modelos de pipetas para colheita de amostras de células para citologia endometrial e de microrganismos para cultivo endometrial em útero de égua. As duas pipetas superiores protegem uma ponta de *swab*. A pipeta inferior protege uma escova citológica.

O *swab* ou escova citológica deve ser suavemente rolado sobre uma lâmina de vidro de microscopia limpa para colheita do material obtido. A lâmina deve ser deixada secar naturalmente no ambiente e corada utilizando qualquer tipo de *kit* de corantes para coloração citológica rápida (p. ex., Panótico). Esses *kits* possuem três líquidos, sendo o primeiro um agente fixador e os outros dois corantes ácido e básico. Após a coloração, a lâmina deve ser lavada em água e novamente deixada secar naturalmente no ambiente.

Após coloração e secagem, a lâmina é examinada ao microscópio. Células epiteliais luminais, células sanguíneas (principalmente polimorfonucleares, PMN, p. ex., neutrófilos) e, às vezes, microrganismos podem ser visualizados. Em uma citologia com diagnóstico normal, as células endometriais têm aparência saudável, formando placas celulares de epitélio colunar com algumas células dispersas individualmente, muito pouco ou nenhum neutrófilo, nenhum detrito e nenhuma bactéria, fungo ou levedura. Na endometrite aguda ou subaguda a quantidade de PMN é maior e as células epiteliais aparentam estar degeneradas, com a forma alterada. Uma metodologia simples de avaliação da citologia endometrial é o exame de pelo menos cinco campos no microscópio com objetiva de 40X. O número médio dos PMN por campo é calculado. Uma amostra citológica considerada normal contém até 1 PMN/campo, na inflamação leve de 1 a 2 PMN/campo, na inflamação moderada de 3 a 4 PMN/campo e 5 ou mais PMN/campo na inflamação grave (Figura 13).

Outra metodologia de análise considera o percentual de PMN entre todas as células presentes nos campos avaliados. Percentual entre 0,5 e 5% de PMN em uma lâmina de citologia é geralmente considerado indicativo de inflamação endometrial aguda. Deve ser ressaltado que alterações inflamatórias sutis, como aquelas em uma endometrite crônica leve, geralmente não são detectáveis com a citologia endometrial.

Outra forma alternativa de colheita de amostra uterina é o método de lavagem do útero com baixo volume. Um cateter uterino é passado assepticamente pela cérvix até um dos cornos uterinos, 60 mL de solução salina fisiológica estéril são infundidos no lúmen uterino e massagem uterina pelo reto é realizada por 30 segundos. O fluido é então coletado por gravidade e depois centrifugado por 10 minutos. O *pellet* resultante é amostrado com *swab* estéril. O *swab* é então rolado na lâmina de microscópio, sendo a lâmina preparada para análise como previamente descrito para as outras técnicas de colheita de amostra.

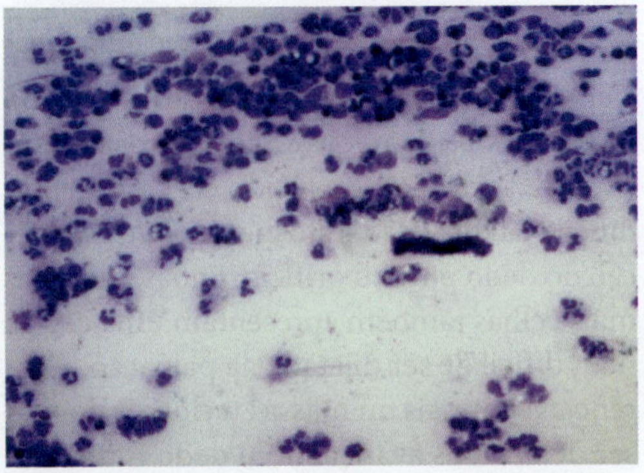

FIGURA 13 Lâmina de esfregaço corado de amostra de citologia endometrial de égua com endometrite grave. A maioria das células observadas é polimorfonuclear (neutrófilos). Poucas células individualizadas do epitélio uterino também estão presentes.

Biópsia endometrial

A biópsia endometrial é um exame invasivo que permite a avaliação tecidual de todas as camadas do endométrio (Figura 14). Quando a condição de saúde reprodutiva da égua se apresenta normal em todos os outros exames clínico-reprodutivos, muitas vezes a biópsia endometrial é o único exame que fornece informações conclusivas para o diagnóstico do potencial reprodutivo da égua. Alterações teciduais degenerativas podem estar presentes, e sua análise gera uma classificação que varia de normal, na ausência dessas alterações, a diferentes níveis de gravidade. Essa classificação é preditiva para a capacidade de o endométrio se remodelar durante a gestação e, consequentemente, de manter a gestação até o termo.

A biópsia é realizada com a utilização de um instrumento próprio para esse fim, sendo uma pinça ou fórceps longo com uma pequena boca cortante (pinça de biópsia endometrial em éguas; Figura 15).

Essa pinça é introduzida através da cérvix para que a amostra endometrial seja adequadamente colhida. Todos os cuidados de preparo do animal, de antissepsia perineal e de proteção da mão do operador com luva de palpação longa e luva cirúrgica estéril devem ser obedecidos conforme descrito nos tópicos anteriores. A pinça de biópsia estéril e com a a extremidade de colheita fechada é protegida com a mão do operador e introduzida na vagina até o orifício cervical. A partir deste ponto, somente a pinça é avançada através do canal cervical até o corpo uterino. Nesse momento, o operador retira a mão da vagina e a introduz na ampola retal. Pelo reto ele manipula a pinça dentro do lúmen uterino e a direciona para a base de um dos cornos. A extremidade da pinça é aberta e o operador faz uma leve pressão digital pelo reto na região endometrial imediatamente dorsal à extremidade da pinça para garantir uma boa amostragem do endométrio. A extremidade da pinça é então fechada, colhendo a amostra, e a pinça retirada do trato reprodutivo da égua. A amostra endometrial é colocada em uma solução fixadora de tecidos, como a solução de formol tamponado a 10% ou de Bouin, e transportada para um laboratório para preparação da lâmina histológica. Um médico-veterinário treinado para esse tipo de avaliação fará a leitura da lâmina.

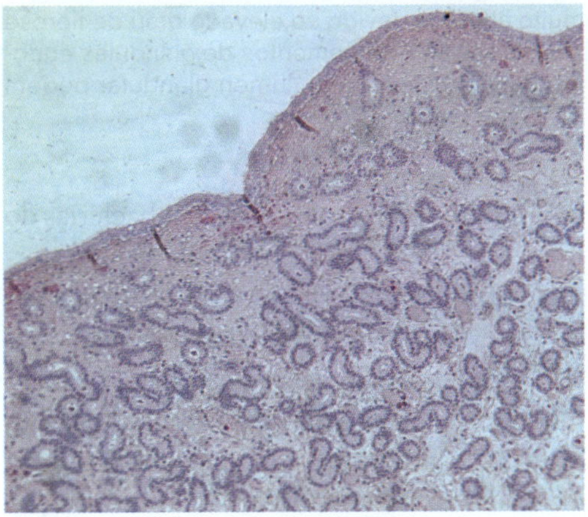

FIGURA 14 Imagem histológica de endométrio normal de égua colhido por biópsia endometrial.

Na leitura da lâmina, vários tipos celulares e alterações podem ser encontrados. Em endometrites agudas discretas, PMN são visualizados normalmente distribuídos logo abaixo do epitélio luminal (*stratum compactum*). Em endometrites agudas e intensas, grande infiltração de PMN é visualizada em todo o estroma e dentro de glândulas endometriais. Nas endometrites crônicas discretas, células de defesa mononucleares, principalmente linfócitos, estão presentes no estroma endometrial, e o epitélio luminal pode apresentar células vacuolizadas. Endometrites crônicas moderadas apresentam infiltrados inflamatórios com grande número de linfócitos em re-

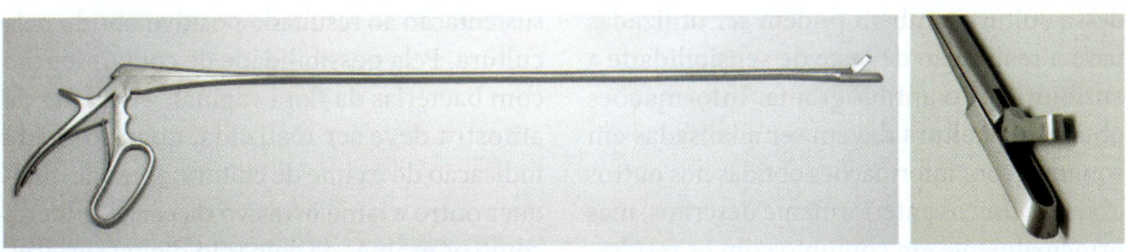

FIGURA 15 Pinça de biópsia endometrial de éguas.

giões periglandulares. Na endometrite crônica acentuada, grande infiltração de linfócitos é observada em todo o estroma endometrial. Nesses casos mais graves, a arquitetura endometrial pode estar pouco ou muito alterada de acordo com os diferentes níveis de fibrose periglandular presentes. Em casos de intensa fibrose, pode ocorrer a formação de agrupamentos de glândulas endometriais denominados ninhos de glândulas, e distensão glandular por acúmulo de secreção também poderá ser encontrada (Figura 16). Casos muito graves modificam totalmente a estrutura endometrial, impactando a distribuição e o funcionamento das glândulas endometriais e o desenvolvimento gestacional.

Com base na avaliação subjetiva do conjunto e da gravidade das alterações endometriais encontradas, o diagnóstico é classificado em categorias I, IIa, IIb e III. As éguas da categoria I têm pelo menos 80% de chance de conceber e de levar a gestação até o termo. As éguas da categoria IIa concebem e apresentam de 50 a 80% de chance de finalizar a gestação. As éguas da categoria IIb concebem e chegam ao termo com 10% a 50% de chance. As éguas da categoria III têm menos de 10% de chance de conceber e gestar até o termo.

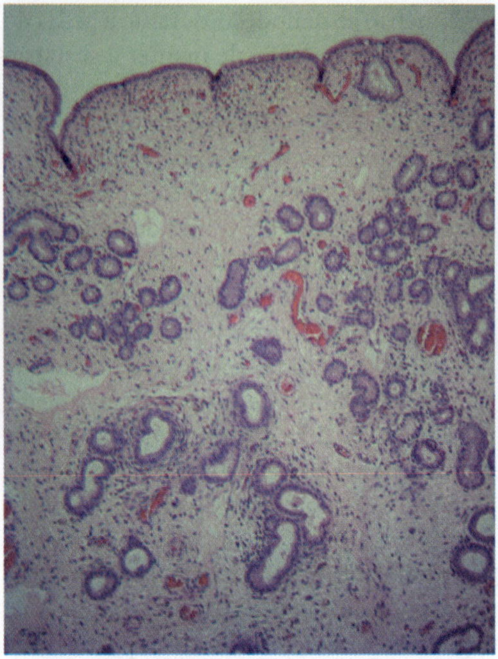

FIGURA 16 Imagem histológica de endométrio equino grau III. A arquitetura endometrial está muito alterada devido ao elevado grau de fibrose periglandular. Agrupamentos de glândulas endometriais e distensão do lúmen glandular podem ser observados.

Cultura endometrial

A cultura uterina tem como objetivo determinar a presença de microrganismos (bactérias ou fungos) no lúmen uterino nos casos de suspeita ou diagnóstico prévio de endometrite infecciosa. Amostras de colônias dessa cultura também podem ser utilizadas para a realização de teste de sensibilidade a antibióticos, o antibiograma. Informações obtidas da cultura devem ser analisadas em conjunto com informações obtidas nos outros exames clínicos anteriormente descritos, mas principalmente em conjunto com os resultados da citologia endometrial. A possibilidade de contaminação da amostra com bactérias do meio externo, da região perineal, da flora normal vulvar, vaginal ou cervical, ou até mesmo durante os procedimentos laboratoriais deve ser considerada. Somente o resultado positivo da cultura e negativo para os outros exames clínicos realizados não é conclusivo para afirmar a existência de uma contaminação bacteriana no útero. Resultados positivos para endometrite obtidos por exames de citologia e/ou biópsia uterina são importantes para dar sustentação ao resultado positivo obtido pela cultura. Pela possibilidade de contaminação com bactérias da flora vaginal, a colheita da amostra deve ser realizada, quando existe indicação do exame de cultura, antes de qualquer outro exame invasivo da cérvix e útero, como os exames de palpação digital cervical, citologia e biópsia endometrial.

Novamente, todo o processo de preparo da égua e de antissepsia perineal é de grande importância para a qualidade do processo de colheita de amostras para cultura. O procedimento de proteção do operador e o instrumento de colheita da amostra com ponta de *swab* são os mesmos já descritos para a colheita de amostra para a citologia endometrial. Uma forma alternativa de introdução do instrumento de colheita é utilizando um espéculo vaginal, com boa fonte de luz, e um fórceps longo tracionando a cérvix. O instrumento de colheita (pipeta com *swab* protegido; Figura 12) é então direcionado até a cérvix sem entrar em contato com nenhuma outra área do trato reprodutivo da égua e inserido através da cérvix até o útero para a colheita da amostra. Essa técnica pode ser de difícil realização quando a cérvix está contraída e fechada, sendo indicada para éguas em estro. Outras duas possibilidades de colheita de amostras menos utilizadas são o uso de tecido endometrial colhido por biópsia uterina ou uma amostra de lavado uterino realizado de forma asséptica.

Após a obtenção da amostra, independentemente da técnica utilizada, ela deve ser transportada imediatamente até o laboratório de microbiologia em meio de transporte apropriado ou inoculada em uma placa com ágar na própria propriedade e depois levada ao laboratório para cultivo. Essa segunda possibilidade exige maiores cuidados com a manipulação da amostra para evitar contaminações externas. No laboratório de cultivo, normalmente a placa estará pronta para leitura após 24 a 48 horas. Leveduras ou organismos fúngicos muitas vezes requerem períodos de incubação mais longos para que ocorra crescimento suficiente para permitir sua identificação. O teste de sensibilidade antimicrobiana é também importante para auxiliar na seleção do fármaco adequado para tratamento da possível infecção uterina.

Como já comentado, os resultados da cultura devem ser analisados em conjunto com os resultados de citologia e/ou biópsia endometrial. Resultados falso-positivos são comuns. É improvável que uma cultura positiva seja significativa sem outra evidência de inflamação. Já os resultados negativos da cultura não excluem uma infecção uterina, principalmente se houver evidências de inflamação endometrial em outros exames. Os patógenos mais comumente isolados do útero de éguas são: *Streptococcus equi* β-hemolítico (var. *zooepidemicus* ou *S. equisimilis*), *Pseudomonas aeruginosa*, *Klebsiella pneumoniae*, *Escherichia coli* (contaminante fecal primário).

Endoscopia

Atualmente, a técnica de endoscopia não tem sido rotineiramente utilizada para o exame reprodutivo da égua. Antes do advento da ultrassonografia ela era utilizada com mais frequência. A técnica ultrassonográfica, por ser mais simples, rápida e não invasiva, substituiu a maioria das avaliações que antes eram realizadas pela endoscopia. Hoje, a endoscopia do trato reprodutivo da égua é uma técnica de exame complementar somente utilizada quando existe suspeita clínica de alguma alteração que nenhuma das técnicas de exame aqui discutidas foi capaz de detectar, incluindo a ultrassonografia.

Para o exame de endoscopia, a égua deve ser preparada assepticamente, como já descrito para outras técnicas de exame. O operador deve utilizar luva de palpação longa e luva cirúrgica estéril para o procedimento transvaginal. O endoscópio, após desinfecção, é protegido pela mão do operador e introduzido através da vagina até a cérvix. O óstio cervical é localizado e o endoscópio avança para dentro do lúmen uterino. O útero é então insuflado preferencialmente com fluido isotônico asséptico ou com ar. A partir desse momento, toda a extensão do lúmen uterino no corpo e em ambos os cornos até o ápice é cuidadosamente avaliado visualmente. As pregas uterinas longitudinais estarão edemaciadas durante o estro, mas não no diestro, e as pregas uterinas podem ser facilmente visualizadas. No anestro, a superfície uterina é mais lisa e as pregas uterinas menos evidentes. Sobre as anormalidades passíveis de detecção, podem-se citar os cistos endometriais, aderências transluminais, conteúdo uterino purulento e corpos estranhos. A endoscopia também pode ser utilizada para procedimentos de aspiração do conteúdo de cistos uterinos, para a dissecção cirúrgica de cistos pedunculares no lúmen e de aderências transluminais. Deve ser ressaltado que aderências transluminais, apesar de raras, são alterações que não podem ser visualizadas por nenhuma outra técnica de exame clínico, mas sim pela endoscopia.

CONSIDERAÇÕES FINAIS

O exame clínico-reprodutivo da égua sempre deve ser realizado de forma sistemática, obedecendo a uma sequência lógica de realização dos exames de modo que a confiabilidade do diagnóstico final não seja prejudicada. Essa sistematização é especialmente importante no exame clínico completo, aquele utilizado para avaliar o potencial reprodutivo da égua.

Um aprofundamento na fisiologia reprodutiva da égua e em todas as técnicas de exames aqui discutidas pode ser buscado nas sugestões de literatura listadas a seguir. Outras técnicas complementares, como a citogenética, a técnica de avaliação de integridade dos ovidutos e a laparoscopia exploratória, podem ser necessárias em casos muitos específicos de confirmação de diagnóstico. A metodologia de execução e de interpretação dos resultados dessas técnicas também pode ser consultada na literatura listada.

As fotografias de citologia e biópsia endometriais utilizadas neste capítulo foram gentilmente cedidas pelo Prof. Dr. Rodrigo da Costa Mattos (Laboratório de Reprodução Animal – Reprolab, Faculdade de Veterinária da UFRGS), a quem deixo meus profundos agradecimentos.

LEITURA SUGERIDA

1. Brinsko SP, Blanchard TL, Varner DD, Schumacher J, Love CC, Hinrichs K, et al. Breeding soundness examination of the mare. In: Manual of equine reproduction. 3.ed. Maryland Heights: Mosby-Elsevier; 2011. p.39-53.
2. Carleton CL, Nie GJ. Breeding soundness examination of mares. In: Carleton CL. Blackwell's five-minute veterinary consult, clinical companion, equine theriogenology. West Sussex: Wiley-Blackwell; 2011. p.92-112.
3. Carleton CL. Clinical examination of the nonpregnant equine female reproductive tract. In: Youngquist RS, Threlfall WR (eds.). Current therapy in large animal theriogenology. 2.ed. St. Louis: Saunders/Elsevier; 2007. p.74-90.
4. England GCW. Clinical examination of the mare's reproductive tract. In: England GCW. Fertility and obstetrics in the horse. 3.ed. Oxford: Blackwell Publishing; 2005. p.20-9.
5. Ginther OJ. Reproductive biology of the mare. Cross Plains: Equiservices; 1992.
6. Ginther OJ. Ultrasonic imaging and animal reproduction: color-doppler ultrasonography. Book 4. Cross Plains: Equiservices; 2007.
7. Ginther OJ. Ultrasonic imaging and animal reproduction: Fundamentals. Book 1. Cross Plains: Equiservices Publishing; 1995.
8. Ginther OJ. Ultrasonic imaging and animal reproduction: horses. Book 2. Cross Plains, WI: Equiservices; 1995.
9. Henneke DR, Potter GD, Kreider JL, Yeates BF. Relationship between condition score, physical measurements and body fat percentage in mares. Equine Vet J. 1983;15:371-2.
10. McCue P, Dascanio J, Sitters S, Bishop J, Ferris R, Raudsepp T, et al. Chapters 1 to 24. In: Dascanio J, McCue P. Equine reproductive procedures. 2.ed. West Sussex: Wiley-Blackwell; 2021. p.3-102.
11. Zent WW, Steiner JV, Bowman TR, Pycock JF, LeBlanc MM, Love CC, et al. Section (f): Techniques in reproductive examination. In: McKinnon AO, Squires EL, Vaala WE, Varner DD. Equine reproduction. 2.ed. West Sussex: Wiley-Blackwell; 2011. p.1897-2000.

CAPÍTULO 5

Diagnóstico e tratamento das afecções reprodutivas em éguas não gestantes

Lorenzo Garrido Teixeira Martini Segabinazzi
Marco A. Alvarenga

INTRODUÇÃO

Entre os problemas reprodutivos mais observados em éguas em programas de reprodução, a endometrite é considerado o mais prevalente e importante. No entanto, problemas uterinos não são os únicos a afetar os órgãos reprodutivos das éguas, outros também são frequentes e estão listados na Tabela 1. Além disso, afecções não diretamente relacionadas ao sistema reprodutor também podem afetar os índices reprodutivos desses animais, como distúrbios metabólicos e genéticos, e diferentes problemas clínicos (laminite, distúrbios osteoarticulares). Neste capítulo, serão abordados os principais distúrbios reprodutivos que comprometem a fertilidade da fêmea equina, com ênfase nos processos inflamatórios uterinos.

ETIOPATOGENIA DOS DISTÚRBIOS REPRODUTIVOS

A endometrite, endometriose ou fibrose endometrial, cistos endometriais e deficiências de limpeza uterina são enfermidades com alta relevância clínica na reprodução equina. Isso acontece principalmente pelo fato de grande parcela da população de éguas em programas de reprodução assistida ser animais com idade avançada, os quais já tiveram várias gestações e sofreram diversas manipulações. Nesse contexto, a endometrite se torna uma enfermidade com impacto econômico

TABELA 1 Principais distúrbios reprodutivos em fêmeas equinas

Órgão	Problemas comuns	Problemas menos comuns
Útero	EPPC, endometrite bacteriana, fibrose e cistos endometriais	Endometrite fúngica, aderências, piometra, persistência dos cálices endometriais, tumores
Cérvix	Cervicite e lacerações de cérvix	Aderências e tumores
Ovários	Folículos anovulatórios hemorrágicos e falhas ovulatórias	Tumores ovarianos, falhas de desenvolvimento folicular e agenesia
Tuba uterina	Obstrução de tuba uterina	Cistos paraovarianos e salpingites
Genitália externa	Lacerações e tumores	Hímen persistente

Genitália externa: vulva, vestíbulo e vagina; EPPC: endometrite persistente pós-cobertura.

importante em programas reprodutivos de equinos, sendo considerada a principal causa de subfertilidade nessa espécie, e a terceira enfermidade que mais acomete os equinos. As éguas mais afetadas são as fêmeas multíparas com idade avançada (> 14 anos de idade). Esses animais comumente possuem a anatomia uterina fora de seus padrões naturais, principalmente por causa do relaxamento dos ligamentos uterinos, que, com as alterações cervicais e excessivas manipulações, ocasiona dificuldades na limpeza uterina, predispondo ao aparecimento da endometrite, associado a problemas na maturação oocitária e no desenvolvimento embrionário tubário.

Em conjunto e da mesma forma que a endometrite, o aparecimento de cistos endometriais, fibrose endometrial e falhas do *clearance* uterino têm correlação com o avançar da idade desses animais e predispõem a endometrite. A formação de fibrose endometrial pode causar o estrangulamento dos vasos linfáticos uterinos e assim formar os cistos endometriais. Da mesma forma, a troca de tecido uterino por fibrose reduz a capacidade de contrações miometriais e causa falhas na limpeza uterina. Como pode-se ver, essas falhas estão em conjunto e todas têm correlação com o aparecimento de endometrite em éguas. Clinicamente não existe tratamento comprovadamente eficaz para fibrose uterina ou cistos endometriais. Éguas com severa fibrose endometrial, que pode ser classificada na escala de I a III de Kenney e Doig (1986), têm dificuldade de levar a gestação a termo, já que essa fibrose diminui a capacidade do endométrio de nutrir o embrião durante as fases iniciais de gestação, compromete o reconhecimento materno, bem como a placentação. Essas éguas são comumente indicadas para protocolos de transferência de embriões, já que normalmente elas produzem embriões após um manejo reprodutivo adequado. Da mesma forma, a presença de cistos endometriais pode afetar os índices de fertilidade em éguas. Presença de cistos endometriais de tamanho pequeno e em pouca quantidade pode não ser prejudicial para a fertilidade desses animais. No entanto, cistos uterinos grandes ou em grande quantidade podem comprometer tanto a chegada de espermatozoides à tuba uterina como a mobilidade do embrião, prejudicando a fertilidade dessas fêmeas. O tratamento nesses casos se baseia na remoção desses cistos por meio de histeroscopia ou, em casos de cistos de tamanho avantajado, até mesmo com a utilização de uma pinça de biópsia. No entanto, é importante ter conhecimento que esse tratamento é temporário e esses cistos tendem a retornar em um curto período, já que a causa do cisto, estrangulamento dos vasos linfáticos, não pode ser tratada. Tratamentos utilizando células-tronco já demonstraram resultados interessantes no tratamento de fibrose endometrial em éguas, no entanto, mais estudos são necessários para se afirmar que esse tratamento é eficaz e em quais casos.

Quando se aborda a endometrite ou a inflamação/infecção do útero, as fêmeas podem ser classificadas como susceptíveis ou resistentes à endometrite, conforme sua capacidade de eliminar a inflamação/infecção em 48 horas após a cobertura. Consideram-se éguas susceptíveis as que apresentam dificuldade e atraso em modular essa inflamação e, dessa forma, podem comprometer a função do corpo lúteo em formação, bem como produzem ambiente uterino inadequado para o estabelecimento de gestação.

ENDOMETRITE

Etiopatogenia

A endometrite pode ser classificada, conforme sua etiologia, em infecciosa, causada por bactérias e mais raramente por fungos, ou não infecciosa, causada pelo contato do endométrio com os espermatozoides e o plasma seminal. Na prática clínica, ambos os processos são comumente observados em associação.

No passado, acreditava-se que a endometrite era causada unicamente por infecções bacterianas ou fúngicas. Entretanto, a resposta inflamatória após a cobertura/IA em éguas é similar à resposta a animais desafiados com agentes infecciosos. A resposta imune da mucosa do sistema reprodutor tem início após o contato com o antígeno e é mediada principalmente pela resposta imune inata. Essa consiste em uma resposta inespecífica, rápida e transitória. Iniciada pelos receptores *toll-like* (TLR), interleucinas, imunoglobulinas e complemento, conduz a migração de leucócitos e a eliminação do material estranho, independentemente da patogenicidade. Éguas incapazes de modular adequadamente essa inflamação após a cobertura/IA são consideradas susceptíveis à endometrite persistente pós-cobertura (EPPC).

As éguas susceptíveis à EPPC possuem resposta inflamatória precoce e exacerbada após a cobertura/IA e um atraso na resolução desse processo que propicia um ambiente hostil tanto para os espermatozoides como para o recebimento do embrião. Muitas éguas susceptíveis à EPPC já apresentam endométrio inflamado mesmo antes do contato com o antígeno. Essas são as éguas que na prática clínica apresentam fluido uterino mesmo antes da cobertura/IA e cultura uterina negativa. Esses animais apresentam elevada expressão de interleucinas pró-inflamatórias mesmo antes do contato com antígeno e podem apresentar ou não acúmulo de fluido no interior do útero. Além disso, após o desencadeamento da resposta inflamatória, essas éguas apresentam resolução precoce e posteriormente tardia desse processo, com acúmulo de fluido no interior do útero e neutrofilia por mais de 24 a 48 horas após a cobertura/IA. Ainda, além da superexpressão de interleucinas IL1, IL6, TNF-α e fatores pró-inflamatórios (COX-2) no endométrio dessas éguas, sabe-se que esse atraso também está relacionado a uma falha na expressão de citocinas anti-inflamatórias IL10 e ILRN. Todo esse processo, com atraso da resolução da resposta inflamatória e neutrofilia, causa uma cascata inflamatória que se autoabastece. Os neutrófilos expressam citocinas pró-inflamatórias e, quando em grandes quantidades, ativam as vias inflamatórias, elevando a expressão dessas moléculas e agravando o problema.

Quando as bactérias estão envolvidas nesse processo inflamatório uterino, ela é caracterizada como endometrite infecciosa. A endometrite infecciosa é a principal responsável pela subfertilidade em equinos. Microrganismos, incluindo bactérias patogênicas e oportunistas e raramente fungos, podem ser introduzidos no útero de éguas com alteração na conformação vulvar ou durante a cobertura. Enquanto as éguas resistentes devem responder rapidamente à presença dos microrganismos, resposta imune inadequada e drenagem uterina prejudicada (p. ex., na presença de útero penduloso, cérvix deficiente ou contratilidade miometrial deficiente) podem predispor à infecção. A endometrite em sua maioria é provocada por bactérias aeróbicas, entretanto, bactérias anaeróbicas também podem invadir o útero. De interesse, pesquisas retrospectivas identificaram que 25% a 60% das éguas incapazes de manterem uma gestação apresentaram uma infecção uterina bacteriana. Nos casos clínicos, as bactérias mais comumente isoladas em éguas com endometrite são as espécies de *Streptococcus*, seguidas pelos coliformes (*E. coli* e *K. pneumoniae*), *Pseudomonas aeruginosa* e *Staphylococcus aureus*. Entre todos, *Streptococcus equi* ssp. *zooepidemicus* (*Streptococcus zooepidemicus*) e *E. coli* são os maiores causadores de endometrite aguda e crônica, respectivamente. É importante ressaltar que o *S. zooepidemicus* também demonstrou causar infecções latentes e profundas no endométrio de éguas, fazendo-as resistentes às terapias tradicionais.

Éguas susceptíveis à EPPC são propensas ao desenvolvimento de infecções crônicas, e algumas dessas infecções ocorrem em decorrência da capacidade das bactérias e dos fungos produzirem biofilme. Biofilme é um agregado complexo de microrganismos e suas secreções (matriz extracelular de substâncias poliméricas), o qual confere a habilidade dos microrganismos evadirem o sistema imune. O biofilme funciona como uma barreira para a difusão dos antimicrobianos, com sua penetração limitada, resultando em resistência à terapia antimicrobiana, particularidade quando comparada à infecção por bactérias planctônicas (bactérias sem biofilme). Aproximadamente 80% das bactérias isoladas do útero de éguas são capazes de produzir biofilme.

Os fungos são raras vezes associados com a endometrite (1% a 5%) e podem ocorrer de forma isolada ou associados a bactérias. *Candida albicans* é o mais frequente, seguido do gênero *Aspergillus*. Em nossa rotina, é encontrado um percentual mais elevado em éguas que estão em programas de transferência de embriões (TE) por período prolongado. A endometrite fúngica comumente ocorre como infecção oportunista e é observada após a utilização repetida de antimicrobianos intrauterinos ou associados a outros fatores, por exemplo, pneumovagina.

Diagnóstico e tratamento

A endometrite é comumente diagnosticada de forma multimodal, envolvendo principalmente uma abordagem clínica e um histórico detalhado da égua. O exame ultrassonográfico rotineiro comumente é o primeiro passo para o diagnóstico ou a suspeita de endometrite. A ultrassonografia, associada à cultura uterina, citologia e biópsia são as ferramentas necessárias para se fechar um diagnóstico dessa enfermidade e a etiologia. Éguas susceptíveis à EPPC podem apresentar histórico de acúmulo de fluido intrauterino antes e após a cobertura, perdas embrionárias recorrentes, retorno precoce ao estro e subfertilidade mesmo após um bom manejo reprodutivo.

A citologia endometrial é ferramenta diagnóstica de fácil acesso e que pode ser empregada para avaliação do *status* inflamatório do útero. Na citologia endometrial, deve-se avaliar o tipo e a proporção das células inflamatórias em relação às células epiteliais endometriais presentes no lúmen uterino (Figura 1). Além disso, a citologia pode ocasionalmente detectar a presença de colônias bacterianas, hifas, fungos (Figura 1) e cristais de urina. Para coleta de citologia endometrial, pode-se utilizar um *swab* com ponta de algodão simples, escova citológica ou lavado uterino de baixo volume. A escova citológica e o lavado uterino de baixo volume são preferidos para coleta de material para avaliação citológica quando comparados ao *swab* com ponta de algodão, já que esses, além de obter maior número de células coletadas, também proporcionam melhor preservação da estrutura celular.

Para o preparo das amostras após a colheita, essas devem ser fixadas e coradas com corantes tipo *Romanovsky* (p. ex., panótico rápido) para avaliação. As amostras podem ser avaliadas tanto com aumento de 400 × quanto 1.000 × e quantificadas quanto ao número de neutrófilos em cada 100 células epiteliais (CE) ou o número de neutrófilos encontrados por campo, em pelo menos 10 diferentes campos microscópicos (400 ×). As seguintes categorias podem ser utilizadas para definir a inflamação endometrial: normal

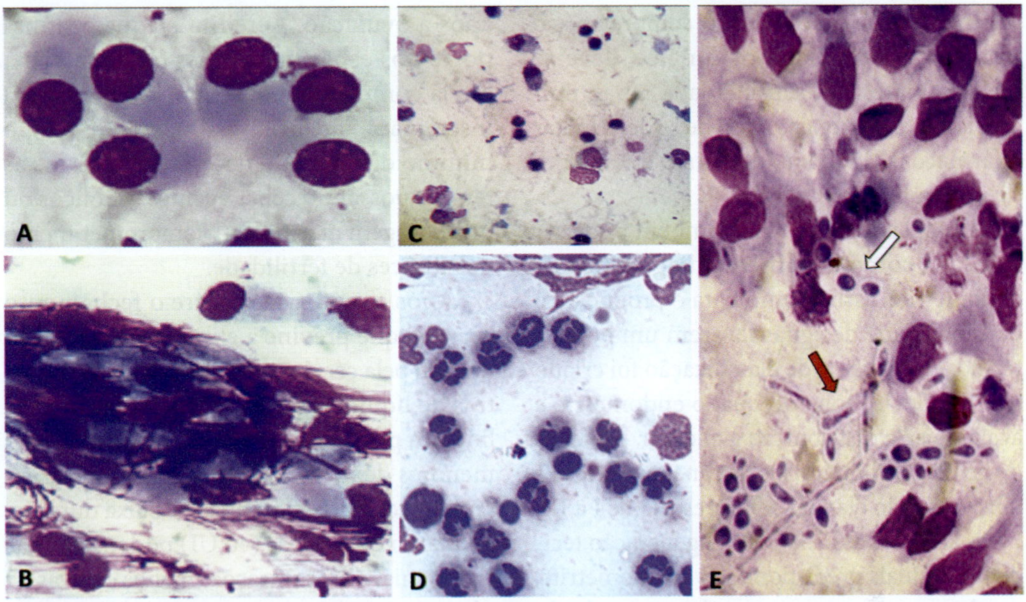

FIGURA 1 Citologia endometrial de éguas, corada com panótico rápido. A: células endometriais; B: células endometriais agrupadas com muco; C: neutrófilos picnóticos; D: neutrófilos maduros ativos; E: citologia endometrial com presença de hifas (seta vermelha) e leveduras (seta branca).

(sem ou raros neutrófilos), inflamação leve (1% a 5% de neutrófilos ou 1 a 3 neutrófilos por campo), inflamação moderada (5% a 30% de neutrófilos/4 a 5 neutrófilos por campos) e inflamação severa (> 30% de neutrófilos ou > 5 neutrófilos por campo). A classificação por campos onde se calcula a média de neutrófilos observados em 10 campos no aumento de 1.000 × ou 5 campos no aumento de 400 × é a mais utilizada na prática clínica por sua praticidade.

No entanto, é importante salientar que apesar de a citologia uterina ser um método diagnóstico do *status* inflamatório do útero que tem alta correlação com os resultados de cultura, ela não descarta em casos negativos a presença de infecção bacteriana. Apesar de citologias uterinas terem associação com infecções por *Streptococcus β-hemolítico* em éguas, isso nem sempre se aplica a infecções por *Escherichia coli*. Nesse intuito, a cultura endometrial deve ser sempre coletada. Importante salientar que amostras para cultivo endometrial devem ser coletadas antes de qualquer procedimento uterino ou vaginal, a fim de não haver potenciais contaminantes secundários. A amostra pode ser coletada através de *swab*, lavado de baixo volume e biópsia. A cultura endometrial realizada com *swab* de algodão é a menos sensível em comparação com a cultura utilizando biópsia ou lavado de baixo volume, no entanto é a mais utilizada na prática clínica. Sendo importante no caso da coleta com *swab* de algodão tentar percorrer o corpo do útero e deixar o cotonete em contato com a superfície uterina por 15 a 30 segundos e imediatamente após a coleta colocar em meio de transporte. Indica-se a utilização de lavados de baixo volume ou biópsia, principalmente em situações em que se observa manifestação clínica de endometrite infecciosa, no entanto, não se obtêm resultados após cultivos com *swab*. Após a coleta do material, ele deve ser devidamente armazenado e enviado ao laboratório para cultivo, isolamento e identificação bacteriana. Importante salientar que, sempre após o isolamento bacteriano ou fúngico, deve-se realizar um teste de sensibilidade aos antimicrobianos/antifúngicos a fim de se determinar o fármaco mais adequado para o tratamento da infecção.

A biópsia endometrial também pode ser utilizada como ferramenta diagnóstica de endometrite, assim como para o prognóstico da capacidade de éguas levarem um potro a termo. Um sistema de classificação foi criado por Kenney e Doig, no qual o endométrio é avaliado pela distribuição glandular, presença de células inflamatórias, lacunas linfáticas e fibrose, sendo classificada na escala de I a III. Esses aspectos associados à degeneração tecidual são sinais predisponentes à endometrite, sendo o conjunto encontrado no resultado da biópsia endometrial combinado com o histórico clínico da égua capaz de predizer a fertilidade do animal. Além disso, como mencionado anteriormente, a cultura de amostras de biópsia aumenta a sensibilidade quando comparada com a cultura realizada com *swab* com ponta de algodão.

Tradicionalmente a endometrite é tratada com lavagens uterinas, agentes ecbólicos, anti-inflamatórios e antimicrobianos. No entanto, a falta de respostas às terapias tradicionais e o aumento da prevalência de resistência antimicrobiana dos patógenos têm exigido o uso de terapias complementares para o tratamento dessa afecção.

Agentes ecbólicos e lavagens uterinas

Os agentes ecbólicos estimulam as contrações uterinas para eliminar por meio da cérvix e da drenagem linfática o fluido acumulado no útero. A ocitocina é o agente ecbólico mais utilizado, sendo tipicamente administrada em qualquer momento antes da cobertura (exceto 1 a 2 horas antes da cobertura ou da inseminação artificial) e entre 4 e 72 horas após a ovulação. Acredita-se que o transporte dos espermatozoides à tuba uterina esteja completo 4 horas após a cobertura/a inseminação artificial, assim, este é o tempo mínimo de intervalo necessário para que as fêmeas possam receber agentes ecbólicos ou uma lavagem uterina sem comprometimento dos índices de fertilidade.

Após a ovulação, ocorre o fechamento cervical que previne a eliminação do fluido uterino pela cérvix; contudo, pequenas amostras de líquido podem ser drenadas por via linfática pelos vasos presentes no útero. Doses menores de ocitocina (10 a 20 UI) induzem rápidas contrações uterinas de baixa duração, enquanto doses altas (40 UI) podem resultar em tetania, com contrações menos efetivas. O efeito da ocitocina exógena é esperado por até 45 minutos, necessitando de doses repetidas em éguas com deficiência do *clearance* uterino. A carbetocina é outro agente ecbólico que pode ser utilizado em éguas. É um análogo da ocitocina, sendo considerada um agente ecbólico mais leve e com ação prolongada quando comparado à ocitocina. Esse agente apresenta 2,5 vezes maior meia-vida (17 minutos) que a ocitocina (6 minutos). Contudo, até hoje, não existem estudos comparando a habilidade da ocitocina e da carbetocina em promover a contração uterina em éguas.

O cloprostenol, um análogo da PGF2-α, é também um agente ecbólico que é utilizado na prática clínica para o tratamento de acúmulo de líquido intrauterino em éguas. Esse fármaco induz a atividade miometrial por um tempo prolongado (5 horas) quando comparado à ocitocina, beneficiando a limpeza uterina e a drenagem linfática em éguas com útero penduloso. Entretanto, sinais adversos como de cólica não são incomuns após a administração de PGF-α, sendo considerados reações adversas. Além disso, a administração de PGF-α 18 a 24 horas após a ovulação pode comprometer a formação e a função do corpo lúteo, resultando em concentrações sistêmicas de progesterona inferiores às necessárias, diminuindo, assim, as taxas gestacionais. Dessa forma, a utilização de análogos da PGF2-α após a ovulação deve ser utilizada com cautela.

Além dos agentes ecbólicos, lavagens uterinas são frequentemente utilizadas na prática clínica para a remoção do excesso de líquido intrauterino, principalmente quando o fluido apresenta aspecto de alta ecogenicidade ultrassonográfica. As soluções mais utilizadas para lavagens uterinas são o Ringer com lactato e solução salina 0,9%. As lavagens uterinas auxiliam fisicamente na remoção dos neutrófilos, microrganismos, debris, células e mediadores inflamatórios e células espermáticas mortas do lúmen uterino. Elas podem ser realizadas a qualquer momento antes da cobertura ou após 4 horas da cobertura. Na prática clínica dos autores, indica-se a utilização de Ringer com lactato nos casos em que a lavagem uterina é realizada antes da IA, já que diferentemente da solução salina 0,9%, o Ringer com lactato não é prejudicial aos espermatozoides.

No entanto, tratando-se de casos de endometrite infecciosa, as lavagens uterinas devem ser utilizadas em associação a outros tratamentos, como descrito na Tabela 2. Para lavagens uterinas, pode-se associar a Ringer com lactato ou solução salina com agentes antissépticos (p. ex., peróxido de hidrogênio), vinagre para alterar a microbiota uterina nos casos de endometrite fúngica e aditivos para quebrar o biofilme, como mucolíticos (N-acetilcisteína, dimetilsulfóxido, EDTA-Tris). Apesar da ampla utilização desses produtos no tratamento de endometrite, seu efeito na microbiota residente no útero é desconhecido. Portanto, deve-se tomar cuidado na utilização exacerbada de agentes antissépticos, evitando descompensação da microbiota vaginal e uterina que pode levar a infecções por diferentes agentes.

Anti-inflamatórios

A utilização de anti-inflamatórios não esteroidais (AINE) e de glicocorticoides no tratamento de endometrites tem sido descrita e utilizada na prática clínica, porém a utilização de AINE ainda é controversa. Os AINE

TABELA 2 Tratamentos utilizados em associação a lavagens uterinas e suas indicações

Tratamento	Dose	Modo de utilização	Observações
Acetilcisteína	3,3%	Diluir 30 mL de uma solução a 20% em 150 mL de solução salina 0,9% para infusão uterina	Mucolítico; eliminação de biofilme e auxílio da limpeza uterina
DMSO	5-10%	50 a 100 mL de DMSO diluídos em 1 L de solução salina 0,9% para lavagem uterina, seguido de lavagem uterina sem DMSO	Anti-inflamatório; redução de biofilme; auxílio da limpeza uterina
Peróxido de hidrogênio	5-20%	50 a 100 mL de H_2O_2 diluídos em 1 L de solução salina 0,9% para lavagem uterina; ou 20 mL de H_2O_2 diluídos em 80 mL de solução salina 0,9% para infusão uterina	Tratamento de endometrite fúngica e/ou bacteriana; limpeza uterina
Ácido acético – vinagre	5%	50 mL de vinagre diluído em 1 L de solução salina 0,9% para lavagem uterina, seguido de lavagem uterina utilizando-se Ringer com lactato ou solução salina 0,9% 30 minutos após o tratamento com vinagre	Tratamento de suporte para endometrite fúngica

DMSO: dimetilsulfóxido.

atuam inibindo a síntese de prostaglandinas e a cascata do ácido aracdônico como efeito primário, o que pode diminuir a produção de PGF2-α e potencialmente diminuir a contratilidade miometrial, afetando negativamente o *clearance* uterino. Esse efeito negativo na resolução da inflamação uterina é bem descrito com a utilização de AINE não COX-2 seletivos, como a fenilbutazona e o flunixino meglumine. No entanto, esses efeitos negativos são diminuídos quando se faz a utilização de ocitocina em associação com o tratamento utilizando AINE não COX-2 seletivos. Ainda, a utilização desses AINE durante o período periovulatório pode causar falha de ovulação nesses animais e aparecimento de folículos anovulatórios hemorrágicos, já que as cicloxigenases também estão associadas ao processo de ovulação.

Nesse intuito, a utilização de AINE seletivos COX-2, que não agem na via da cicloxigenase-1 (COX-1), é uma alternativa adequada. O firocoxibe, um AINE seletivo COX-2, pode ser utilizado para diminuir a resposta inflamatória pós-cobertura sem efeitos colaterais na limpeza uterina ou falhas de ovulação. Dessa forma, os AINE seletivos COX-2 podem ser utilizados no tratamento de suporte de éguas com endometrite, podendo ser utilizados via oral ou injetável, diariamente, prolongando-se, se necessário, até o dia da coleta de embriões.

Além dos AINE, os glicocorticoides como a dexametasona e prednisona podem ser utilizados para modulação da resposta inflamatória pós-cobertura em éguas susceptíveis a EPPC. Na prática clínica, indica-se a utilização desses agentes previamente (1 hora antes) à IA ou cobertura dessas éguas. Um estudo realizado pela Dra. Bucca demonstrou que a administração prévia a IA de uma única alta dose de 50 mg de dexametasona é capaz de reduzir a resposta inflamatória e aumentar os índices de fertilidade de éguas subférteis com histórico de susceptibilidade à EPPC. Além disso, vários outros estudos têm demonstrado que a utilização de glicocorticoides reduz a expressão de citocinas e agentes pró-inflamatórios no endométrio de éguas. No entanto, da mesma forma, a utilização de glicocorticoides deve ser feita com cautela. Administrações prolongadas de dexametasona também podem afetar os índices de ovulação, além disso os glicocorticoides devem ser utilizados com cautela em animais com predisposição à laminite.

Antibióticos e antifúngicos

Os antimicrobianos são fármacos necessários para o tratamento de endometrite infecciosa em éguas, contudo, têm sido utilizados sem critério por muitos anos, mesmo em situações em que não existe indicação médica clara. Além disso, vários profissionais utilizam antimicrobianos de forma empírica, por exemplo, quando aplicado uma única vez, via intrauterina, após a cobertura. O uso irracional de antimicrobianos pode levar a um rápido desenvolvimento de resistência bacteriana. Assim, a identificação apropriada do microrganismo, bem como a realização de testes de susceptibilidade aos antimicrobianos, é extremamente importante no tratamento de endometrite e na prevenção do desenvolvimento de resistência a esses fármacos.

As principais bactérias isoladas do sistema reprodutor de éguas são *Streptococcus* spp., *E. coli*, *Klebsiella* sp., *Pseudomonas* sp. e *Staphylococcus* sp., e os antimicrobianos mais utilizados no tratamento de endometrite incluem betalactâmicos como ceftiofur, ampicilina e penicilina, e aminoglicosídeos como gentamicina e amicacina. É interessante que o *S. zooepidemicus* e a *E. coli*, dois dos microrganismos mais isolados em éguas com endometrite, são descritos por serem altamente resistentes a antimicrobianos comuns. Por isso a importância da realização de testes de susceptibilidade, evitando-se a utilização de agentes antimicrobianos que não irão atuar e combater de forma adequada a infecção.

A administração de antimicrobianos para o tratamento de endometrite pode ser feita tanto por via intrauterina como sistêmica. Deve-se ressaltar que nem todos os antimicrobianos sistêmicos podem ser administrados no útero sem sofrerem alguns ajustes. Um exemplo disso seria a administração de fluoroquinolonas como a enrofloxacina. A formulação sistêmica da enrofloxacina não pode ser utilizada no útero porque seu veículo pode causar necrose endometrial. Além disso, aminoglicosídeos (gentamicina e amicacina) necessitam da adição de bicarbonato de sódio para contrabalancear seu pH ácido. Na Tabela 3, são descritos alguns antibióticos e modo de utilização para administração intrauterina em éguas.

Existe um conflito de evidências a respeito da via mais adequada para o tratamento de éguas com endometrite. A administração intrauterina de antimicrobianos envolve alterações sistêmicas mínimas na microbiota de outros sistemas corporais, altas concentrações endometriais e menor quantidade de antimicrobiano necessária quando comparada à administração sistêmica. Deve-se ressaltar que a administração sistêmica de antimicrobianos, particularmente por um período prolongado e quando existe a necessidade de alterar as drogas durante o tratamento, pode resultar em diversas alterações indesejadas, como diarreia, colite e reações anafiláticas sistêmicas. Em contraste, a administração intrauterina pode irritar o endométrio e desenvolver uma endometrite não infecciosa. Além disso, antibióticos por via intrauterina podem levar à absorção inconsistente no tecido, o que pode favorecer o desenvolvimento de resistência antimicrobiana. Dessa forma, a escolha da via de aplicação deve ser feita de forma cautelosa e consistente para evitar esses problemas, lembrando sempre que cada situação pode requerer um procedimento diferente.

Quanto à frequência das infusões uterinas, elas devem ser realizadas diariamente por um período mínimo de 3 dias consecutivos.

Em casos de endometrite fúngica, comumente o tratamento inicial deve ser pela correção dos fatores predisponentes (p. ex.,

TABELA 3 Antibioticoterapia para administração intrauterina em éguas

Antibiótico	Dose	Modo de utilização	Indicação
Sulfato de amicacina	1-2 g	Diluição em 10 mL de bicarbonato de sódio (8,4%) e 50 mL de solução salina 0,9%	Gram-negativo espectro
Sulfato de gentamicina	1-2 g	Diluição em 10 mL de bicarbonato de sódio (8,4%) e 50 mL de solução salina 0,9%	Gram-negativo espectro
Ciprofloxacina	400 mg	Diluição em 50 mL de solução salina 0,9%	*E. coli*
Penicilina potássica	5 milhões UI	Diluição em 50 mL de solução salina 0,9%	Gram-positivo espectro
Polimixina B	1 milhão UI	Diluição em 50 mL de solução salina 0,9%	*P. aeruginosa*
Ceftiofur	1 g	Diluição em 50 mL de solução salina 0,9%	Amplo espectro
Ampicilina	1-2 g	Diluição em 50 mL de solução salina 0,9%	Gram-positivo espectro

conformação perineal defeituosa, imunossupressão, infusões intrauterinas descontínuas com antibióticos) em combinação com lavagens uterinas associadas a ácido acético a 5%. A eliminação dos fatores predisponentes da endometrite pode, algumas vezes, restabelecer a fertilidade das éguas. Entretanto, quando necessário, três tipos de agentes antifúngicos (p. ex., polienos, imidazóis e triazóis) podem ser utilizados para tratar infecções fúngicas uterinas. Os polienos (anfotericina B, natamicina e nistatina) são considerados drogas fungicidas, e os azóis (cetoconazol, fluconazol e miconazol) são fungostáticos. Resultados de estudos realizados *in vitro* indicaram que os polienos são mais efetivos no tratamento de endometrite fúngica que os azóis, principalmente quando utilizados em hifas septadas. Na Tabela 4 estão os agentes e as vias de aplicação mais comuns para tratamento de endometrites fúngicas. Na experiência dos autores, o uso do fluconazol oral associado à nistatina ou ao clotrimazol local tem sido o tratamento mais eficaz.

Agentes imunomoduladores

Alguns agentes imunomoduladores também já foram descritos no tratamento de EPPC em éguas, como o extrato de parede celular de *Mycobacterium phlei* (Settle, Bioniche Animal Health, Athens GA, USA) e o *Propionibacterium acnes* (EQStim, Neogen Corp, Lexington KY, USA), ambos imunomoduladores encontrados na forma comercial nos Estados Unidos e que já foram relacionados com a melhoria dos padrões de fertilidade de éguas.

As células-tronco mesenquimais (CTM), o plasma rico em plaquetas (PRP) e até mesmo o meio condicionado de CTM também têm demonstrado efeitos interessantes no tratamento de endometrite em éguas. Essas terapias biológicas podem ser utilizadas com o intuito de diminuir a resposta inflamatória uterina de éguas susceptíveis à EPPC e até mesmo diminuir as chances de infecções bacterianas. O PRP especificamente vem sendo muito utilizado por veterinários de campo, já que esta é uma terapia de fácil preparo, de baixo custo e sem efeitos adversos. Além da capacidade do PRP de reduzir a inflamação endometrial, alguns estudos têm demonstrado efeitos antimicrobianos que podem ser interessantes no tratamento de endometrites em éguas. O PRP pode ser utilizado no estro, em aplicações continuadas em éguas até 48

TABELA 4 Antifúngicos utilizados e modo de aplicação para o tratamento de endometrites fúngicas em éguas

Antifúngico	Dose	Modo de utilização
Anfotericina B	100-200 mg	Infusão uterina: diluir em 50 mL de solução salina 0,9%
Clotrimazol	500-700 mg	Infusão uterina: diluir em 50 mL de solução salina 0,9%
Fluconazol	100-250 mg (200 mg/comprimido)	Infusão uterina: dissolver 5 comprimidos em 5 mL de DMSO. Diluir 100-250 mg em 50 mL de solução salina 0,9%para infusão uterina Uso sistêmico: 14 mg/kg/VO, seguido de 5 mg/kg a cada 24 h
Miconazol	1.200 mg	Infusão uterina: diluir 50 mL de solução salina 0,9%
Clotrimazol	100 mg	1 tablete inserido no útero por 3 dias consecutivos
Nistatina	500.000 UI	Infusão uterina: diluir em 50 mL de solução salina 0,9%
Itraconazol	3-5 mg/kg	Sistêmico: 3-5 mg/kg/VO a cada 24 h até a resolução do caso

DMSO: dimetilsulfóxido.

horas após a ovulação, e pode ser produzido de diferentes maneiras, como demonstrado na Figura 2. Entre esses métodos, o mais prático é o que se adiciona 10 mL de anticoagulante (citrato-fosfato-dextrose com adenina recuperado da bolsa de coleta de sangue) em um tubo Falcon de 50 mL, e, em seguida, faz-se a coleta de sangue diretamente no tubo, sendo

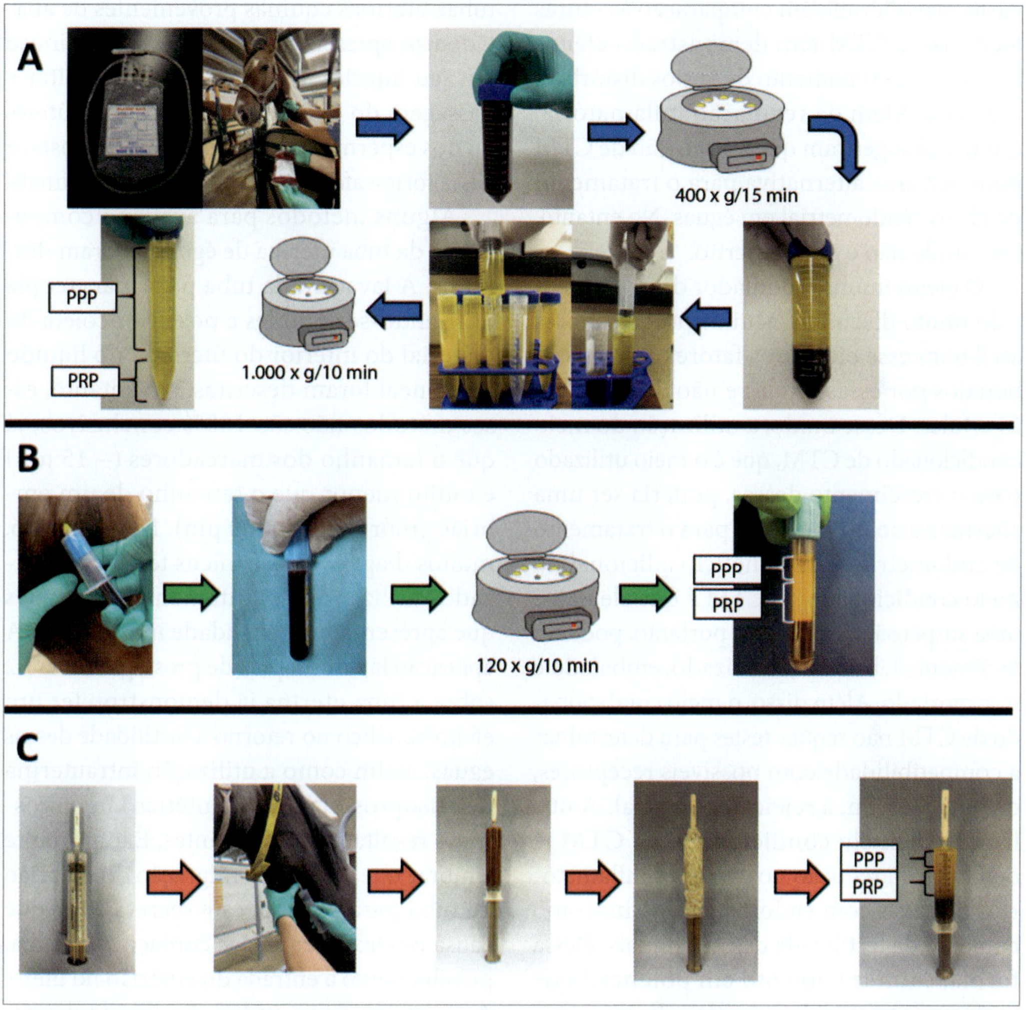

FIGURA 2 Métodos para produzir PRP para infusão uterina em éguas. A: o sangue deve ser coletado em bolsa de transfusão sanguínea de 450 mL contendo anticoagulante. Em seguida, o sangue é transferido para oito tubos estéreis de 50 mL e centrifugado a 400 × g/15 minutos. Após a centrifugação, o plasma deve ser recuperado, transferido para tubos estéreis de 15 mL e centrifugado a 1.000 × g/10 minutos. Após a segunda centrifugação, 2,5 mL de plasma no fundo de cada tubo devem ser recuperados como PRP. B: o sangue é coletado em tubos *vacutainer* de 4,5 mL contendo citrato de sódio como anticoagulante. Logo em seguida, os tubos são centrifugados a 120 × g/10 minutos. Após a centrifugação, todo o plasma é aspirado. C: sedimentação. Para esse método, devem-se colocar 7 mL de anticoagulante (citrato-fosfato-dextrose com adenina) em uma seringa de 60 mL e, em seguida, fazer a coleta de sangue. Então, a seringa é coberta com papel laminado e mantida em posição vertical por 4 h. Após esse período, todo o plasma é transferido para um tubo de centrífuga com auxílio de um cateter do tipo *butterfly*.

PPP: plasma pobre em plaquetas; PRP: plasma rico em plaquetas.

então centrifugado a 400 × g/15 minutos, e todo o plasma aspirado (rico e pobre em plaquetas) (40 mL) é infundido no útero.

O uso de CTM na reprodução equina também tem ganhado muito interesse. Apesar do custo mais elevado em comparação às outras técnicas, as CTM têm demonstrado efeitos benéficos no tratamento de vários distúrbios uterinos. Além da regulação inflamatória, estudos já sugeriram que a aplicação de CTM pode ser uma alternativa para o tratamento de fibrose endometrial em éguas. No entanto, isso ainda não é bem descrito.

O efeito imunomodulador das CTM tem sido muito discutido. Muitos pesquisadores atribuem esse efeito aos fatores solúveis liberados por essas células e não diretamente às células. Desse modo, a utilização do meio condicionado de CTM, que é o meio utilizado para o crescimento dessas, poderia ser uma alternativa ao uso de CTM para o tratamento de endometrite. Um benefício adicional do meio condicionado de CTM é que ele não é uma suspensão de células e, portanto, pode ser facilmente fabricado, liofilizado, embalado e transportado. Além disso, o meio condicionado de CTM não requer testes para determinar a compatibilidade com possíveis receptores, evitando, assim, a rejeição potencial. A utilização de meio condicionado de CTM já demonstrou redução nos padrões inflamatórios de éguas com endometrite, assim como aumento da fertilidade desses animais. Dessa forma, é um tratamento em potencial que pode ser introduzido à prática clínica.

AFECÇÕES DE TUBAS UTERINAS

No passado, problemas relacionados às tubas uterinas de éguas eram considerados raros e não relacionados a casos de subfertilidade, muitas vezes inexplicada, nessa espécie. Alguns casos de salpingite e hidrossalpinge já foram descritos na literatura. No entanto, nos últimos anos, os casos de obstrução de tubas uterinas em éguas têm se tornado uma constante discussão no meio clínico da reprodução equina. Alguns estudos no passado identificaram que uma alta porcentagem de tubas uterinas equinas provenientes de abatedouros apresentava um material gelatinoso em seu interior, o qual poderia dificultar a passagem do embrião da tuba para o útero, ou dos espermatozoides na direção oposta, e dessa forma afetar a fertilidade desses animais.

Alguns métodos para avaliar a competência da tuba uterina de éguas já foram descritos. A lavagem da tuba por laparoscopia utilizando-se corantes e posterior coleta do material do interior do útero ou do líquido peritoneal foram descritas. No entanto, esses métodos não são 100% conclusivos, já que o tamanho dos marcadores (~ 15 μm) é muito menor que o tamanho de um embrião (mórula, 150-200 μm). Nesse intuito, muitos diagnósticos clínicos têm sido realizados utilizando-se tratamentos em éguas que apresentam infertilidade inexplicada. A aplicação laparoscópica de prostaglandina E2 sobre a tuba uterina já demonstrou ter um efeito benéfico no retorno à fertilidade dessas éguas, assim como a utilização intrauterina de misoprostol (PGE1 sintético) tem mostrado resultados interessantes. É importante lembrar que, durante a migração do embrião da tuba para o útero, este secreta PGE que causa o relaxamento e as contações da tuba, possibilitando a entrada do embrião no útero. Acredita-se que a utilização dessas drogas desobstrui o oviduto dessas éguas a partir desse mesmo mecanismo.

O tratamento com misoprostol tem sido muito utilizado por médicos-veterinários de campo, por ser um tratamento fácil, de baixo custo e que evita os riscos relacionados a cirurgias. Para esse tratamento, aplica-se um comprimido de misoprostol (200 μg) dissolvido em solução salina 0,9% (2 a 3 mL) em cada ponta de corno uterino, com o objetivo de alcançar a papila uterotubárica. Essa aplicação pode ser realizada utilizando-se uma pipeta flexível de IA, da mesma forma que se faz para a IA com sêmen congelado, ou através de uma cânula e um endoscópio. Tem-se utilizado como preferência o tratamento no diestro, e deve-se fazer a aplicação de PGF2-α no dia seguinte ao tratamento, visando o retorno ao estro. Algumas éguas podem apresentar reação inflamatória uterina leve e devem ser tratadas com ocitocina e lavagem uterina no dia seguinte, mas na grande maioria das vezes isso não é observado. Esses animais devem ser cobertos ou inseminados no mesmo ciclo após o tratamento, já que o misoprostol não possui efeitos adversos no sêmen.

FALHAS OVULATÓRIAS

As falhas de ovulação são um outro problema muito enfrentado por médicos-veterinários de campo e que causam muitas perdas econômicas. Especialmente no Brasil, grande parcela das éguas é inseminada com sêmen refrigerado e transportado, e essas falhas de ovulação acarretam a perda desse material e consequentemente em perdas econômicas, já que ele deve ser pago a cada envio.

Falhas na ovulação podem ter várias etiologias. Problemas hormonais (baixas concentrações de LH) principalmente em éguas idosas, estresse e deficiências nutricionais relacionadas ao aumento das concentrações de cortisol e dopamina, produção de anticorpos anti-hCG, ciclicidade (anestro e transição) são alguns que podem afetar a ovulação em éguas. Em protocolos de reprodução assistida, normalmente as éguas têm a ovulação induzida com análogos do GnRH (acetato de deslorelina ou acetato de histrelina) ou com hCG (gonadotrofina coriônica humana). Sabe-se que éguas que já foram muitas vezes induzidas com hCG podem desenvolver anticorpos anti-hCG e não responder eficientemente à indução de ovulação com esse hormônio. Da mesma forma, em alguns animais com baixo escore corporal, em períodos de transição de primavera ou mesmo éguas que apresentam baixa reserva de LH hipofisário e não respondem eficientemente à indução de ovulação, utilizando-se somente análogos do GnRH. Comumente essas éguas são tratadas com a associação de hCG (1.000-2.500 UI) e GnRH (deslorelina ou histrelina) para indução da ovulação, devendo-se evitar o uso por mais de três ciclos consecutivos do hCG, pois algumas éguas podem produzir anticorpos e, com isso, não responder ao indutor ou mesmo apresentar alterações na maturação oocitária, segundo trabalho realizado na Universidade de Wisconsin nos EUA.

É importante salientar que esses hormônios (hCG e análogos do GnRH) têm mecanismo de ação distinto, enquanto o hCG tem ação similar a molécula de LH, ou seja, atua diretamente nos receptores de LH dos folículos, induzindo a ovulação, os análogos do GnRH atuam em nível de hipófise anterior induzindo a secreção de LH endógeno que irá se ligar aos receptores nos folículos e assim induzir a ovulação.

Outra estratégia que tem sido utilizada na prática clínica com resultados interessantes em éguas com falhas ovulatórias e formação de folículos anovulatórios hemorrágicos é a utilização de sulpirida (antagonista da dopamina). Sabe-se que a dopamina é um metabólito que reduz as concentrações de prolactina, hormônio necessário para a ciclicidade em éguas e relacionado a formação de receptores de FSH e LH na superfície folicular. A sulpirida já foi descrita para a antecipação de ciclicidade em éguas em período de transição e, na prática clínica, também tem sido utilizada na dose de 1 a 2 g/dia, via oral, para auxiliar na ovulação de éguas. A utilização da sulpirida se baseia na inibição da dopamina e na indução de secreção de prolactina, a qual melhora o *status* dos receptores foliculares para FSH e LH, auxiliando assim no crescimento e na ovulação desses receptores. A avaliação nutricional e a observação de fatores de estresse, como excesso de chuva, também devem ser considerados em animais com deficiências ovulatórias.

No intuito de se antecipar à ciclicidade e à ovulação de éguas em período de transição ou anestro estacional, lembrando que as éguas são poliéstricas estacionais de dias longos, ou seja, ciclam durante a primavera-verão, pode-se fazer o uso de algumas estratégias. A mais utilizada e eficiente é proporcionar iluminação artificial para essas éguas, iniciando-se próximo ao solstício de inverno (junho). As éguas devem ser mantidas durante 16 horas diárias sob luz artificial, a qual deve ser preferencialmente incandescente, o que induzirá o retorno à ciclicidade nesses animais em torno de 60 dias após o início do tratamento. Outra estratégia, nas éguas que já se encontram em um período de transição final de primavera (folículos > 25 mm), é a utilização de implantes intravaginais de progesterona. Para isso, introduz-se um implante de 1 g de progesterona na vagina da égua, o qual deve ser mantido durante 7 a 10 dias, e, no momento da retirada, este animal recebe a administração de PGF2-α para mimetizar uma luteólise. É importante que esses implantes sejam novos para cada égua e inseridos de maneira higiênica para evitar vaginites e contaminações uterinas. Pode-se fazer a utilização de *spray* de hidrocortisona e antibióticos sobre o implante, a fim de se reduzir as chances de vaginite nesses animais. No entanto, esse tratamento não costuma causar problemas quando utilizado da forma correta e produz resultados eficientes na antecipação de ciclicidade de éguas em período de transição. Protocolos com uso de baixas doses de análogos do GnRH também podem ser utilizados em éguas em período de transição final, a fim de se estimular o crescimento folicular. No entanto, esses tratamentos não devem ultrapassar 5 dias em sequência, pois podem causar um evento chamado *downregulation*, em que ocorre dessensibilização da hipófise e inibição do eixo hipotálamo-hipófise-gônadas, causado pela redução da secreção de gonadotrofinas e consequentemente aciclicidade ou falhas ovulatórias.

CONSIDERAÇÕES FINAIS

Problemas relacionados à fertilidade de éguas são diversos, lembrando-se que o fator idade é sempre desafiador e as limitações inerentes ao envelhecimento dificultam a resposta terapêutica e/ou a melhoria clínica. Tratando-se de éguas jovens ou de meia-idade, o diagnóstico correto, seguido da terapia adequada associado a um bom manejo geral, proporciona uma resolução apropriada do problema na grande maioria dos casos.

LEITURA SUGERIDA

1. McCue PM. Neoplasia of the female reproductive tract. Vet Clin North Am Equine Pract. 1998;14(3):505-5.
2. Prestes NC, Medrado FE, Rodrigues LT, Canuto LEF, Lemos Motta JC, Segabinazzi LG et al. Total hysterectomy as treatment for recurrent chronic pyometra in mares with total cervical adhesion – case report. J Equine Vet Sci. 2018;63:61-4.
3. Canisso IF, Segabinazzi LGTM, Fedorka CE. Persistent breeding-induced endometritis in mares – a multifaceted challenge: from clinical aspects to immunopathogenesis and pathobiology. Int J Molecular Sci. 2020;21:1432.
4. Canisso IF, Stewart J, Coutinho da Silva MA. Endometritis: managing persistent post-breeding endometritis. Vet Clin North Am Equine Pract. 2016;32(3):465-80.
5. Kenney RM, Doig PA. Equine endometrial biopsy. In: Morrow DA (ed.). Current therapy in theriogenology. 2.ed. [s.l.]: W.B. Saunders; 1986. p.723-9.
6. Troedsson MHT. Breeding-induced endometritis in mares. Vet Clin North Am Equine Pract. 2006;22(3): 705-12.
7. Troedsson MHT, Woodward EM. Our current understanding of the pathophysiology of equine endometritis

with an emphasis on breeding-induced endometritis. Reproductive Biology. 2016;16(1):8-12.
8. Friso AM, Segabinazzi LGTM, Cyrino M, Correal SB, Freitas-Dell'Aqua CP, Carmo MT et al. Periovulatory administration of firocoxib did not alter ovulation rates and mitigated post-breeding inflammatory response in mares. Theriogenology. 2019;138:24-30.
9. Bucca S, Carli A, Buckley T, Dolci G, Fogarty U. The use of dexamethasone administered to mares at breeding time in the modulation of persistent mating induced endometritis. Theriogenology. 2008;70(7):1093-100.
10. Alvarenga MA, Carmo MT, Segabinazzi LG, Guastali MD, Maia L, Landim-Alvarenga FC. Feasibility and safety of endometrial injection of autologous bone marrow mesenchymal stem cells in mares. J Equine Vet Sci. 2016;42:12-8.
11. Segabinazzi LGTM, Canisso IF, Podico G, Cunha LL, Novello G, Rosser MF et al. Intrauterine blood plasma platelet-therapy mitigates persistent breeding-induced endometritis, reduces uterine infections, and improves embryo recovery in mares. Antibiotics. 2021;10:490.
12. Tongu EAO, Segabinazzi LGTM, Alvarenga ML, Monteiro A, Papa FO, Alvarenga MA. Allogenic mesenchymal stem cell-conditioned medium does not affect sperm parameters and mitigates early endometrial inflammatory responses in mares. Theriogenology. 2021;169:1-8.
13. Alvarenga MA, Segabinazzi LG. Application of misoprostol as a treatment of unexplained infertility in mares. J Equine Vet Sci. 2018;71:46-50.
14. Oberhaus EL, Paccamonti D, Act D. Review of management of anestrus and transitional mares. AAEP Proceeding.s 2013;59:325-30.
15. Segabinazzi LGTM, Oba E, Alvarenga MA. The combination of hCG and GnRH analog to hasten ovulation in mares does not change luteal function and pregnancy outcome in embryo recipient mares. J Equine Vet Sci. 2021;105:103691.

CAPÍTULO 6

Distúrbios na gestação em éguas

Carlos Eduardo Wayne Nogueira
Rafaela Pinto de Souza
Bruna da Rosa Curcio

INTRODUÇÃO

O crescimento e o desenvolvimento fetal dependem de um ambiente intrauterino saudável e eficiência placentária, garantindo adequada troca metabólica entre o feto e a égua. São observados índices entre 10% e 15% de perdas gestacionais, que representam um grande problema e prejuízo nos sistemas de criação de equinos, devido ao alto custo de todas as etapas relacionadas ao desenvolvimento da gestação.[1] O abortamento é definido como a expulsão do feto e de suas membranas fetais entre 40 e 300 dias de gestação, período em que o feto ainda não é capaz de se adaptar à vida extrauterina. O diagnóstico etiológico de abortamento é um grande desafio na criação de equinos. Os abortamentos de origem bacteriana representam 36,1%, enquanto os de origem viral representaram 4,2%. As causas não infecciosas ocorrem em 8,3% dos casos.[2]

CAUSAS NÃO INFECCIOSAS

A principal causa não infecciosa de abortamento está relacionada à insuficiência placentária que leva ao comprometimento do suprimento sanguíneo ao feto por meio da junção materno-fetal. As causas de abortamento não infecciosas incluem alterações no cordão umbilical, placentite, gestações gemelares e distúrbios sistêmicos da égua.

Alterações do cordão umbilical

As anomalias do cordão umbilical têm sido descritas como as principais causas de abortamento de origem não infecciosa, com incidência variada.[2] O comprometimento da circulação placentária pela obstrução vascular do cordão umbilical causada pela torção completa leva à morte fetal, enquanto a torção parcial é considerada crônica, promovendo retardo do crescimento fetal. O comprimento médio do cordão umbilical é de 66 cm, dependendo da raça estudada e valores acima de 80 cm estão associados à torção.[3] Há evidências de influência genética ligada ao sexo e à origem paterna, além da influência ambiental relacionada à idade materna e paridade.

Gestação gemelar

Por muito tempo, a gestação gemelar foi a causa mais importante de abortamento em éguas, contudo, com o monitoramento gestacional e o uso rotineiro da ultrassonografia, a incidência diminuiu significativamente. O parto de gêmeos (Figura 1) geralmente é associado à distocia, podendo causar danos no

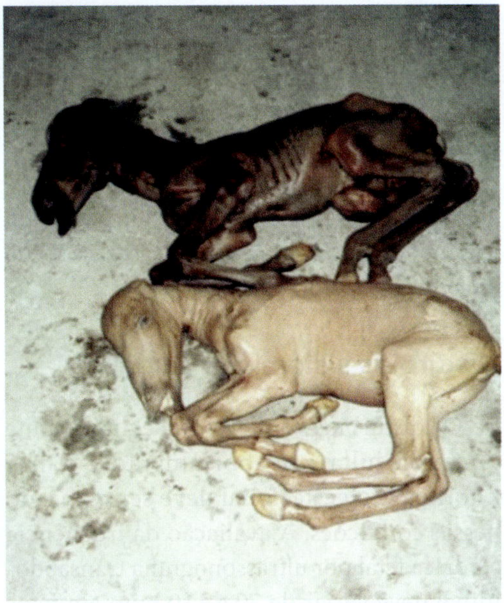

FIGURA 1 Fetos provenientes de aborto de gestação gemelar.

sistema reprodutor, que prejudicam as taxas de concepção nos próximos acasalamentos ou até inviabilizam a égua como reprodutora. A origem de gestações gemelares em equinos é quase exclusivamente dizigótica, relacionada a múltiplas ovulações, embora haja relato de casos de gestações com gêmeos monozigóticos. Alguns fatores de origem materna podem influenciar na ocorrência de gestações gemelares. Éguas Puro-sangue Inglês e de tração apresentam maior incidência de gestação gemelar que éguas Quarto de Milha, Pôneis e Árabes, contudo, é importante ficar atento para a ocorrência dessa condição em qualquer raça, visto que todo indivíduo tem potencial para gestações gemelares. Éguas primíparas e solteiras apresentam maiores taxas de gestação gemelar quando comparadas a éguas lactantes. A ocorrência de múltiplas ovulações aumenta de acordo com a idade, sendo maior em éguas mais velhas, no entanto, alguns fatores maternos ainda não esclarecidos reduzem a incidência de gestação gemelar nessa categoria. O uso de indutores de ovulação também pode ser fator predisponente para a gestação gemelar, embora alguns estudos não tenham observado essa correlação.[4]

O diagnóstico de gestação gemelar ainda na fase de migração embrionária apresenta melhor eficácia. A partir do 70º dia de gestação, o diagnóstico por ultrassonografia transretal se torna difícil em razão do aumento de líquido alantoidiano e da expansão do corno gravídico para o abdome. Por esse motivo, a partir dessa fase é recomendada a realização de ultrassonografia transabdominal para identificação de batimentos cardíacos.

A escolha do método para intervir em gestações gemelares depende da fase gestacional, do local de fixação das vesículas, da importância da gestação e da época da temporada reprodutiva.[4] O esmagamento manual da vesícula embrionária deve ser realizado ainda na fase de migração. Após a fixação embrionária (17-30 dias pós-ovulação), pode-se realizar compressão manual ou aguardar que uma das vesículas seja reabsorvida. Após 30 dias de gestação, pode-se realizar o método de aspiração transvaginal dos fluidos fetais, manipulação craniana do feto, deslocamento craniocervical ou injeção de cloreto de potássio ou penicilina intracardíaca-pulmonar, porém esses procedimentos são mais complexos e de maior risco à gestação.

Hidropsia

O volume de fluidos fetais na égua varia de 8 a 15 L no espaço alantoidiano, enquanto no espaço amniótico varia de 3 a 5 L, sendo regulado pela excreção e pela deglutição do feto. O acúmulo de líquido nos envoltórios fetais é caracterizado como hidropsia e é uma condição rara em éguas, podendo ser classificada em hidroalantoide, que é o acúmulo de líquido na cavidade alantoidiana, ou hidroâmnio, acúmulo de líquido na cavidade amniótica. O hidroalantoide é mais frequente e pode ocorrer a partir do sexto mês de gestação, podendo chegar ao acúmulo de 120 a 220 L de fluido e resultando na distensão abdominal anormal. Sua origem pode estar associada a alterações na expressão de genes angiogênicos, que resulta no desenvolvimento vascular anormal, aumentando a permeabilidade dos vasos da placenta e, consequentemente, o acúmulo de fluido intersticial, resultando em troca transplacentária insuficiente e acúmulo de fluido na cavidade alantoide.[5] O diagnóstico deve ser realizado pelo exame transretal do sistema reprodutor e ultrassonografia transabdominal. A profundidade média normal do líquido alantoidiano é 13,4 cm e valores > 18 cm são sugestivos de hidroalantoide. A profundidade média do líquido amniótico é de 7,9 cm, e uma profundidade excessiva também é associada a hidroâmnio. O tratamento consiste na drenagem do excesso de líquido por meio da punção do alantocórion, que geralmente leva à interrupção da gestação. O manejo clínico conservador pode ser realizado quando a condição clínica da égua não apresenta risco ou se o valor potencial do potro impede a indução do abortamento.[6]

Ruptura de tendão pré-púbico/ ruptura ou herniação de parede abdominal

A ruptura do tendão pré-púbico é um raro acontecimento na espécie equina e geralmente ocorre pelo aumento da tensão abdominal em razão de gestações gemelares, fetos grandes, hidropsia ou traumas. Com a ruptura do tendão pré-púbico, o suporte da parede abdominal ventrolateral e a sustentação dos órgãos abdominais são perdidos. Com isso, a ruptura do músculo retoabdominal pode estar associada à ruptura do tendão pré-púbico. Os sinais clínicos são dor abdominal, edema ventral, posição de cavalete e, em alguns casos, a glândula mamária pode estar deslocada cranialmente (Figura 2). A ultrassonografia é utilizada para visualizar a extensão do dano tendíneo e muscular e a viabilidade fetal. O tratamento inicial deve ser voltado a estratégias de manejo conservadoras, que permitam a manutenção da gestação e a maturação fetal até o momento do parto.[7]

Distúrbios sistêmicos da égua

Os distúrbios sistêmicos da égua gestante podem resultar em abortamento, e o monitoramento gestacional deve ser realizado nessas condições. A avaliação da frequência cardíaca fetal por ultrassonografia transabdominal deve variar de 70 a 110 bpm em fetos saudáveis, valores inferiores ou superiores estão associados a comprometimento fetal e morte.[8] Éguas gestantes com cólica de resolução clínica apresentaram baixo risco de perda gestacional (10,8%), enquanto éguas que necessitam de intervenção cirúrgica e terapia intensiva, a incidência de abortamento é maior (20,5%) A laminite crônica no terço final da gestação é outra causa de alteração sistêmica que pode ocorrer em razão do aumento de peso corporal pelo crescimento do feto e por alterações metabólicas. Éguas que apresentam

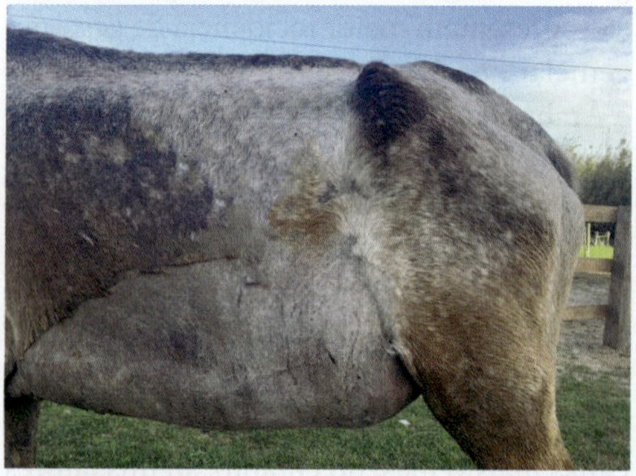

FIGURA 2 Égua no terço final da gestação com ruptura da parede abdominal ventral unilateral e herniação.

alterações endócrinas associadas à obesidade podem exacerbar as condições de resistência à insulina e hiperglicemia, tornando-se mais susceptíveis ao desenvolvimento de laminite de origem endocrinopática. Além disso, podem apresentar síndrome hipertensiva e anormalidades vasculares nos vasos placentários que influenciam no tempo gestacional e no peso dos potros ao nascimento.[9]

CAUSAS INFECCIOSAS

As principais causas de perda gestacional em éguas são decorrentes de alterações de origem infecciosa, associadas a infecção por vírus, bactérias, protozoários e fungos.

Theileria equi

A *T. equi* é um hemoprotozoário que, durante a gestação, pode causar doença aguda e levar ao abortamento no terço final da gestação, ao feto natimorto ou ao nascimento de potros com theileriose por causa da transmissão transplacentária. A utilização de um protocolo de quimioprofilaxia para éguas gestantes com infecção crônica pode ser realizado com 1,2 mg/kg de imidocarbe a cada 30 dias.[10] Vacinas comerciais ainda não estão disponíveis, contudo, estudos estão voltados para o desenvolvimento de uma vacina para éguas gestantes, potros e animais adultos, com o objetivo de promover tanto a transferência de anticorpos pela imunidade passiva como a indução da imunidade ativa.[11]

Herpes-vírus equino-1 (EHV-1)

Os herpes-vírus equinos, responsáveis por causar abortamento, possuem ciclo reprodutivo curto e capacidade de causar infecções latentes. O EHV-1 e o EHV-4 apresentam distribuição mundial e podem causar doença do trato respiratório superior, abortamento e mieloencefalopatia.[12] No útero, a infecção por EHV-1 leva à formação de coágulos, causando trombose e danos vasculares à placenta, podendo o vírus migrar para o feto e causar o abortamento. Nos casos de infecção tardia durante a gestação, o feto pode nascer vivo e morrer em decorrência da infecção respiratória no pós-parto. Nem todas as cepas de EHV-1 são responsáveis por causar abortamento, diferentes cepas podem variar quanto ao seu potencial abortivo. Para prevenção do abortamento causado por herpes-vírus, é indicada a imunização com uma vacina inativada a partir do quinto mês de gestação.

Arterite viral equina

A arterite viral equina (AVE) é uma doença aguda causada por um *Arterivirus*. É caracterizada por lesões no endotélio vascular e se manifesta como pneumonia intersticial ou abortamento, como resultado do comprometimento direto da função placentária e da infecção fetal. No Brasil, não há registro de isolamento do vírus da AVE, embora os levantamentos sorológicos em vários estados indiquem sua circulação. Em éguas gestantes, a infecção pelo vírus da AVE pode resultar em abortamento em até 50% dos casos, ou ainda, em infecção neonatal congênita, com morte associada à pneumonia intersticial.[13]

Placentite

Esta condição é comumente causada pela infecção bacteriana ascendente, associada a *Streptococcus equi* spp. *zooepidemicus*, *Escherichia coli* e *Klebsiella pneumoniae*. A etiologia fúngica é descrita com menor frequência, geralmente associada ao gênero *Aspergillus*. Bactérias do gênero *Nocardia* (mucoide), infecção hematógena associada aos gêneros *Leptospira* e *Salmonella* e placentite multifocal também são descritas com menor frequência. A origem da infecção ascendente se dá pela penetração do agente no útero, através da cérvix, causando processo inflamatório necrosante na região da estrela cervical, polo caudal da placenta.[1] As bactérias migram em direção ao corpo uterino da corioalantoide e chegam ao feto por meio dos vasos umbilicais. Os sinais clínicos são secreção vulvar e desenvolvimento precoce da glândula mamária, com ou sem lactação (Figura 3). O diagnóstico é baseado na presença dos sinais clínicos associado com a observação ultrassonográfica de espessamento, edema e descolamento da junção uteroplacentária (JUP) (Figura 4) com ou sem o acúmulo de secreções anecoicas ou hiperecogênicas entre o endométrio e o corioalantoide.[1] A espessura da JUP deve ser medida na porção ventral do útero, cranialmente ao colo do útero. Os valores de mensuração da JUP são divididos de acordo com o mês de desenvolvimento gestacional e estão apresentados na Tabela 1.[14]

TABELA 1 Valores da espessura da junção uteroplacentária (JUP) em éguas no terço final de gestação

Tempo de gestação (dias)	Espessura (mm)
270-300	< 8
301-330	< 10
> 330	< 12

Fonte: adaptada de Renaudin et al.[14]

A separação prematura da JUP pode levar à protrusão da porção da estrela cervical do corioalantoide intacto através da vulva. O vermelho escuro da superfície externa do corioalantoide dá origem ao termo *redbag* (Figura 5). A falha na ruptura durante o traba-

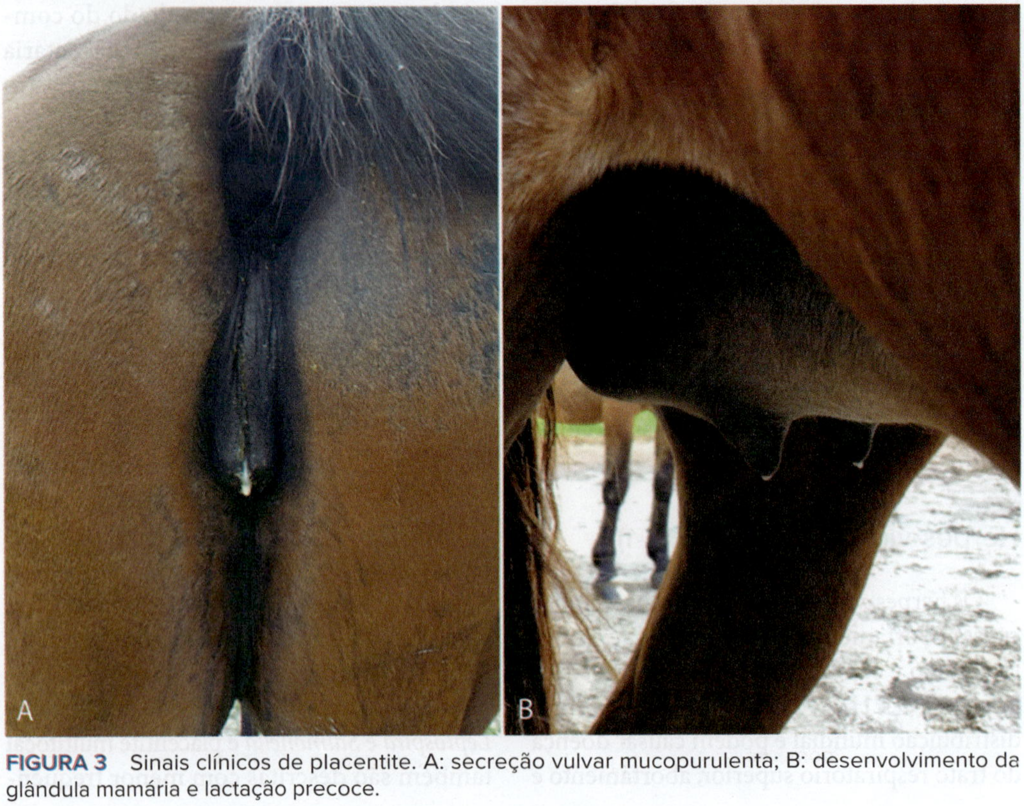

FIGURA 3 Sinais clínicos de placentite. A: secreção vulvar mucopurulenta; B: desenvolvimento da glândula mamária e lactação precoce.

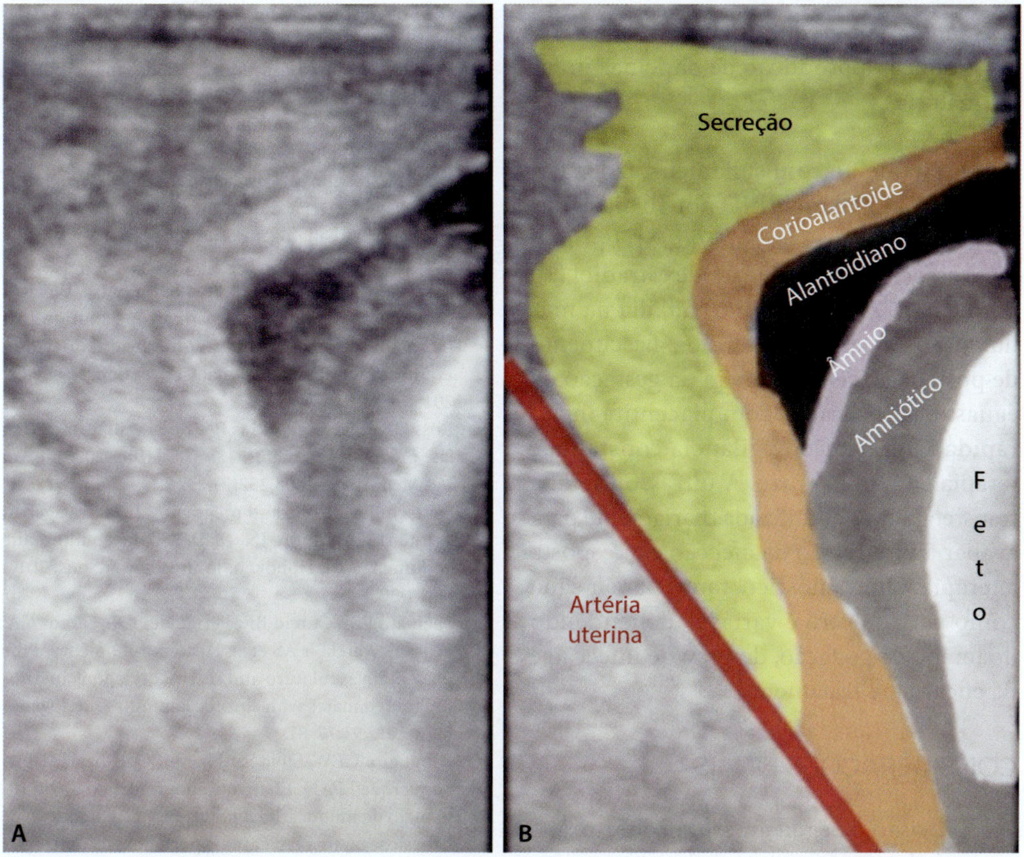

FIGURA 4 Exame ultrassonográfico via transretal de égua com placentite ascendente no terço final da gestação. A: imagem ultrassonográfica da junção uteroplacentária (JUP) apresentando áreas de coloração hiperecoica característica de conteúdo purulento abaixo de extensa área de deslocamento do corioalantoide; B: imagem ultrassonográfica da Figura 3A com marcação esquemática das estruturas (artéria uterina, conteúdo purulento, corioalantoide, líquido alantoidiano, líquido amniótico e feto).

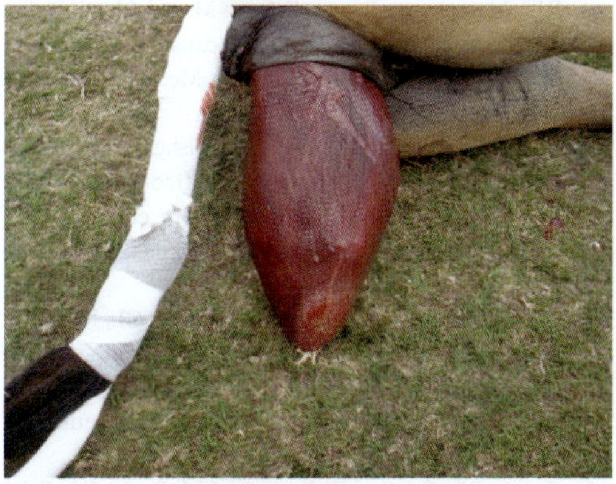

FIGURA 5 Protrusão da membrana corioalantoide pela vulva no momento no parto, denominado *redbag*.

lho de parto leva à diminuição no transporte de oxigênio para o feto (hipóxia), que pode morrer por asfixia se a condição se prolongar por muito tempo. Por esse motivo, assim que a situação for observada, a membrana corioalantoide deve ser aberta imediatamente e a assistência ao parto e posterior atendimento ao neonato devem ser realizados.

O tratamento para placentite bacteriana visa:

1. Eliminar ou reduzir a propagação de microrganismos através das membranas fetais e do feto.

2. Manter o útero quiescente.
3. Bloquear a produção de citocinas inflamatórias.

O tratamento com sulfametoxazol e trimetoprima (30 mg/kg/BID por 10 dias), flunixino meglumina (1,1 mg/kg/SID por 10 dias) associado ao cipionato de estradiol (10 mg/égua/q72 h por 10 dias) auxilia na manutenção da gestação a termo e nascimento de potros viáveis. O manejo da gestação de éguas diagnosticadas com placentite inclui rápida intervenção, vigilância constante e terapia em longo prazo. A ultrassonografia transretal deve ser utilizada diariamente para avaliar a progressão da afecção e a resposta à terapia. O prognóstico, tanto para a égua como para o potro é variável, dependendo do tempo de gestação, do grau de infecção e da eficácia do tratamento.[15]

CONSIDERAÇÕES FINAIS

A revisão da égua antes da cobertura, o acompanhamento gestacional constante, assim como o manejo sanitário e nutricional, são fundamentais para que qualquer alteração seja detectada a tempo de intervir. Após o parto, a avaliação dos anexos fetais é um momento importante para observar as características morfológicas e identificar alterações que possam ter relevância clínica e que não foram observadas durante a gestação.

REFERÊNCIAS

1. Canisso I, Ball BA, Squires EL, Troedsson MHT. Comprehensive review on equine placentitis. Proceedings of the 61st Annual Convention of the American Association of Equine Practitioners. Las Vegas, Nevada: American Association of Equine Practitioners; 2015. p.5-9.
2. Marcolongo-Pereira C, Adrien ML, Ladeira SRL, Soares MP, Assis-Brasil ND, Schild AL. Abortos em equinos na região Sul do Rio Grande do Sul: estudo de 72 casos. Pesquisa Veterinária Brasileira. 2012;32:22-6.
3. Wilsher S, Bowker A, Silva J, Twink Allen WR. Morphological characteristics of the placenta and umbilical cord of Arabian Mares Foaling in the United Arab Emirates. J Equine Vet Sci. 2020;91:103124.
4. Wendt CG, Curcio BR, Moraes BSS, Santos IPO, Almeida TL, Nogueira CEW. Gestação gemelar em éguas (parte I): desenvolvimento e fatores de risco. Rev Bras Med Eq. 2019;86:16-20.
5. Dini P, Carossino M, Loynachan AL, Ali HE, Wolfsdorf KE, Scoggin KE et al. Equine hydrallantois is associated with impaired angiogenesis in the placenta. Placenta. 2020;93:101-12.
6. Slovis NM, Lu KG, Wolfsdorf KE, Zent WW. How to manage hydrops allantois/hydrops amnion in a mare. In: Proceedings of the American Association Equine Practitioners. Annual Convention, Nashville. 2013;59:34-9.
7. Ross J, Palmer JE, Wilkins PA. Body wall tears during late pregnancy in mares: 13 cases (1995-2006). J Am Vet Med Assoc. 2008;232(2):257-61.
8. Santschi EM. Colic and pregnancy. In: Blikslager A, White II NA, Moore JN, Mair TS. The equine acute abdomen. 3.ed. Hoboken: John Wiley & Sons; 2017. p.819-30.
9. Pazinato FM, Curcio BR, Fernandes CG, Santos CA, Feijó LS, Varela Jr AS et al. Histomorphometry of the placental vasculature and microcotyledons in Thoroughbred mares with chronic laminitis. Theriogenology. 2017;91:77-81.
10. Nogueira CEW, Silva SS, Nizoli LQ, Ribas LM, Albuquerque LPAN. Efeito quimioprofilático do dipropionato de imidocarb na prevenção da agudização de babesiose equina em cavalos portadores da infecção. A Hora Veterinária. 2005;146:17-20.
11. Santos AC, Nogueira CEW, Moraes BSS, Muller V, Mousquer MA, Leite FPL. Immune response of adult horses, pregnant mares and foals to an experimental vaccine with recombinant EMA-2 protein of Theileria equi. Re Vet Sci. 2021;139:186-92.
12. Estima-Silva P, Riet-Correa F, Coelho ACB, Echenique JVZ, Marcolongo-Pereira C, Lima M et al. Identification of equine herpesvirus type 1 as cause of abortion in mares in Southern Brazil. Arq Bras Med Vet Zootecnia. 2019;71(4):1421-4.
13. Diaz KAF, Hubner SO, Vargas GD, Fisher G, Lilenbaum W, De Lima M. Ocorrência de anticorpos contra o herpes-vírus equino e vírus da arterite equina em rebanhos equinos do estado do Rio de Janeiro. Ciência Animal Brasileira. 2015;16(3):410-8.
14. Renaudin CD, Troedsson MHT, Gillis CL, King VL, Bodena A. Ultrasonographic evaluation of the equine placenta by transrectal and transabdominal approach in the normal pregnant mare. Theriogenology. 1997;47:559-673.
15. Curcio BR, Canisso IF, Pazinato FM, Borba LA, Feijó LS, Muller V et al. Estradiol cypionate aided treatment for experimentally induced ascending placentitis in mares. Theriogenology. 2017;102:98-107.

CAPÍTULO 7

Distocias e emergências obstétricas em éguas

Francieli Pereira Carneiro
Claudia Barbosa Fernandes

INTRODUÇÃO

O acompanhamento e os cuidados obstétricos são fundamentais para o adequado desenvolvimento fetal e para a saúde reprodutiva da gestante. A eutocia ou parto normal ocorre quando as forças expulsivas da gestante, ao término do período gestacional, são suficientes para impulsionar, pelo canal do parto (via fetal mole e via fetal óssea), o potro de tamanho e estática fetal normais. A distocia ocorre quando há distúrbio e comprometimento fetal e/ou materno, com uma condução do trabalho de parto anormal ou insuficiente.[1-3]

Em estudo realizado por Ginther e Williams,[2] os autores relataram que a prevalência de distocia nos animais das raças Quarto de Milha e Mini Horse – com característica de crânio relativamente grande, foi de 16% e 19%, respectivamente. McCue e Ferris[4] verificaram a ocorrência de distocias em 10,1% do total de nascimentos, com maior incidência nos animais da raça Puro Sangue Inglês em comparação às éguas Quarto de Milha. Em 2014, Sabbagh et al.[5] demonstraram que, entre 1% e 2% dos nascimentos em animais de raças de tração, foi necessária a assistência médico-veterinária e a prevalência de distocias foi maior no primeiro parto, ou seja, diferentes causas podem resultar em distúrbios no parto.

DISTOCIAS E EMERGÊNCIAS OBSTÉTRICAS

Uma das condições emergenciais que podem colocar em risco a vida da parturiente e do feto são as distocias, as quais podem ser classificadas em distocias de origem materna e distocias de origem fetal, ou a associação de ambas.[6] De maneira sucinta, o desajuste das forças uterinas propulsoras e as anomalias do canal de parto determinam as distocias de origem materna, enquanto os desvios posturais e as desproporções fetais constituem as distocias de origem fetal (Figura 1).

Distocias de origem materna

As distocias de origem materna podem ser categorizadas em pélvicas, uterinas, cervicais, vaginais e vulvares. A via fetal óssea é formada pelas primeiras vértebras coccígeas, sacro, púbis, ísquio e íleo, constituindo a pelve. Na espécie equina, a pelve apresenta conformação praticamente circular, curta e com o assoalho plano, dessa forma não é comum que as fêmeas equinas sejam acometidas por distocias de natureza pélvica. Em casos de deformidade pélvica inata ou fratura, bem como pelves diagnosticadas como juvenil/imatura ou estreita em relação ao tamanho

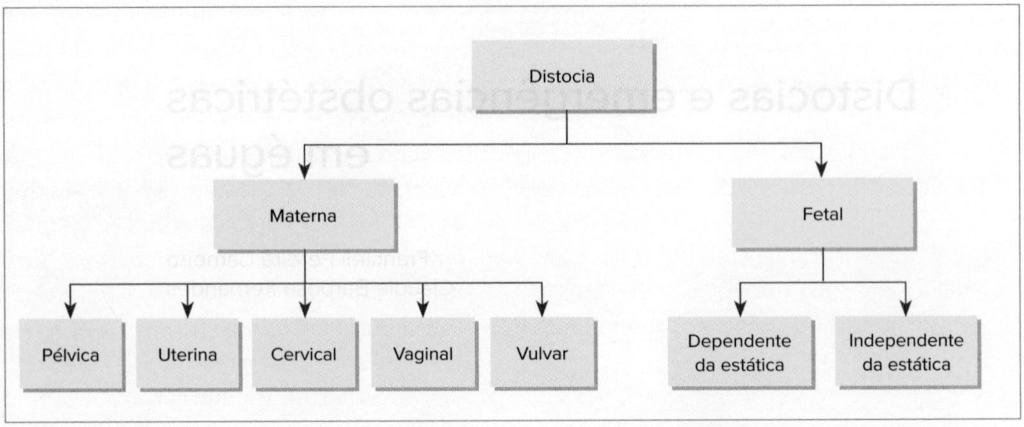

FIGURA 1 Esquema representando as principais origens das distocias (maternas e fetais) nas gestações de equinos.

do feto, a gestante deve ser encaminhada a um centro especializado, onde o terço final gestacional deve ser monitorado. Nesse caso, na improdutividade das fases I e II do parto, a cesariana deve ser recomendada com o objetivo de preservar a saúde materna e a vitalidade fetal.[1,7,8]

As distocias de causa uterina incluem algumas enfermidades, como atonia/hipotonia, hipertonia, ruptura, torção e prolapso uterinos. A atonia/hipotonia é a ausência ou a diminuição de tônus do miométrio e é ordenada em primária e secundária. A atonia/hipotonia primária geralmente é determinada por obesidade, senilidade, ruptura do tendão pré-púbico, processos degenerativos do miométrio, insuficiência de cálcio, magnésio e selênio, hipoglicemia e disfuncionalidade endocrinológica. As causas fetais de atonia/hipotonia primária incluem a aplasia ou hipoplasia hipofisária fetal, interferindo no eixo hipotálamo-hipófise-adrenal (HHA), hidropsia dos envoltórios fetais e gestações múltiplas.[7-9]

A atonia/hipotonia secundária deriva do trabalho de parto prolongado e improdutivo, que culmina na exaustão do miométrio, e pode ser proveniente de alterações no sistema nervoso central, modificando a síntese e a atividade dos neurotransmissores, acarretando alteração periférica nas fibras musculares uterinas durante o processo de contratilidade muscular, com falha na liberação e na absorção de cálcio nas cisternas do retículo sarcoplasmático e redução de glicogênio muscular. Nesses casos, depois de verificada a estática fetal correta, manobras obstétricas devem ser instituídas para a retirada do potro. Contudo, na improdutividade do parto vaginal assistido, pode optar-se pela cesariana em casos de fetos viáveis e fetotomia em casos de ausência de vitalidade fetal.[8,10,11]

Antagônico ao processo de atonia/hipotonia, as excessivas e intensas contrações uterinas (hipertonia) podem levar a consequências graves, como prolapso e ruptura uterina, prolapso da vesícula urinária e prolapso retal, além de lacerações da via fetal mole e separação precoce da membrana corioalantoidiana, todas essas configurando emergências obstétricas. Uma vez identificados sinais clínicos de desconforto, como contrações abdominais exorbitantes, inquietação, sudorese, em muitas ocasiões sem a insinuação fetal, a hipertonia uterina deve ser considerada. A terapia para o caso de hipertonia uterina consiste na administração de medicamentos tranquilizantes/sedativos e agentes tocolíticos.[1,8,9,14]

Em relação às torções uterinas, as éguas a partir dos cinco meses de gestação são mais frequentemente acometidas e podem apresentar cólicas intermitentes não responsivas à analgesia. O diagnóstico é dado pelo deslocamento do(s) ovário(s), torção dos ligamentos suspensores dos ovários e do ligamento largo. Ainda que as técnicas de rolamento da fêmea gestante possam funcionar nas torções de baixo grau, as técnicas cirúrgicas, como laparotomia e distorção via flanco ou mesmo a cesariana, ainda são os procedimentos recomendados para a maioria dos casos de torções uterinas, em virtude da gravidade do quadro, com o prognóstico reservado por causa do risco de ruptura uterina, hemorragias e perdas gestacionais.[1,8,12]

O prolapso uterino não acomete fêmeas equinas comumente em razão da anatomia topográfica do sistema reprodutor e geralmente está relacionado com parto laborioso, em que houve demasiada manipulação obstétrica. O agravamento da situação é caracterizado com a ruptura de vasos uterinos, o encarceramento e isquemia de órgãos e o choque hipovolêmico, que pode resultar em óbito. Na ocorrência dessa enfermidade, a parturiente deve ter devida contenção, sedação e limpeza criteriosa do útero exposto e de toda a área adjacente. Concomitantemente, é necessária a precaução de manter o útero no nível da pelve para diminuir o edema, minimizar danos vasculares e tração nos ligamentos ovarianos e uterinos. Para o reposicionamento, é imprescindível o máximo de perícia, bastante lubrificação na manipulação uterina para evitar hemorragias. Após o reposicionamento, pode ser indicada a realização do preenchimento suave do útero com solução salina 0,9% aquecida a no máximo 36 °C, com o intuito do restabelecimento dos cornos e do corpo uterino na posição anatômica. Para que não haja recidivas, os lábios vulvares devem ser suturados em padrão Wolff, ou mesmo pela sutura de Buhner com agulha de Gerlach, utilizando fio inabsorvível monofilamentar, e nesses casos um equipo de soro pode ser um excelente material de sutura. Lembrando que os cuidados devem ser realizados para evitar enfermidades secundárias, como infecções, metrite, laminite e tétano.[6,9]

Geralmente a segunda fase do trabalho de parto é a etapa com maior probabilidade da ocorrência da ruptura uterina, em razão de prolapsos, torções e hipertonia uterina associados ou não com distocias de origem fetal. Em consequência da laceração e perda sanguínea, a fêmea pode apresentar sinais clínicos como mucosas hipocoradas e/ou com sinais de toxemia, frequências cardíaca e respiratória elevadas, extremidades frias, sudorese e desenvolvimento gradual de quadro febril e de cólica. Tendo em vista a contaminação com sangue e líquidos fetais na cavidade abdominal, o prognóstico é ruim, levando em consideração grandes chances do quadro evoluir para peritonite. O tratamento é a laparotomia, com retirada dos fluidos, lavagem da cavidade abdominal e reparação cirúrgica da ruptura uterina, no entanto, dependendo do tamanho da lesão e do local de ruptura, pode-se optar por um tratamento conservativo, com o uso de fármacos uterotônicos e medicações de suporte. Além disso, massagens do útero via retal podem ser realizadas a cada 5 dias a fim de evitar aderência uterina com órgãos e parede abdominal.[1,6,7]

Em equinos, as distocias cervicais e vaginais são associadas a partos pregressos traumáticos. Em ocasiões nas quais há o estreitamento cervical seja em animais que sofreram distocias prévias, ou mesmo animais de idade avançada que nunca pariram, a abertura manual delicada associada ou não ao uso de medicamentos pode ser a resolução. A inspeção vaginal é elementar na busca por estruturas que possam impedir o progresso do potro, por exemplo, as neoplasias que obstruem de forma parcial a via fetal, assim como nos casos precedentes de prolapsos e aderências. Entretanto, deve ser dada atenção especial às distocias vaginais na fêmea equina pelo fato de partos prévios terem ocasionado lacerações de períneo de 2º e 3º graus, com consequente estenose do vestíbulo vaginal por causa da retração cicatricial e da fibrose. Éguas devem ser avaliadas antes da cobertura para que lacerações sejam diagnosticadas e reparadas cirurgicamente quando necessário.[6,7,13]

Outra causa de distocia de origem materna são as anomalias vulvares que ocorrem em razão de defeitos anatômicos, infantilismo, edema excessivo, relaxamento incompleto, tumores e estreitamento por cicatrizes, sendo elas grande parte também provenientes de lacerações de períneo. Com maior frequência, as fêmeas submetidas à episiotomia e à vulvoplastia podem apresentar retrações cicatriciais em razão de fibrose, causando estenose parcial da via fetal. O exame clínico prévio é de fundamental relevância, posto que prepara o profissional para possíveis procedimentos no momento do parto.[7,13,14]

Distocias de origem fetal

As distocias de origem fetal podem ser divididas em dependentes ou independentes da estática fetal (Figura 1). A estática fetal é a descrição detalhada de como o feto se insinua na pelve no momento do parto, portanto, trata-se da relação entre as estruturas anatômicas fetais com a pelve e estruturas anatômicas maternas. Pode-se classificar a estática fetal de acordo com a apresentação, posição e atitude.[6,8,15]

A apresentação é a relação do eixo longitudinal materno e o eixo longitudinal fetal. A posição é a relação entre as estruturas anatômicas fetais e as estruturas maternas (pélvicas). A atitude considera a relação entre as estruturas móveis do feto (membros torácicos, membros pélvicos, cabeça e pescoço) em relação ao próprio corpo.[6,8,9]

Uma atenção especial deve ser dada para a espécie equina, pois o feto até a primeira fase do parto, majoritariamente, encontra-se em apresentação longitudinal anterior, posição cervicopúbica e atitude de flexão bilateral de membros torácicos (Figura 2A). A mudança para a estática de nascimento (eutócica) se dá na primeira fase do parto, quando o feto está sob pressão das contrações uterinas, obtendo a apresentação longitudinal anterior, posição cervicossacra, atitude estendida (Figura 2B, C e D).[6,8,9,16]

Alterações na apresentação (Figura 3), posição (Figura 4) ou atitude (Figura 5) no momento do parto configuram uma estática fetal anormal ou anômala e frequentemente desenvolvem complicações no momento do parto, ou seja, distocias de origem fetal dependentes da estática.[9,16]

As distocias dependentes da estática fetal são as maiores causas de problemas durante o parto em equinos. A anatomia alongada de membros e pescoço faz com que no momento da insinuação fetal (fase I do parto) ocorram flexões e desvios em regiões articulares dos potros que impedem a expulsão eutócica. Em uma pesquisa realizada por Ginther e Williams,[2] a estática fetal anômala representou 22,6% do total de casos de dificuldades no parto, e, dessa totalidade, a atitude dos membros representou a maioria dos casos com 41,4% das distocias equinas.

Algumas distocias de origem fetal independentes da estática incluem a ascite, que é o acúmulo de líquidos na cavidade abdominal fetal, a anasarca e o enfisema fetal, caracterizados pelo edema generalizado e o acúmulo de gás no tecido subcutâneo, respectivamente. Essas afecções causam desproporção fetal em relação à pelve materna, podendo ocasionar distocias.[6,8]

As anormalidades congênitas, correspondentes à malformação durante o período fetal que acarretam anormalidades de cabeça, pescoço, membros ou corpo, embora não frequentes em equinos, em geral, levam a necessidade de assistência ao parto.[8,9,17]

As malformações fetais simples são alterações de órgãos isolados por meio do desenvolvimento imoderado ou incorreto do feto. A polimeria é o aumento no número de membros; a acondroplasia refere-se à alteração na ossificação endocondral, resultando em proliferação irregular de células cartilaginosas e irregularidade na zona de calcificação; o *schistosomus reflexus*/esquistossoma reflexo é a contratura dorsal com exposição dos órgão abdominais e torácicos fetais no interior do útero; a *perosomus elumbis* caracterizada pela ausência das vértebras coccígeas, sacra e lombares, com atrofia da pelve e os membros contraídos ou rígidos; a hidrocefalia é o aumento de líquidos cefalorraquidianos nos ventrículos cerebrais, podendo ser caracterizado em hidrocefalia dura, em que o aumento de volume está revestido pelo estojo ósseo, e hidrocefalia mole, em que o volume líquido está contido pelas meninges.[6,17]

As malformações fetais complexas ocorrem em razão da não separação do embrião gemelar univitelínico, simultaneamente com o desenvolvimento simétrico ou assimétrico fetal. O desenvolvimento de apenas uma ór-

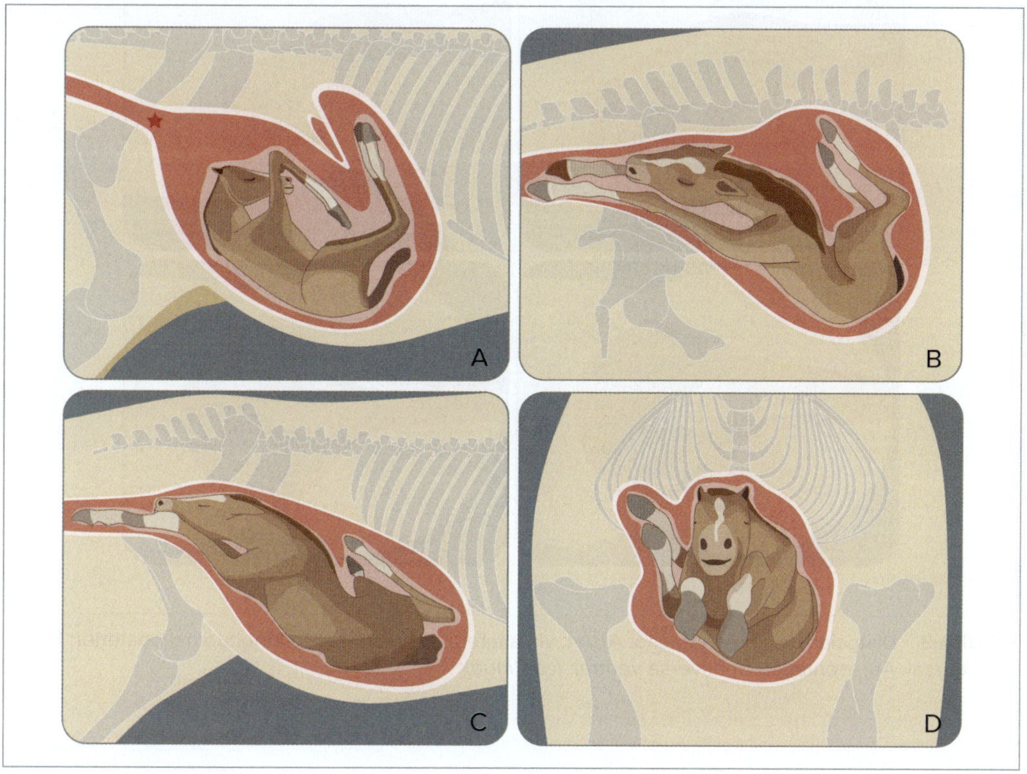

FIGURA 2 Modificação da estática fetal durante a primeira fase do parto. A: na fase I do parto, o potro deixa sua estática fetal de apresentação longitudinal anterior, posição cervicopúbica e atitude de flexão bilateral de membros torácicos. B: faz uma rotação no próprio eixo. C: posiciona-se no canal de parto com estática fetal eutócica, ou seja, apresentação longitudinal anterior, posição cervicossacra e atitude estendida. D: vista caudal do canal de parto com a insinuação do potro.

* Localização anatômica da estrela cervical na membrana coloalantoide.

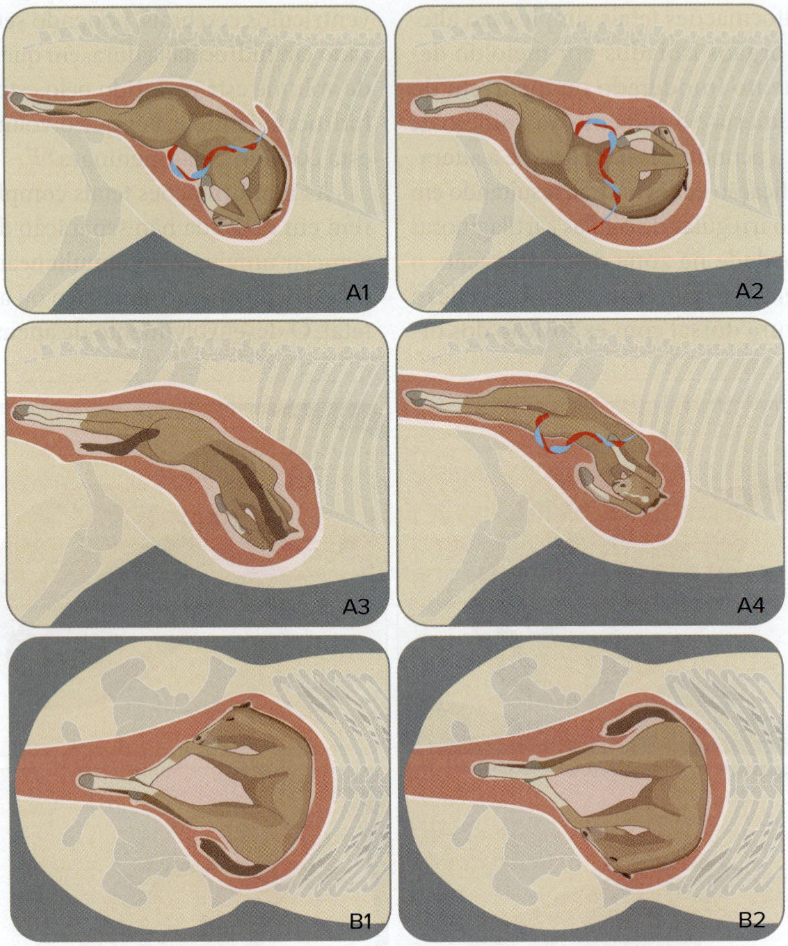

FIGURA 3 Distocias de apresentação: A1-A4: vista lateral. Apresentação longitudinal posterior; B1-B2: vista dorsal. Apresentação transversa ventral. *(continua)*

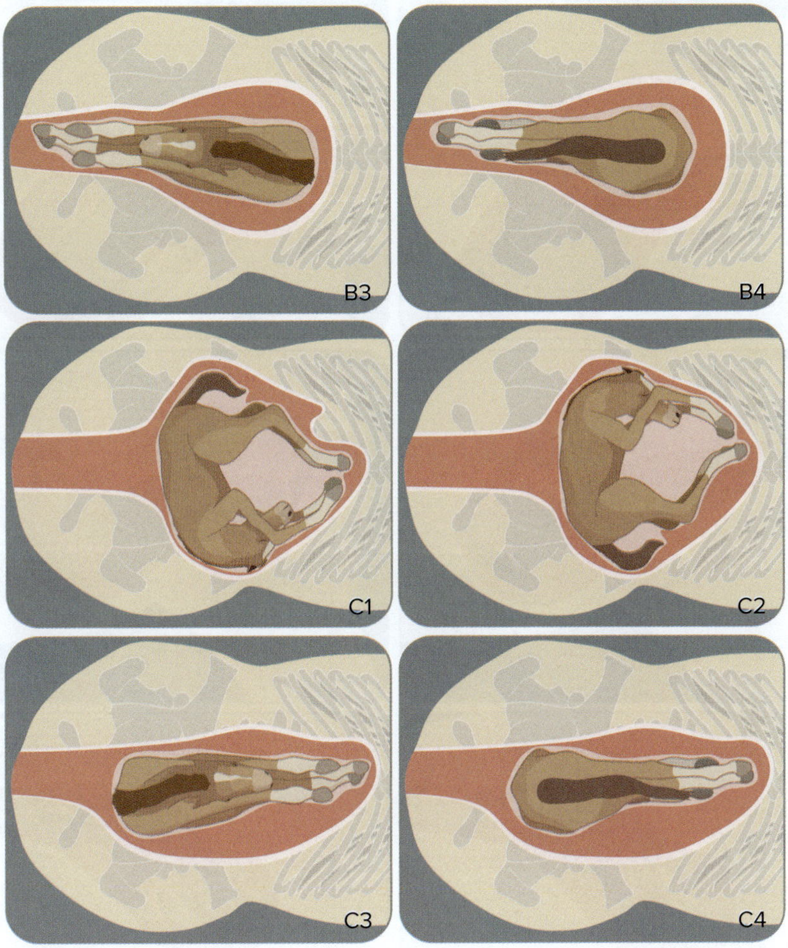

FIGURA 3 *(continuação)* Distocias de apresentação: B3-B4: vista dorsal. Apresentação transversa ventral; C1-C2: vista dorsal. Apresentação transversa dorsal; C3-C4: vista dorsal. Apresentação transversa dorsal.

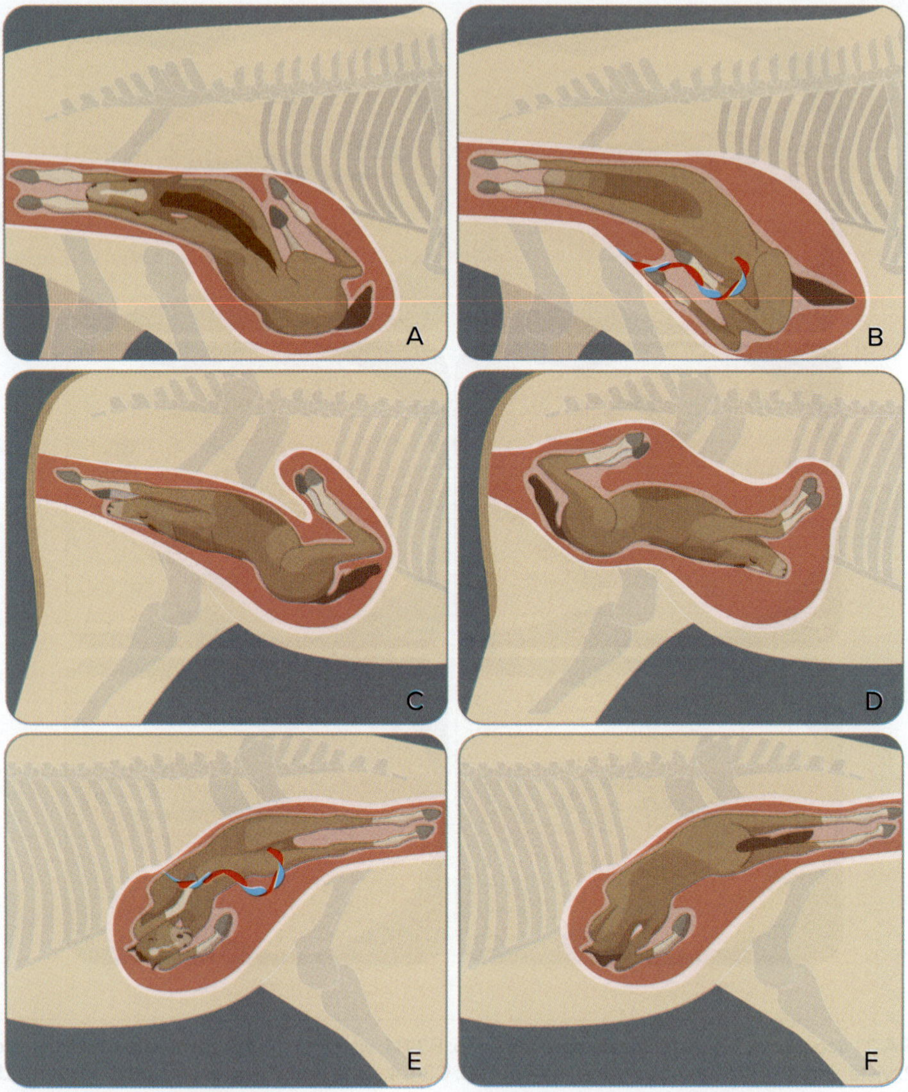

FIGURA 4 Distocias de posição (vista lateral). A: posição cervicoilíaca direita; B: posição cervicoilíaca esquerda; C: posição cervicopúbica; D: posição lombobúpica; E: posição lomboilíaca direita; F: posição loboilíaca esquerda.

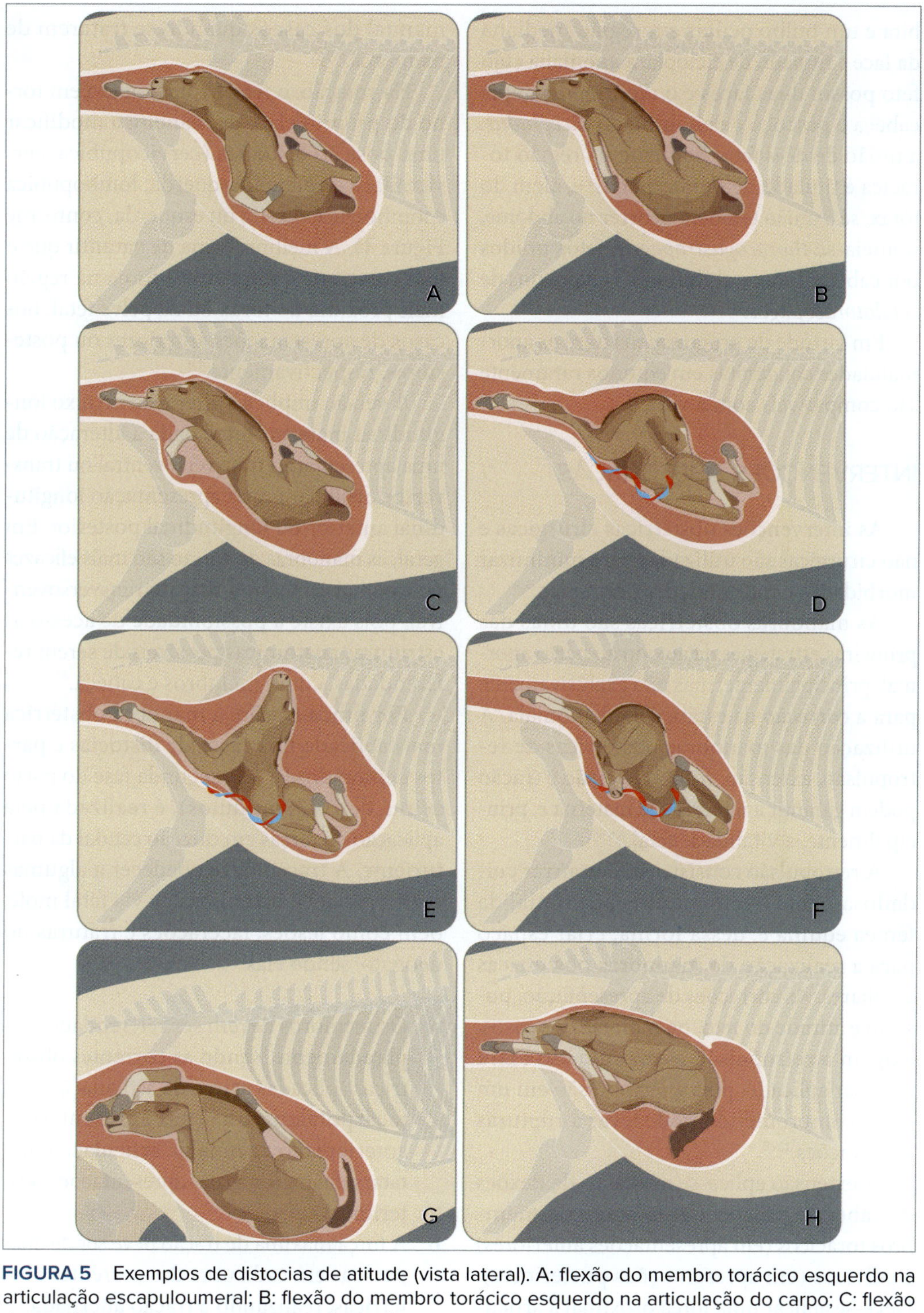

FIGURA 5 Exemplos de distocias de atitude (vista lateral). A: flexão do membro torácico esquerdo na articulação escapuloumeral; B: flexão do membro torácico esquerdo na articulação do carpo; C: flexão do membro torácico esquerdo na articulação metacarpofalangiana; D: cabeça e pescoço fletidos para o lado esquerdo; E: cabeça e pescoço fletidos dorsalmente; F: cabeça fletida ventralmente; G: membros torácicos cruzados acima da face; H: quatro membros insinuados – posição do cão sentado.

bita e um bulbo ocular em região mediana da face é titulado de ciclopia; a anomalia cujo feto possui duas faces é o *diprosopus*; dupla cabeça e pescoço é denominado *dicephalus*; a união de dois fetos somente na região torácica é titulado de *thoracopagus*; e, além do tórax, se a união também ocorrer no abdome, nomeia-se *thoracogastropagus*; fetos unidos por cabeça, tórax e abdome são chamados de *cefalotoracópagos*.[6,9,17]

Em virtude de prognóstico ruim, as anormalidades congênitas em equinos raramente são compatíveis com a vida.[9]

INTERVENÇÕES OBSTÉTRICAS

As intervenções obstétricas cirúrgicas e não cirúrgicas são utilizadas para minimizar morbidades e mortalidades perinatais.[9,16]

As manobras obstétricas são umas das primeiras estratégias de auxílio ao parto anormal, principalmente, mas não exclusivamente para a correção da estática fetal anômala. A utilização das manobras obstétricas de retropulsão, extensão, rotação, versão e tração podem garantir a integridade materna e, principalmente, a vitalidade fetal.[6,8,9]

A retropulsão consiste em empurrar cuidadosamente o feto na direção cranial da fêmea equina e, dessa forma, criar espaço para a realização de manobras obstétricas auxiliares. As correções de apresentação, posição e atitude do feto, na maioria dos casos, exigem a retropulsão e um cuidado extra deve ser aplicado, pois a retropulsão em um útero comprometido pode levar a rupturas e lacerações.[1,6,8]

A extensão aplica-se em casos de flexões de cabeça e pescoço, bem como de membros torácicos (em apresentações anteriores) e pélvicos (em apresentações posteriores). Deve-se aplicar uma força proximal à articulação fletida, tracionando a estrutura para a região caudal da fêmea, fazendo a proteção manual dos cascos quando se tratarem de membros.[6,8,9]

Na rotação, o feto é rotacionado em torno do próprio eixo, de maneira a modificar uma posição distócica (cervicopúbica, cervicoilíaca direita ou esquerda, lombopúbica e lomboilíaca direita ou esquerda, conforme Figura 4). A melhor forma de garantir que o feto rotacione é imprimir a força na região mais próxima do tórax ou da pelve fetal, nos casos de apresentações anteriores ou posteriores, respectivamente.[6,9]

A versão implica a alteração do eixo longitudinal materno-fetal, dada a alteração de uma apresentação transversoventral ou transversodorsal para uma apresentação longitudinal anterior ou longitudinal posterior. Em geral, as manobras de versão são mais eficazes nos animais em apresentação transversoventral, pois existe a possibilidade de acesso às estruturas anatômicas possíveis de serem referendadas, como membros e cabeça.[8,9]

Por fim, a tração, a manobra obstétrica mais aplicada nos casos de distocias e partos demorados (p. ex., segunda fase do parto acima de 20/30 minutos), é realizada pela aplicação de forças em direção caudal da parturiente. A tração deve obedecer a algumas regras para evitar traumas na via fetal mole, bem como lesões, lacerações e fraturas no neonato, sendo elas:[6,8]

a. Os membros devem ser referendados separadamente, sendo as correntes obstétricas aplicadas acima da articulação metacarpofalangeana (nas apresentações anteriores) ou acima da articulação metatarsofalangeana (nas apresentações posteriores).
b. A força máxima de tração deve ser de duas pessoas em cada uma das correntes obstétricas, realizando a tração alternada.
c. A tração deve ser alternada, de forma que a distância entre as escápulas (nas apre-

sentações anteriores) fique menor, facilitando a passagem do feto.

d. A tração deve obedecer à angulação da pelve materna.

e. A tração deve acompanhar a força de contração uterina e abdominal da égua (quando presente).

A lubrificação da via fetal fornece proteção ao feto e ao trato genital da fêmea, constituindo o principal procedimento assistente de qualquer manobra obstétrica. No caso das éguas, grandes volumes de lubrificantes devem ser infundidos no interior do útero, e, para que este procedimento seja realizado de forma eficiente, pode-se utilizar uma bomba de pressão acoplada a uma sonda nasogástrica. Além da lubrificação com soluções de carboximetilcelulose ou polímeros de polietileno de uso veterinário, são utilizados antissépticos e equipamentos devidamente higienizados.[6,9]

Em situações em que há distocias de origem materna ou fetal nas quais o feto encontra-se sem vida e as manobras obstétricas não forem eficazes para a retirada do potro, a fetotomia que compreende a fragmentação do feto no interior do útero, em segmentos menores para facilitar a retirada via vaginal, pode ser um procedimento necessário para minimizar as complicações reprodutivas da parturiente. De acordo com Vandeplassche[17] e Carluccio et al.,[18] a realização de fetotomia em éguas foi mais frequente (50,5%) nas distocias de apresentação anterior, com desvio lateral ou ventral da cabeça, seguida de apresentação anômala dos membros torácicos e apresentação transversal, ambas com 14,7% das ocorrências.

Em situações em que há estenose ou insuficiente capacidade de dilatação vulvar, com o risco de laceração de vulva e períneo, a episiotomia deve ser realizada. O procedimento consiste na administração de infiltrado anestésico local na região onde será feita uma ou dupla incisão dos lábios vulvares, em formato de "V" em angulação de 45° a partir do plano sagital. A profundidade necessária das incisões vulvares deve se basear na quantidade mínima necessária para permitir o parto e, na ocorrência desse, a ferida cirúrgica deve ser reparada com planos de suturas de acordo com o total de tecidos incisionados.[6,8,9,18]

A cesariana é indicada em casos nos quais há o comprometimento do curso natural do parto, seja de origem materna, como em casos de torções ou rupturas uterinas, seja de origem fetal que, após a aplicação de manobras obstétricas adequadas para determinada distocia, não é possível a resolução definitiva e a ocorrência do parto normal.[6,8,9]

Algumas considerações devem ser dimensionadas, pois assim como outras operações de laparotomia que requerem plano anestésico geral, alguns critérios em relação à higidez da gestante devem ser ponderados, visto a utilização de protocolos anestésicos complexos, uma vez que o decúbito dorsal pode induzir à "hipotensão supina", em que o útero gravídico comprime a veia cava posterior, comprometendo de forma importante o retorno venoso, reduzindo dessa forma o débito cardíaco.[1,6,9]

Em relação propriamente à técnica cirúrgica, uma incisão é realizada na linha média ventral dos tecidos adjacentes para acesso ao útero. Na curvatura maior do corno gravídico, é feita outra incisão com a retirada do feto. Para a síntese uterina, são utilizados dois padrões de suturas invaginantes. Imprescindível acentuar que por causa da alta susceptibilidade da espécie à peritonite, é diligenciado a realização desse procedimento em condições hospitalares.[6,8,9]

LACERAÇÕES DE PERÍNEO E FÍSTULAS RETOVAGINAIS/RETOVESTIBULARES

As lacerações perineais e fístulas retovaginais/retovestibulares são lesões nos tecidos do trato reprodutivo caudal da égua, que ocorrem durante o parto, em distocias de origem materna e fetal, bem como em manobras obstétricas inadequadas.

As éguas acometidas com laceração perineal e fístula retovaginal podem evoluir para um quadro de urovagina, pneumovagina, contaminação uterina por conteúdo fecal, resultando em sub ou infertilidade da fêmea.[1,6]

As lacerações perineais podem ser classificadas de acordo com o grau de acometimento dos tecidos, em que a laceração de 1º grau trata-se da cisão da mucosa vestibular e a pele da comissura dorsal vulvar. Nesse caso, somente são identificadas por meio de uma inspeção detalhada pós-parto e podem ser tratadas com técnicas de vulvoplastia, como a técnica de Caslick.

A laceração perineal de 2º grau envolve os tecidos da mucosa vestibular, submucosa, pele da comissura dorsal vulvar, musculatura constritora da vulva e o corpo perineal. Esse comprometimento tecidual causa a retração cranial do períneo, predispondo a problemas secundários como urovagina e pneumovagina. Nesses casos, recomenda-se a associação de técnicas de vestibuloplastia e vulvoplastia.[1,8]

A laceração de 3º grau, por sua vez, abrange a mucosa e submucosa do reto, septo perineal e o esfíncter anal. Para lacerações dessa natureza com grande acometimento dos tecidos, as correções cirúrgicas são realizadas no intuito de reconstrução do reto e do canal vaginal, envolvendo diferentes técnicas que são realizadas em fases, evitando a estenose das estruturas acometidas.[1,8,19]

A fístula retovaginal ou retovestibular compreende a comunicação pontual entre a ampola retal e o espaço vaginal, permitindo a passagem de caldo fecal ou cíbalos para o ambiente vaginal e uterino.[1,8,9] A técnica empregada para a correção cirúrgica dependerá da extensão da fístula.

Todos os procedimentos cirúrgicos, impreterivelmente devem ser acompanhados por protocolos anestésicos adequados, com preferência para a realização de reparação das lacerações ou fístulas com o animal em estação.[1,6,8,9] Um ponto chave para o sucesso desses procedimentos é o manejo alimentar pré e pós-cirúrgico com o objetivo de facilitar o trânsito intestinal e o amolecimento das fezes, minimizando a tensão nos tecidos, diminuindo a deformação durante a defecação, permitindo a cicatrização cirúrgica e dessa forma estabelecendo o processo de cura mais rápido.[1,8]

CONSIDERAÇÕES FINAIS

O período perinatal é um delicado estágio na vida da égua, e o monitoramento da parturiente auxilia na tomada de decisão a respeito da técnica obstétrica adequada a cada parto/distocia.

Apesar de a prevalência das distocias em equinos ser considerada baixa, a situação tem caráter emergencial, uma vez que a fase 2, expulsão do potro, é muito rápida (10 a 30 minutos), e, em geral, nesse momento a membrana corioalantoide já está em processo de descolamento, necessitando de respiração espontânea do potro. Portanto, distocias ou demoras no parto podem ocasionar asfixia seguida de morte fetal.

Evidencia-se ainda que a prevenção de enfermidades e lesões, secundárias às distocias, como o tétano, a laminite, a metrite, a ruptura da artéria uterina, as lacerações de períneo e as infecções de forma geral, deve ser priorizada nos tratamentos pós-parto, no intuito de preservação integral da saúde da égua.

Em suma, a compreensão do curso normal e a detecção precoce das distocias, bem como a intervenção apropriada, são fundamentais para a sobrevivência do potro e da parturiente.

Dedicatória: dedicamos este capítulo ao nosso mestre e amigo Professor Nereu Carlos Prestes. Com seus valiosos ensinamentos, incontestável conhecimento e pioneirismo na Obstetrícia Veterinária, ele é nossa inspiração a cada atendimento clínico, cirúrgico, preparação e ministração de aulas. O talento e amor por ele dedicados aos animais e aos alunos e o compartilhamento de suas experiências com distocias e emergências obstétricas foram a inspiração para este capítulo.

REFERÊNCIAS

1. Brinsko SP, Blanchard TL, Varner DD, Schumacher J, Love CC, Hinrichs K et al. Dystocia and postparturient disease. In: Brinsko SP, Blanchard TL, Varner DD, Schumacher J, Love CC. Manual of equine reproduction. 3.ed. Maryland Heights: Mosby-Elsevier; 2011. p.131-52.
2. Ginther OJ, Williams D. On-the farm incidence and nature of equine dystocias. Journal of Equine Veterinary Science. 1996;16(4):159-64.
3. Parkinson TJ, Vermunt JJ, Noakes DE. Approach to an obstetrical case. In: Noakes DE, Parkinson TJ, England GCW. Veterinary Reproduction and Obstetrics. 10.ed. London: Elsevier; 2019. p.203-13.
4. McCue PM, Ferris RA. Parturition, dystocia and foal survival: a retrospective study of 1047 births. Equine Vet J. 2012;(41):22-5.
5. Sabbagh M, Danvy S, Ricard A. Genetic and environmental analysis of dystocia and stillbirths in draft horses. Animal. 2014;8(2):184-91.
6. Frazer G. Dystocia management. In: McKinnon AO, Voss JL. Equine reproduction. 2.ed. Hoboken: Wiley--Balckwell; 2011. p.2479-96.
7. Prestes NC. O parto distócico e as principais emergências obstétricas em equinos. Revista de Educação Continuada CRMV-SP. 2000;3(2):40-6.
8. Prestes NC. Parto distócico e principais emergências obstétricas em equinos. In: Prestes NC, Landim-Alvarenga FC. Obstetrícia veterinária. 3.ed. Rio de Janeiro: Guanabara-Koogan; 2017. p.229-91.
9. Toniollo GH, Vicente WRR. Patologia da gestação. In: Toniollo GH, Vicente WRR. Manual de obstetrícia veterinária. São Paulo: Varela; 1995. p.43-64.
10. Prestes NC. Consequências do parto distócico em equinos. In: XI Conferência Anual da ABRAVEQ, suplemento 2, Anais, São Paulo: Associação Brasileira dos Médicos Veterinários de Equídeos; 2010. p.63-5.
11. Busse NI, Uberti B. Uterine inertia due to severe selenium deficiency in a parturient mare. J Equine Vet Sci. 2020;85:102845.
12. Ferreira JR, Meirelles MG, Guimaraes CF, Alonso MA, Nichi M, Fernandes CB. Factors affecting gestational length in the Mangalarga Paulista breed. Animal Reproduction. 2016;13:117-21. p.63-5.
13. Fernandes CB, Ball BA, Loux SC, Boakari YL, Scoggin KE, El-Sheikh Ali H et al. Uterine cervix as a fundamental part of the pathogenesis of pregnancy loss associated with ascending placentitis in mares. Theriogenology. 2020;145:167-75.
14. Fernandes CB, Guimarães CF, Oliveira BMM, Oliveira GC, Oliveira CR, Meirelles MG, et al. Peripartum urogenital disorders in mares. Veterinária e Zootecnia (UNESP). 2014;21:516.
15. Duncan IF. Complications of dystocia in a mare. Aust Vet J. 1992;69(10):260-1.
16. Ginther OJ. Equine pregnancy: physical interactions between the uterus and conceptus. In: Proceedings of the 44th Annual AAEP Convention Proceedings. USA; Baltimore, December 6th to 9th, Baltimore: AAEP; 1998.
17. Vandeplassche MM. The pathogenesis of dystocia and fetal malformation in the horse. J Reprod Fertil Suppl. 1987;35:547-52.
18. Carluccio A, Contri A, Tosi U, De Amicis I, De Fanti C. Survival rate and short-term fertility rate associated with the use of fetotomy for resolution of dystocia in mares: 72 cases (1991-2005). J Am Vet Med Assoc. 2007;230(10):1502-5.
19. Papa FO, Alvarenga MA, Bicudo SD, Meira C, Prestes NC. Modificações na técnica de correção cirúrgica de dilaceração perineal de 3º grau em éguas. Brazilian Journal of Veterinary Research and Animal Science. 1992;29(2):239-50.

CAPÍTULO 8

Neonatologia equina

Bruna da Rosa Curcio
Carlos Eduardo Wayne Nogueira

INTRODUÇÃO

No período final de gestação, nascimento e primeiros dias de vida, o potro é submetido a eventos fisiológicos de adaptação ao meio externo. A ruptura do cordão umbilical desencadeia uma série de processos nessa transição para atender a todas as necessidades fisiológicas do neonato, e este assume funções antes desempenhadas pela placenta, como respiração, nutrição e excreção.[1]

O termo "neonato" é derivado do latim *natus* (nascer) e se refere a um indivíduo recém-nascido durante essa fase de transição fisiológica. Na neonatologia equina é utilizado o mesmo conceito da medicina humana, sendo o neonato precoce até o 7º dia de vida, e o período do 8º até o 28º dia definido como período neonatal tardio. Essas definições têm propósitos clínicos e são relacionadas principalmente à modificação dos parâmetros fisiológicos acompanhados no monitoramento clínico dos potros.

PERÍODO GESTACIONAL E PARTO

O crescimento e o desenvolvimento fetal dependem do ambiente intrauterino responsável pelo fornecimento nutricional, metabólico e demais requisitos endócrinos. Essas necessidades são derivadas direta ou indiretamente da fonte materna (égua) desde o momento da concepção até o parto. Esses conceitos estão relacionados ao processo de programação fetal na espécie equina e podem afetar a interação fetoplacentária, a maturidade e o desenvolvimento do potro neonato.[2] Assim, o monitoramento obstétrico mensal e o conhecimento do histórico clínico da égua durante o período gestacional são elementos fundamentais na avaliação e no prognóstico do neonato.

O processo de adaptação dos sistemas orgânicos do neonato está diretamente relacionado com a maturação final do eixo hipotálamo-pituitária-adrenal, que ocorre nos estágios finais da gestação no equino. Esse processo é uma particularidade da espécie, e sua ocorrência está associada com o incremento de cortisol fetal, somente nas últimas 48 a 72 horas da gestação.[1] O tempo de gestação da égua é em média de 335 dias, com um intervalo de variação fisiológico de 320 a 360 dias, portanto nem todos os fetos estarão prontos para o nascimento aos 335 dias. Essa ampla variação do tempo de gestação e tardia maturação final do potro predispõe à ocorrência de prematuridade/dismaturidade, quando o parto ocorrer no momento inapropriado, de forma espontânea ou induzida.[3-5]

Associar o tempo de gestação com os sinais de proximidade do parto (*i.e.*, desenvolvimento de úbere, relaxamento dos ligamentos sacroilíacos, mudança na concentração de cálcio e pH da secreção mamária) é a estratégia recomendada para identificar o momento do parto. Recomenda-se o monitoramento por profissional capacitado e é indicada a intervenção sempre que forem identificadas intercorrências. A segunda fase do parto é o período crítico, que não deve ultrapassar 30 minutos, e compreende o período desde a ruptura do corioalantoide até a expulsão completa do potro. A terceira e última fase do parto consiste na expulsão da placenta.[6] O exame minucioso do corioalantoide deve fazer parte do protocolo de acompanhamento do parto e do potro recém-nascido. A avaliação inicia pela pesagem das membranas fetais, seguida pela avaliação macroscópica. Nessa etapa, a placenta deve ser estendida em uma superfície limpa e iluminada, em orientação no formato de F (Figura 1), em ambas as faces (coriônica e alantoidiana), para observação da integridade estrutural e identificação de avilosidades, espessamento, secreção e alterações de coloração. Sempre que alterações macroscópicas forem identificadas, deve-se coletar um fragmento da lesão e um fragmento de porção sem alterações da mesma região para avaliação histopatológica.[7]

ADAPTAÇÃO INICIAL AO AMBIENTE EXTRAUTERINO E MONITORAMENTO DO NEONATO

Imediatamente após a expulsão do potro são iniciados os movimentos respiratórios, em geral 30 segundos após o nascimento. O estabelecimento da respiração pulmonar é deflagrado por estímulo químico, térmico e tátil. O fator químico consiste no quadro de

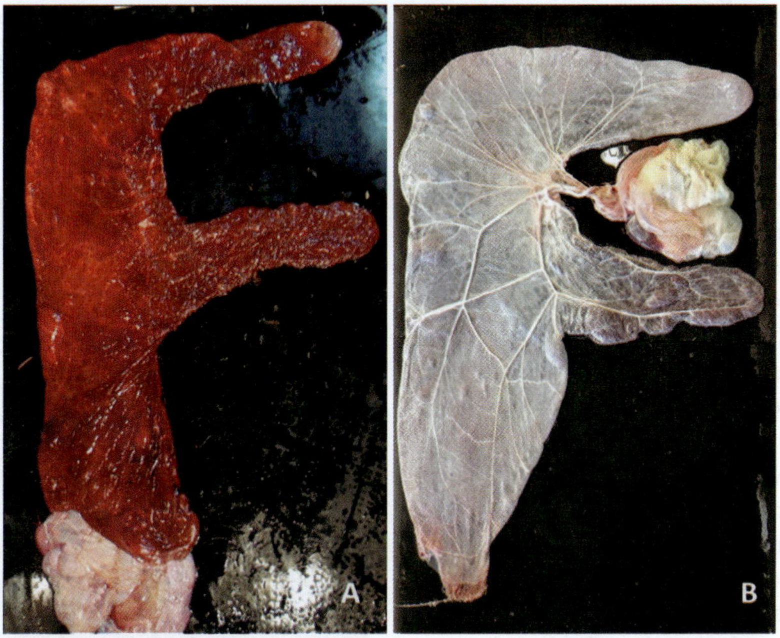

FIGURA 1 Placenta equina disposta em formato de “F”, evidenciando: A) porção coriônica com aparência aveludada e coloração vermelha característica; e B) porção alantoidiana com coloração esbranquiçada, cordão umbilical e âmnio.

hipoxemia, acidose respiratória e hipercapnia, que ocorre durante o parto e estimula o centro respiratório na medula. A diminuição da pressão de O_2 e pH sanguíneo, associada ao aumento da pressão de CO_2, ocorre em razão do início da separação da placenta e da oclusão do fluxo sanguíneo no cordão umbilical, que restringem as trocas gasosas. Outros componentes importantes na sequência são os estímulos térmico e tátil, promovidos pela diminuição brusca da temperatura no ambiente externo, efeitos da gravidade, redução da resistência circulatória antes promovida pela placenta e a compressão torácica sofrida pelo potro durante a passagem pelo canal do parto.[1,6]

A ruptura do cordão umbilical deve ocorrer pela movimentação natural da égua ou do potro, em um tempo médio de 5 a 6 minutos após o nascimento. É importante o parto ocorrer em ambiente adequado e tranquilo, para que a égua permaneça em decúbito durante alguns minutos e assim ocorra a estenose fisiológica do cordão umbilical. Imediatamente após a ruptura é necessária a realização de antissepsia do coto remanescente no abdome do potro. Os produtos mais utilizados são a clorexidina 0,5% e soluções de iodo de 2% a 5%. A antissepsia deve manter uma frequência diária até a completa cicatrização e desprendimento do coto umbilical, ao redor do sétimo dia de vida.

A manutenção da temperatura corporal pelo neonato requer uma considerável demanda energética. A termogênese pode ocorrer com o aumento dos tremores musculares involuntários ou sem a ocorrência dos tremores. Nesse caso, ocorre aumento da produção metabólica de calor e do consumo de oxigênio. Não existem evidências da presença de tecido adiposo marrom em potros neonatos, sendo a reserva de glicogênio endógeno sua fonte energética até o momento em que inicia a ingestão de colostro. Potros fracos e prematuros são suscetíveis a quadros de hipotermia devido a sua débil condição corporal, que caracteriza reduzida reserva energética, atitude apática e consequente baixo consumo de colostro e hipoglicemia. A temperatura corporal de 37,2 a 38,9 °C é considerada fisiológica em potros desde o nascimento até 4 dias de idade.[1,6]

A circulação periférica do potro é avaliada pela observação das mucosas oral e ocular, associada à coloração dos vasos episclerais (Figura 2). A coloração deve ser rósea a partir do primeiro minuto após a expulsão do neonato para o ambiente extrauterino, e o tempo de preenchimento capilar de 2 segundos ou menos. Os parâmetros iniciais de frequência respiratória e cardíaca devem estar, respectivamente, entre 60 e 70 movimentos por minuto e 60 a 120 batimentos por minuto.[1,6]

Em potros, a utilização do escore Apgar modificado[8] (Quadro 1) é utilizado para avaliação de asfixia imediatamente após o nascimento, daí a necessidade de realizar o procedimento de reanimação. Porém, não é um bom indicador para o diagnóstico da extensão das alterações de asfixia, que fre-

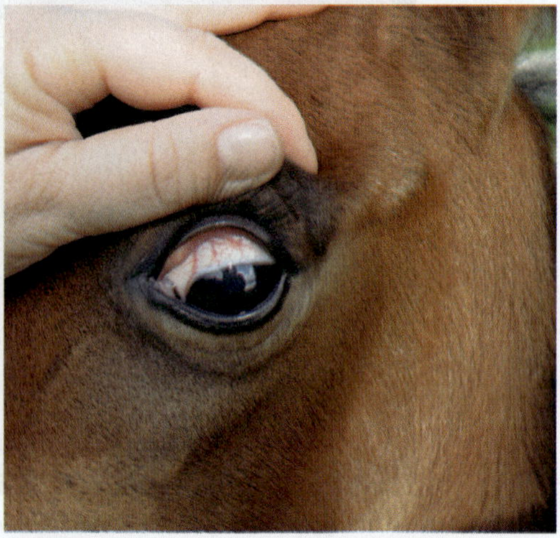

FIGURA 2 Vasos episclerais, de coloração rósea, em potro neonato com 24 horas de vida.

QUADRO 1 Escore Apgar modificado para avaliação de potros de 1-5 minutos de vida

Parâmetros	Escore das avaliações		
	0	1	2
Frequência cardíaca	Indetectável	< 60 bpm	> 60 bpm
Frequência respiratória	Indetectável	Lenta e irregular	Regular, 40-60 mpm
Tônus muscular	Flácido, decúbito lateral	Tônus fraco, decúbito lateral	Decúbito esternal
Estímulo da mucosa nasal	Irresponsivo	Responsivo (careta)	Tosse ou espirro

bpm: batimentos por minuto; mpm: movimentos por minuto.
Fonte: adaptado de Martens (1987).[8]

quentemente ocorrem de forma tardia, em até 72 horas após o nascimento do potro.

Após o somatório do escore dos quatro parâmetros do Apgar (Quadro 1), avalia-se a pontuação final: 7-8: normal; 4-6: asfixia moderada; 0-3: asfixia grave.[6] Associar o Apgar com a avaliação da coloração das mucosas é decisivo para a implementação dos passos de reanimação necessários em cada caso (ventilação pulmonar, massagem cardíaca e/ou utilização de medicamentos vasoativos).

O próximo estágio de adaptação do neonato consiste na ativação de reflexos neuromusculares e comportamentais, essenciais para que o potro permaneça em estação e com condições energéticas de acompanhar os passos da égua, seguindo seus instintos de fuga de predadores. Além do decúbito esternal, o tempo para o potro permanecer em estação demonstra tônus e maturidade neuromuscular. Contudo, o atraso para permanecer em estação deve ser investigado quanto à ocorrência de alterações específicas de origem musculoesquelética como a ossificação incompleta, artrogripose e alterações flexurais graves. A realização do reflexo de sucção e a primeira mamada devem ocorrer nas primeiras 2 horas de vida para que ocorra o fornecimento de energia e a absorção de imunoglobulinas pelo potro. Em geral, potros com pouca habilidade de permanecer em estação e de mamar com 2 horas de vida devem ser avaliados e mantidos em cuidado intensivo.[6,9]

Mecônio são as primeiras fezes de potros recém-nascidos acumuladas durante toda a gestação, composto por secreções intestinais, líquido amniótico ingerido e detritos celulares, têm coloração escurecida e formato arredondado (*pellets*). A maioria dos potros inicia a eliminação de mecônio 2 horas após o parto, em algumas situações demonstrando leve desconforto abdominal. O colostro tem capacidade de estimular a motilidade gastrointestinal e com isso o início da eliminação de mecônio, em média 30 minutos após a ingesta do colostro pelo neonato.[9] Portanto, em um potro que obteve a ingestão adequada de colostro não é necessária a administração de laxantes ou enemas na profilaxia de retenção de mecônio. Mesmo assim, a utilização rotineira de enema comercial, à base de fosfato de sódio, em todos os animais imediatamente após o parto ainda é amplamente utilizada nos criatórios de equinos no Brasil. A completa eliminação pode levar de 12 a 24 horas.

Potros saudáveis apresentam os seguintes tempos para realização dos reflexos após o nascimento: decúbito esternal 5-10 minutos, reflexo de sucção 5-20 minutos, permanecer em estação até 1 hora, mamar na égua até 2 horas e iniciar a eliminação de mecônio até 2 horas. Os tempos desde o nascimento até a observação desses reflexos são utilizados como parâmetros de avaliação objetivos sobre a sanidade e a maturidade dos potros recém-nascidos.[3,4,9] Porém, esses valores podem variar de acordo com a raça e o grau de manipulação no parto.

A avaliação de parâmetros relacionados ao sistema urinário não é realizada rotineiramente. A redução do fluxo de urina pode ser resultado de baixa ingestão de líquido, aumento das perdas de líquido por outros mecanismos, ruptura de bexiga ou comprometimento da função renal. O tempo para a primeira micção após o parto é de 6 horas para os potros machos e de 10 horas para as fêmeas. A taxa de produção de urina no neonato é de 6 mL/kg/hora. A obstrução ou ruptura de alguma porção do trato urinário, cursando com uroperitôneo, é de ocorrência comum em potros machos comprometidos ou em casos de trauma durante o parto.[3,4,6]

TRANSFERÊNCIA DE IMUNIDADE PASSIVA

Macromoléculas, como as imunoglobulinas, presentes no colostro são absorvidas por pinocitose no epitélio intestinal do neonato sem digestão significativa. A captação de imunoglobulinas apresenta absorção máxima imediatamente após o parto, declinando para 22% dessa capacidade no potro com 3 horas de vida e menos de 1% nas 20 horas pós-nascimento. Assim, para que o processo de transferência da imunidade passiva, através do colostro, ocorra de maneira eficiente, é necessário que o potro neonato faça a ingestão de aproximadamente 1 litro de colostro de boa qualidade nas primeiras 6 horas de vida.[10,11]

Um colostro de boa qualidade apresenta aspecto viscoso, coloração amarelada e gravidade específica ≥ 1.060. Na avaliação no refratômetro portátil é realizada a seguinte interpretação:[11]

- Regular: 15% a 20% Brix (28-50 g/dL de IgG).
- Adequado: 21% a 30% Brix (50-80 g/Dl de IgG).
- Muito bom: > 30% Brix (> 80 g/dL de IgG).

Para essa avaliação, deve ser colhida uma amostra de colostro do úbere da parturiente antes de o potro realizar a primeira mamada. Se a égua parturiente não apresentar colostro com concentração adequada de IgG, a indicação é oferecer ao neonato colostro proveniente de banco de colostro.

A falha na transferência da imunidade (FTIP) passiva no potro é definida quando a concentração sérica de IgG estiver inferior a 400 mg/dL entre 12 e 24 horas de vida; já a falha parcial é definida como concentrações de IgG entre 400 e 800 mg/dL. A concentração sérica ideal de IgG no potro que recebeu fornecimento adequado de colostro é superior a 800 mg/dL.[6,10,11] O tratamento para a FTIP é a transfusão de plasma nos 3 primeiros dias de vida, com o objetivo de aumentar a concentração de IgG sérico. A administração de 1 litro de plasma de boa qualidade (≥ 1.200 mg/dL) incrementa de 200 a 300 mg/dL de IgG sérico em um potro de 45 kg (dose 400 mg/dL de IgG recebido incrementa em 575 mg/dL de IgG no soro do potro).[11] Portanto, potros FTIP total devem receber entre 2 e 4 litros de plasma para reposição de IgG. Potros sépticos necessitam de maior quantidade de plasma a ser transfundido, devido à maior permeabilidade vascular e demanda imunológica. A indicação é a utilização de plasma colhido no próprio criatório, proveniente de doadoras com rígido controle sanitário, em detrimento ao plasma equino comercial. A principal vantagem é a oferta de anticorpos específicos para os agentes presentes no ambiente em que o potro se encontra, além do menor custo.

Além das funções nutricionais e do fornecimento de imunoglobulinas, o colostro equino é importante para o estímulo da imunidade local e da maturidade do trato gastrointestinal do potro, em razão de sua composição rica em citocinas, hormônios e fatores de crescimento e da celularidade peculiar (linfócitos, neutrófilos, macrófagos e células epiteliais).[10,11]

PRINCIPAIS ALTERAÇÕES NA PRIMEIRA SEMANA DE VIDA

O conhecimento do histórico e a inspeção, associados ao exame físico completo realizado de forma sistemática na primeira semana de vida, são a chave para a avaliação e a compreensão da evolução do potro neonato. Exames complementares baseados na hematologia básica, bioquímica sanguínea e avaliação de proteínas inflamatórias devem fazer parte desse processo de acompanhamento.[12] Na sequência a descrição das principais alterações clínicas encontradas durante o período neonatal precoce em potros.

Fratura de costela

É considerada comum em potros neonatos e pode frequentemente apresentar-se de forma subclínica, mas potencialmente capaz de causar a morte devido a trauma torácico secundário. Contudo, apresenta baixa incidência no Brasil. A fratura de costela é mais comum em potros com grande peso ao nascer e provenientes de distocias. A maioria das fraturas é identificada na região costocondral das costelas vertebrosternais (verdadeiras) e apresenta um grau moderado de deslocamento. Os sinais clínicos incluem dor leve a moderada, dispneia, apatia, relutância na movimentação, edema e hematoma no local da fratura. As consequências clínicas dessas fraturas incluem morte súbita decorrente de laceração ou punção do coração, causando hemorragia aguda e fatal. Também podem ocorrer lesões pericárdicas e pulmonares levando a hemopericárdio, hemotórax, tamponamento pulmonar e pneumotórax. O diagnóstico geralmente é realizado durante o exame físico, embora a ultrassonografia possa ser utilizada para identificar o local de descontinuidade da(s) costela(s) fraturada(s), detectar hemorragias, lesões pulmonares ou a presença de hérnia intestinal. Radiografias torácicas também podem ser utilizadas no diagnóstico de fraturas de costelas vertebrosternais. O tratamento é baseado na restrição de movimento e analgesia por um período de 1 a 2 semanas. A estabilização cirúrgica com a utilização de placas pode ser necessária, principalmente em casos de fraturas múltiplas na região do tórax.[6]

Retenção de mecônio

A impactação por retenção de mecônio é considerada a principal causa de desconforto abdominal no potro neonato nas primeiras 12 a 96 horas de vida. Condições clínicas que dificultem a ingestão de colostro ou a motilidade gastrointestinal (*i.e.*, imaturidade e síndrome do mal ajustamento) podem impedir o trânsito do mecônio e predispor à impactação. Os sinais clínicos incluem cauda estendida, dorso arqueado, tenesmo, taquipneia, taquicardia, sudorese, dor abdominal (cólica) e distensão abdominal por acúmulo de gás. O diagnóstico é baseado na avaliação clínica, com a identificação de conteúdo endurecido na palpação digital pelo reto. Ultrassonografia e radiografia abdominal simples ou contrastada podem ser realizadas para confirmação do diagnóstico. Deve-se suspeitar de atresia intestinal congênita em potros que não apresentarem passagem de nenhuma quantidade de mecônio e possuírem somente muco na porção distal do reto na palpação digital.[6]

O tratamento clínico de casos leves de retenção de mecônio possui bom prognóstico, consistindo na administração lenta, com sonda de Foley via retal, de 100 a 200 mL de solução de acetilcisteína 4% em água morna. Fosfoenemas comerciais também podem ser utilizados, com a desvantagem de não terem ação mucolítica. A associação de fluidoterapia isotônica intravenosa e anti-inflamatórios não esteroides é necessária em casos de cólica grave. Nesses casos a sondagem nasogástrica para descompressão abdominal e administração de substâncias emolientes e mucolíticas é indicada. A intervenção cirúrgica deve ser considerada se a terapia medicamentosa não for eficiente, especialmente em casos de dor persistente não responsiva a analgésicos, taquicardia persistente, aumento abdominal progressivo e aumento da proteína total no fluido peritoneal (> 2,5 g/dL).[6]

Imaturidade neonatal

O tratamento e o manejo do potro imaturo é um desafio para os clínicos, devido às típicas complicações relacionadas aos sistemas musculoesquelético, nervoso, respiratório e gastrointestinal. A avaliação constante do prognóstico, do custo do tratamento e possíveis complicações deve ser realizada. O potro prematuro é classificado quando o nascimento ocorre antes dos 320 dias de gestação. Apresenta características peculiares de imaturidade, como: baixo peso e altura para a raça, atraso no tempo para realização dos reflexos posturais, pelagem curta e sedosa, chanfro abaulado, orelhas flácidas, persistência do eponíquio de consistência cartilaginosa e lassidão dos tendões flexores (Figura 3). O conceito de potro dismaturo segue a interpretação do tempo de gestação *versus* maturidade neonatal. Portanto, potros nascidos com mais de 320 dias de gestação, que apresentam sinais de imaturidade de forma similar ao descrito para os casos de potros prematuros, recebem a classificação de "dismaturos" e geralmente são provenientes de éguas com gestações de risco.[3,4,6]

Os cuidados básicos na oferta de leite fracionada, manutenção da temperatura corporal e auxílio para permanecer em estação e/ou troca de decúbito são decisivos para a ma-

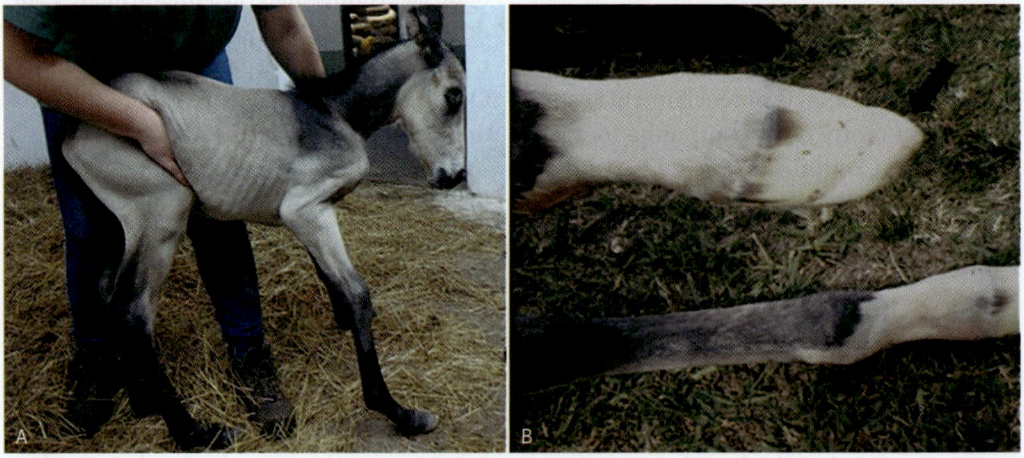

FIGURA 3 Potro neonato apresentando características físicas de imaturidade. A: pelagem curta e sedosa, chanfro levemente abaulado, orelhas flácidas, persistência do eponíquio e lassidão dos tendões flexores. B: eponíquio (seta) de consistência cartilaginosa.

nutenção desses potros. O monitoramento constante da glicemia é imprescindível, preferencialmente acompanhado do hemograma completo e de dosagem de lactato, fluidoterapia isotônica de suporte; se necessário, realizar a reposição de glicose por via intravenosa. A persistência do total de leucócitos inferior a 4.000/μL e a relação neutrófilos:linfócitos < 2:1 indica um prognóstico desfavorável.[4] Deve-se garantir a adequada transferência da imunidade passiva, e administrar plasma sempre que necessário. O plasma nesses casos tem dupla indicação: fonte de IgG e de proteína plasmática total, agindo como excelente expansor plasmático. Devido à suscetibilidade à infecção, é recomendada a administração de antibióticos de amplo espectro e de fluidoterapia isotônica de suporte por via intravenosa.

Em relação ao trato respiratório, é indicado manter o potro em decúbito esternal para reduzir o risco de colapso respiratório, utilizando uma "calha" como suporte, contudo a oxigenoterapia via cânula nasal pode ser também necessária. A imaturidade do trato gastrointestinal é de ocorrência frequente, com hipomotilidade intestinal marcada e irresponsiva à administração de fármacos pró-cinéticos. A oferta fracionada de volumes reduzidos de colostro (iniciando com 50-100 mL a cada hora) é a melhor opção de manejo terapêutico. São ainda complicações secundárias frequentes: alterações musculoesqueléticas (ossificação incompleta e lassidão de tendões flexores), distensão abdominal por acúmulo de gás, entrópio e ulceração de córnea.

SÍNDROME DO MAU AJUSTAMENTO NEONATAL

A síndrome do mau ajustamento neonatal é o distúrbio neurológico que afeta potros nas primeiras 72 horas de vida.[5,13] O mecanismo mais aceito para a patogenia dessa síndrome é a dificuldade no processo de transição da vida intrauterina para a extrauterina, resultante da manutenção de elevadas concentrações de neuroesteroides no potro, em especial a progesterona e os metabólitos relacionados alopregnenolona e pregnenolona. Estes apresentam características neuroinibitórias que mantêm o estado inconsciente do potro durante o período de desenvolvimento fetal (intrauterino).[13] Porém, quando elevadas após ao nascimento, esses potros apresentam alterações neurológicas no comportamento (falha de interação com a égua e o ambiente), redução dos reflexos neurológicos e posturais (reflexo de sucção e de deglutição), dificuldade de termorregulação, estado de consciência e sonolência. Alterações de outros sistemas orgânicos podem, também, estar presentes, como redução da motilidade gastrointestinal e dificuldade respiratória.[5]

O tratamento desses pacientes segue as mesmas orientações dos potros imaturos (alimentação, antibiótico, fluidoterapia, plasma e suporte respiratório), em geral com a adição de uma miscelânea de medicamentos de ação anti-inflamatória, neuroprotetora e antirradicais livres: dimetilsulfóxido, vitamina E, vitamina C, tiamina, alopurinol, cafeína, diazepam e corticosteroides. Contudo, a terapia atualmente mais aceita é a realização da técnica de *Squeeze* (*Madigan Foal Squeeze*),[13] que pode ser utilizada como terapia única ou associada às medicações durante os 3 primeiros dias de vida do potro. Essa técnica consiste na aplicação de uma tensão controlada (20 libras de pressão) em uma corda flexível que envolve o tórax do potro em formato circular. A pressão (*squeeze*) deve permanecer por 20 minutos e provocará um estado de sonolência no potro. Após esse período, reduz-se a pressão na corda, o potro "acorda" e em geral ocorre a remissão dos sinais clínicos descritos. Essa resposta clínica está associada à redução de neuroesteroides e a aumento do hormônio adenocorticotrópico (ACTH). A pressão torácica exercida na corda mimetiza a passagem pelo canal do parto, o que estimula as respostas clínicas e metabólicas.[13]

Sepse neonatal

Pode ser definida como uma doença sistêmica causada pela disseminação hematógena de microrganismos ou de seus subprodutos.

A identificação da via de infecção pode ser difícil, sendo que 50% dos potros desenvolvem a infecção intrauterina e, em geral, a outra metade é infectada no momento do nascimento devido a problemas de higiene do local associados a falha na transferência de imunidade passiva. O primeiro desafio para o médico-veterinário é a identificação precoce do potro séptico. Os sinais clínicos de sepse são dependentes da intensidade e duração do processo, assim como a capacidade de resposta do potro acometido.[14] Alterações nas respostas normais aos reflexos posturais e de comportamento podem ser sugestivas de sepse, seguidas dos sinais de taquicardia, taquipneia, congestão escleral bilateral, petéquias na pina das orelhas, hiperemia da banda coronária e edemas. Podem ocorrer sinais paradoxais e inespecíficos como hipotermia, taquipneia, taquicardia, mucosas pálidas, hipotensão e desidratação. Nos exames laboratoriais de rotina estão marcados aumento do fibrinogênio, leucocitose (> 12.000/μL) ou leucopenia (< 4.000/μL), neutrófilos com inclusões tóxicas, hipoglicemia e aumento de triglicerídeos e colesterol.[14,15]

Quando a resposta à infecção resulta em uma incongruente e exagerada reação inflamatória sistêmica, a situação clínica é definida como síndrome da resposta inflamatória sistêmica (SIRS). É importante salientar que as discussões sobre SIRS são focadas no estímulo do processo infeccioso, porém a síndrome pode ser desencadeada por insultos não infecciosos, como trauma grave, hipotermia ou hipoxemia. A sepse induz à ocorrência de SIRS induzida pela infecção local ou a própria bacteriemia decorrente de sepse. Na avaliação clínica, é importante que o médico-veterinário identifique:[14]

- A rota primária de invasão bacteriana.
- Os sinais clínicos sistêmicos da presença de infecção.
- Se existe a progressão da invasão bacteriana para sítios secundários.
- A ocorrência de sinais de SIRS.

O diagnóstico definitivo é realizado pelo isolamento e identificação da bactéria envolvida, que pode ser realizado pela hemocultura ou pelo isolamento do sítio específico da infecção. A hemocultura, embora seja considerada padrão ouro para o diagnóstico de sepse, apresenta algumas limitações. Resultados negativos não excluem em definitivo a presença de sepse. Em razão dessas limitações, o diagnóstico do médico-veterinário clínico é baseado na definição do histórico, dos sinais clínicos, da avaliação física e dos resultados dos exames laboratoriais de rotina. As avaliações desses achados podem ser pontuadas em tabelas específicas de escore de sepse e auxiliar de maneira objetiva no diagnóstico.[6,14]

A terapia da sepse inclui administração de anti-inflamatórios não esteroides (seletivos ou preferenciais Cox-2), fluidoterapia de suporte e antibioticoterapia de amplo espectro. A combinação de aminoglicosídeos e betalactâmicos garante um dos mais amplos espectros disponíveis para uso em potros sépticos. A amicacina tem ampla cobertura Gram-negativa e atividade contra *Staphylococcus* sp., além de menor toxicidade renal dentro do grupo de aminoglicosídeos. Pode ser combinada com penicilina potássica, ampicilina ou cefalosporinas de primeira geração. A ampicilina é um dos betalactâmicos com melhor espectro em monoterapia, possuindo efeito marcado contra os *Enterococcus*. A associação de amicacina e ampicilina apresenta os melhores resultados, sendo eficaz contra 91,5% dos isolados cultivados de potros sépticos.[14,16]

CONSIDERAÇÕES FINAIS

O período perinatal pode ser definido como uma fase de adaptações fisiológicas na vida do potro. Quando se objetiva avaliar a maturidade e a viabilidade do recém-nascido, deve-se considerar uma avaliação detalhada da égua, durante a gestação e no momento do parto. Em relação especificamente ao potro, a interpretação do histórico e a inspeção, associadas ao exame físico completo realizado de forma sistemática na primeira semana de vida, são a chave para a avaliação, diagnóstico e compreensão da evolução do neonato. Exames complementares baseados na hematologia básica, bioquímica sanguínea e avaliação de proteínas inflamatórias devem fazer parte desse processo de acompanhamento.

REFERÊNCIAS

1. Fowden AL, Forhead AJ, Ousey JC. Endocrine adaptations in the foal over perinatal period. Equine Vet J. 2012;44(Suppl 41):130-9.
2. Chavatte-Palmer P, Peugnet P, Robles M. Developmental programming in equine species: relevance for the horse industry. Animal Frontier. 2017;7(3):48-54
3. Lester GD. Maturity of the neonatal foal. Vet Clin Equine. 2005;21:333-5.
4. Morresey PR. Prenatal and perinatal indicators of neonatal viability. Clin Tech Equine Pract. 2005;4:238-49.
5. Rossdale PD. The maladjusted foal: influence of intrauterine growth retardation and birth trauma. Proceedings of the 50th Annual Convention of the American Association of Equine Practitioners; 2004 Dec 4-7; Denver, USA. AAEP. 2004;50:75-126.
6. Koterba AM, Drummond WH, Kosch PC (eds.). Equine clinical neonatology. Philadelphia: Lea & Febiger; 1990.
7. Schlafer DH. Postmortem examination of the equine placenta, fetus, and neonate: methods and interpretation of findings. Proceedings of the 50th Annual Convention of the American Association of Equine Practitioners, 2004 Dec 4-7; Denver, USA. AAEP 2004;50:144-61.
8. Martens RJ. Pediatrics. In: Mansmann RA, McAllister ES, Pratt PW (eds.). Equine medicine and surgery. 3.ed. v.1. Santa Barbara: American Veterinary Publications; 1987.
9. Kurtz Filho M, Deprá NM, Alda JL, Castro IN, Corte FD, Silva CAM. Parâmetros fisiológicos e etológicos do potro recém-nascido, na raça puro-sangue de corrida. Braz J Vet Res Anim Sci. 1997;34:103-8.
10. Guigere S, Polkes AC. Imunologic disorders in neonatal foals. Vet Clin Equine. 2005;21:241-72.
11. Sellon DC. Neonatal immunity. In: Paradis MR (ed.). Equine neonatal medicine. Philadelphia: Elsevier Saunders; 2006. p.31-8.
12. Axon JE, Palmer JE. Clinical pathology of the foal. Vet Clin Equine. 2008;24:357-85.
13. Aleman M, Weich KM, Madigan JE. Survey of veterinarians using a novel physical compression squeeze procedure in the management of neonatal maladjustment syndrome foals. Animals. 2017;7:1-12.
14. Barton MH. Early recognition of the septicemic foal. Anais Proc Am. Assoc Equine Pract – Focus Meeting first year of life. Austin; 2008. p.101-9.
15. Borba LA, Nogueira CEW, Bruhn FR, Silva GC, Feijó LS, Canisso IF, et al. Peripheral blood markers of sepsis in foals born from mares with experimentally ascending placentitis. Vet Record. 2020;1:1-12.
16. Magdesian KG. Antimicrobial pharmacology for the neonatal foal. Vet Clin Equine. 2017;33:47-65.

CAPÍTULO 9

Inseminação artificial em equinos

Julio Cesar Ferraz Jacob

HISTÓRIA DA INSEMINAÇÃO ARTIFICIAL

É relatado que os árabes realizaram a primeira inseminação artificial (IA) em humanos e cavalos antes do nascimento de Cristo, mas isso não pode ser verificado. Documentos originais dos árabes, datados de cerca de 1322 d.C., indicam que um Sheik árabe desejava inseminar uma de suas éguas com um garanhão de uma tribo inimiga. Para isso mandou que um súdito fosse até o local onde se encontrava o garanhão e roubasse um pouco de sêmen.[1] Então, introduziu uma esponja de algodão em uma égua recém-coberta e o conteúdo seminal da esponja foi diluído em leite de camela e foi introduzido em uma égua em cio. Decorridos 11 meses, nasceu um potro e foi considerado o primeiro animal em que a IA foi praticada com sucesso.

O marco seguinte ocorreu em 1780, quando um padre italiano que se tornou fisiologista chamado Lazzaro Spallanzani conduziu um experimento com sapos e demonstrou que os espermatozoides eram o componente essencial do sêmen necessário para a fertilização. Para comprovar, ele inseminou uma cadela com sêmen de cachorro e produziu com sucesso três filhotes.[2] Mais tarde, Spallanzani passou a inseminar uma égua com sucesso. Ele também colocou um pouco de sêmen de cachorro na neve e descobriu que, embora se tornasse imóvel, a motilidade era restaurada por várias horas quando a amostra era aquecida à temperatura ambiente. Esses dois experimentos estabeleceram as bases para o desenvolvimento da IA e o uso de sêmen resfriado na reprodução animal.

Do final do século XVIII até a década de 1870, muito pouco progresso foi feito, embora seja preciso lembrar que a Europa e os EUA foram envolvidos em uma série de conflitos naquela época. Na década de 1880, Walter Heape, o pai da transferência de embriões, realizou trabalhos de IA em cães e cavalos. Isso levou o professor Pearson, professor veterinário da Universidade da Filadélfia, a escrever para Heape para relatar seus sucessos com a IA em éguas.[1]

O verdadeiro impulso para desenvolver a IA em equinos veio de Il'ia Ivanovich Ivanov, que, em 1909, foi convidado pela Coudelaria Real Russa em São Petersburgo para investigar o potencial da IA.[1,3] Ele começou sua tarefa com grande vigor, estabelecendo laboratórios veterinários sob tutela do Ministério da Agricultura, e, embora os resultados iniciais fossem ruins, exceto quando o haras estivesse sob sua supervisão direta, ele persistiu no aprimoramento da técnica. Muitas pessoas vieram aos laboratórios de Ivanov para serem instruídas na coleta de sêmen e sua inseminação.[4]

O interesse pela IA em equinos também se desenvolveu no Japão e começou em 1913 em pequena escala. Entre as duas guerras mundiais, a IA foi usada extensivamente na Europa Oriental e na Rússia com cerca de 300 mil éguas sendo criadas artificialmente na Rússia em 1939.[5]

Após a Segunda Guerra Mundial, a criação de cavalos com IA recomeçou com intensidade, pois os cavalos eram urgentemente necessários para o transporte.[3]

Mais a leste, as operárias começaram a usar a IA para a criação de cavalos na China e no Japão. Pouco se sabia sobre esse trabalho até que Nishikawa[4] e Cheng[5] publicaram detalhes do número de inseminações que estavam sendo realizadas. Em 1959, cerca de 600 mil éguas foram inseminadas na China.[5] Em 1963, a Quarter Horse Association também permitiu a inseminação na fazenda, uma ação que ajudou na popularidade da raça. Desde então, todos os tipos de associações de raças cederam à demanda do proprietário para que a IA seja permitida em sua raça. No entanto, a comunidade puro-sangue tem mantido com rigidez e firmeza a crença de que o uso de IA seria prejudicial para seus programas de reprodução e para o uso e diversidade de sua população de garanhões.[6]

Durante as décadas de 1970 e 1980, os proprietários de cavalos se interessaram por algumas raças de Warmblood e por cavalos esportivos, pouco encontrados nos EUA. Como o congelamento do sêmen de garanhões não era viável nessa época, o desenvolvimento do sêmen refrigerado transportado entrou em voga.[6]

HISTÓRICO DA VAGINA ARTIFICIAL

A primeira vagina artificial (VA) foi inventada pela professora Amantea de Roma, na Itália, para uso na coleta de sêmen de cachorro em 1914.[1] Para o garanhão, Ivanov e seu grupo, talvez Milovanov, são creditados com o desenvolvimento da VA equina. Milovanov e seus assistentes desenvolveram os precursores das vaginas artificiais de hoje em sua própria oficina, criando um método muito mais adequado de coleta de sêmen do que a esponja ou o saco de borracha.[7]

Seguindo o desenvolvimento da VA russa, outros modelos foram desenvolvidos em Hanover, Alemanha (Goetze), e Cambridge, Reino Unido (Walton). Esses modelos grandes e um tanto desajeitados foram seguidos por um modelo japonês leve de alumínio (Nishikawa). Nos EUA, um modelo do Missouri, que era leve e independente, foi produzido, bem como o modelo pesado do Colorado. O modelo Missouri, por ser leve e barato, tornou-se a VA mais usada.[6]

Uma vantagem é que, por seu baixo custo, permite que uma VA seja comprada, marcada e retida para cada garanhão, reduzindo ainda mais as chances de infecção cruzada decorrente de limpeza inadequada.

No Brasil, há vários modelos de VA, e a maioria foi baseada na VA de Hanover, Alemanha (Goetze), que consiste em um tubo rígido com válvula, um tubo flexível (mucosa), uma camisa sanitária e o copo coletor.

À medida que a IA se tornou mais difundida na criação de Standardbred e Quarter Horse, o uso de manequim para eliminar a necessidade de uma égua tornou-se desejável e mais seguro para o garanhão. Originalmente feito de dois tambores de óleo suspensos em postes, o manequim evoluiu em um dispositivo no qual a VA poderia ser colocada ou um cujo dispositivo de coleta era parte do manequim.[6]

MÉTODOS DE COLETA DE SÊMEN

O sêmen pode ser coletado dos garanhões de quatro maneiras:

1. Uso de preservativo.
2. Ejaculação induzida farmacologicamente.
3. Uso de VA.
4. Manipulação manual do pênis.

Em certas circunstâncias, pode-se optar por qualquer um desses métodos. No entanto, para a coleta rotineira de sêmen para uso comercial, a VA é o método de escolha.[6]

Preservativo

Neste caso, usa-se uma camisa sanitária envolvendo o pênis do garanhão e fixada na base do pênis. Lubrifica-se a extremidade do pênis para facilitar a introdução na vagina de uma égua em estro. Muitos garanhões não toleram a coleta de sêmen usando preservativo. A perda do preservativo e do sêmen também é comum. No entanto, um garanhão ocasional acostumado ao serviço natural pode ser intolerante à coleta de sêmen com VA até que seja treinado adequadamente.[6]

Ejaculação induzida farmacologicamente

Vários esquemas foram publicados para a ejaculação sem cópula de garanhões usando indução química. Os principais fármacos utilizados são: imipramina,[8,11,12] xilazina,[8,11,12] detomidina[13] e prostaglandina (PGF2α),[8] ocitocina. Esses compostos utilizados incluem α-adrenérgicos (xilazina e detomidina) ou estimulam a contração da musculatura lisa genital do garanhão (prostaglandina). Sêmen coletado dessa forma é de baixo volume e concentração muito alta. A ejaculação resultante pode ser usada para criopreservação ou IA de éguas em programa de envio de sêmen resfriado. No entanto, a incapacidade de obter ejaculados em uma programação previsível limita a utilidade comercial desses métodos. Em pôneis experimentais, o sêmen foi coletado em 10 de 24 tentativas usando imipramina e xilazina.[8]

Em casos muito selecionados de debilidade no garanhão, pode ser possível obter amostras de sêmen com o auxílio de agentes farmacológicos.[13] Em fazendas, o sêmen é obtido em cerca de 25% a 30% das tentativas. É importante que o garanhão fique quieto e imperturbável. O tratamento intravenoso deve ser feito de forma silenciosa. Um desses esquemas de sucesso é administrar 2,0 mg/kg de cloridrato de imipramina por via intravenosa. Um garanhão ocasional pode parecer ter alucinações após o uso intravenoso de imipramina. Se a ereção e a ejaculação não forem induzidas em 10-15 minutos, a xilazina é administrada por via intravenosa na taxa de 0,2-0,3 mg/kg. Com o uso de imipramina e xilazina, a ejaculação ocorre em associação com a ereção e a masturbação[14]. Se a xilazina for usada sozinha para induzir a ejaculação, a masturbação e a ereção não ocorrem em associação com a ejaculação. A ejaculação geralmente ocorre quando o garanhão entra ou se recupera do período de sedação ou sono[8]. Este método de coleta de sêmen foi usado em um programa de sêmen enviado resfriado para um garanhão com tenossinovite grave de uma pata traseira. Embora bem-sucedido em cerca de 25% das vezes, o procedimento era demorado e imprevisível para os proprietários de éguas.

Garanhões nervosos com comportamento agressivo, barulho excessivo, luz forte e movimentos bruscos na baia podem levar à diminuição da resposta ao tratamento. Administrações crônicas de antidepressivos tricíclicos também podem refletir em respostar ejaculatória insatisfatória, uma vez que podem estar associadas com a redução da sensibilidade de receptores adrenérgicos centrais e periféricos.[13]

Vagina artificial

A coleta de sêmen usando VA é o método mais amplamente usado em garanhões. Muitos modelos de VA equinos estão disponíveis. Na VA, é colocado água morna, variando a temperatura de 44 a 50 °C. Na maioria dos casos, o diâmetro interno da VA é de 120 mm e pode ser modificado pela adição de água ou ar. As VA mais comercialmente disponíveis podem ser modificadas para permitir a incorporação de um filtro no sistema de coleta de sêmen, se desejado, de forma que sujeira, detritos e gel sejam removidos da amostra de sêmen. Caso contrário, toda a ejaculação pode ser filtrada após a coleta ou o gel pode ser aspirado da amostra com uma seringa. A maior parte dos espermatozoides perdidos durante a coleta é contabilizada no filtro e na fração de gel do sêmen. Entre 25% e 30% dos espermatozoides em uma ejaculação podem ser perdidos no gel e no filtro. Os filtros de poliéster tendem a absorver o fluido seminal, portanto reduzem os espermatozoides recuperados na ejaculação sem gel. Os filtros de náilon não absorvem fluido, mas permitem retenção considerável de esperma na fração de gel.[14]

Um lubrificante é adicionado manualmente ao revestimento interno da VA para alterar o grau de fricção durante a reprodução. Lubrificantes contendo compostos bacteriostáticos ou espermicidas não devem ser usados para lubrificar a VA, porque esses compostos são prejudiciais à motilidade dos espermatozoides. A vaselina ou metilcelulose (HR Lubricating Jelly, Carter Products, Division of Carter-Wallace, Inc, New York, NY) pode ser usada. Tipo ou quantidade inadequada de lubrificante pode afetar qualidade do esperma do garanhão, após exposição curta ou após armazenamento resfriado de sêmen prolongado previamente exposto ao lubrificante.[14]

Um ensaio clínico recente comparou o efeito de quatro lubrificantes "não espermicidas" diferentes na longevidade da motilidade dos espermatozoides. Três dos quatro lubrificantes testados foram prejudiciais à motilidade do esperma. O lubrificante Pre-Seed® (Ing-fertility, Valleyford, WA) não suprimiu a motilidade em comparação com os controles. As possíveis razões para o efeito prejudicial dos lubrificantes incluem hiperosmolaridade e pH não fisiológico. A seleção cuidadosa do lubrificante, bem como a quantidade usada, são fatores importantes no processo de coleta de sêmen. As perdas de esperma durante o processo de coleta foram determinadas com um modelo de AV. Os lubrificantes comumente usados para preparação de VA e coleta de sêmen, como K-Y® Geleia lubrificante estéril Jelly and Priority Care®, podem ser prejudiciais à qualidade do esperma do garanhão e resultar na perda da função espermática. Os lubrificantes Clarity® A.I. Geleia Lubrificante e Geleia Lubrificante HR® foram menos prováveis entre os testados para prejudicar a função do esperma sob condições *in vitro*.[15]

A VA é feita para manter a temperatura interna desejada por um período significativo, para permitir a ejaculação direta no receptáculo de sêmen e para permitir facilidade de manuseio e manipulação pelo operador. Se a VA for grande e pesada, o operador pode ter dificuldade em posicionar a VA em garanhões altos, garanhões não treinados para a VA ou quando a égua se move durante a coleta. É melhor que a VA seja segurada com uma mão, na posição apropriada, enquanto a outra mão é usada para desviar a base do pênis para o lado do manequim ou da égua. Isso é particularmente útil em garanhões que impulsionam com força significativa. Desviar ou estabilizar a base do pênis é estimulante para a maioria dos garanhões e pode ajudar a prevenir hematomas prepuciais durante o processo de coleta.

Falhas na coleta de sêmen são frequentemente associadas a:

- Posicionamento inadequado da VA para o garanhão em particular.
- VA com a temperatura abaixo do "ponto crítico" para o garanhão.
- Manequim ajustado de forma muito baixa.
- Uso de excesso de pressão na vagina.

A VA deve ser mantida paralelamente ao abdome ventral do garanhão e em alinhamento direto com a base do pênis. Dessa forma, evita-se a curvatura ventral ou lateral da haste do pênis. Em certas circunstâncias, pode parecer necessário elevar a temperatura interna da VA para 50 °C para garanhões com dificuldade de ejacular na VA. No entanto, deve-se fazer um esforço para que o cavalo ejacule diretamente no receptáculo de sêmen ou na porção cônica do revestimento da VA para evitar choque térmico no esperma. As células espermáticas expostas ao excesso de calor do revestimento da VA exibem motilidade do tipo circular, têm a longevidade dos espermatozoides reduzida no sêmen bruto e estendido e podem se tornar inférteis. A exposição do sêmen a temperaturas elevadas por pelo menos 10-20 segundos é suficiente para causar danos por choque térmico.

Manipulação manual do pênis

Os ejaculados coletados por manipulação manual do pênis são semelhantes aos ejaculados coletados em VA. Esse método de coleta não teve ampla aceitação em razão de treinamento e destreza exigidos pela pessoa que coleta o ejaculado, e muitos garanhões não conseguem ejacular, a menos que sejam bem treinados para esse método de coleta. Uma grande vantagem desse método é que apenas um ou dois indivíduos são necessários para sua realização. O garanhão geralmente não está em contato direto com uma égua no estro. Não são necessários equipamentos ou instalações especializadas para a coleta de sêmen pelo método de estimulação manual.[15]

Com a estimulação manual da glande para a coleta de sêmen, o garanhão permanece em pé no chão ou é treinado para montar em um manequim. O cavalo é provocado até que ocorra a ereção. O pênis do garanhão é lavado com água morna, porque esse processo também é estimulante para o garanhão. O garanhão pode ser treinado para a coleta em seu estábulo, em um corredor aberto de celeiro ou em um canto do estábulo de criação. Uma égua em estro geralmente está próxima, mas a estimulação da égua para o garanhão é alterada com base na resposta do garanhão. Uma vez que a ereção completa é alcançada, coloca-se a VA no pênis. Faz-se movimento de "vai e vem" com a VA, estimulando assim o garanhão a fazer também esse movimento até que ocorra a ejaculação com o garanhão em estação. Às vezes, uma toalha muito quente é colocada na base do pênis para aumentar a estimulação. Treinar um garanhão para esse método de coleta pode exigir paciência considerável, enquanto outros garanhões aceitam o procedimento prontamente. Garanhões treinados para esse método de coleta de sêmen tornam-se habituados à rotina de imagens, sons e atividades que envolvem a coleta de sêmen. Esses garanhões podem exigir muito pouca estimulação de uma égua.

LOCAL PARA COLETA DE SÊMEN

A área usada para a coleta de sêmen deve ser espaçosa, livre de poeira, limpa e livre de ruídos, animais e pessoas que possam distrair. O tamanho do galpão de reprodução deve ser projetado com a segurança em mente para pessoas e animais, no caso de uma montaria não cooperar ou um garanhão indisciplinado. Garanhões com baixa libido ou relutância para montar são frequentemente encorajados a montar uma égua em estro se a égua puder ser levada lentamente para a frente ou conduzida em um grande círculo. O garanhão experiente e bem treinado pode ser manuseado com segurança em uma área de reprodução de 6 metros quadrados, mas o novato ou garanhão imprevisível ou égua em estro, deve ter uma área de pelo menos 9 metros quadrados. Além disso, a superfície do piso deve proporcionar ao garanhão boa tração, mesmo quando o piso estiver molhado. Muitos garanhões dão manetadas, batem ou dão coice enquanto provocam uma égua, enquanto são lavados ou depois de desmontar. Locais sujo, pó de pedra e aparas devem ser evitados, porque alguns garanhões podem aderir poeira no pênis lavado e úmido pouco antes de montar. Se a área de coleta estiver empoeirada, ela deve ser molhada regularmente. A distância da área de coleta de sêmen ao laboratório deve ser minimizada.

A coleta de sêmen em uma área externa é aceitável na maioria dos casos, mas, às vezes, pode ser comprometida porque outros animais, pessoas e veículos podem causar distração. A temperatura ambiente também pode ter efeito marcante na taxa na qual a temperatura da VA diminui durante os períodos de clima frio ou pode ter efeito adverso na qualidade do sêmen durante o clima quente. A coleta de sêmen pode precisar ser interrompida durante tempestades ou chuva. Em uma área gramada ao ar livre, ela proporciona ao garanhão, à égua e aos tratadores o melhor equilíbrio, geralmente está livre de poeira e permite bastante espaço para segurança.

COLETA FRACIONADA DE SÊMEN

Alguns garanhões podem produzir ejaculados com grandes volumes e baixas concentrações de espermatozoides, com isso pode interferir no resfriamento ou congelamento do sêmen.[16-18]

Além disso, a coleta de sêmen fracionada pode ser usada para investigar a origem da piospermia e/ou hemospermia. Sabe-se que o ejaculado do equino é dividido em três porções: fração pré seminal, (origem da glândula bulbo uretral e próstata), fração espermática (origem das ampolas e próstata) e fração de origem da vesícula seminal. Se a fração pré-espermática apresentar sangue e o pênis não apresenta lesões, pode ser que esse sangue seja oriundo da uretra peniana por fragilidade capilar. Se a fração rica em esperma do ejaculado contiver material purulento e/ou grande número de neutrófilos polimorfonucleares (PMN) estão presentes, orquite, epididimite ou ampulite podem ser suspeitadas.[2] Mas se pus ou sangue vierem na última fração do ejaculado, poderá se tratar de vesiculite. Portanto, a coleta de sêmen fracionada permite identificar a origem da inflamação.[16-18]

A coleta de sêmen fracionada consiste em utilizar uma VA de menor comprimento, 30 a 38 cm e diâmetro em torno de 12 cm. Existem duas formas de coleta fracionada:

1. Vagina menor montada normalmente com a mucosa e uma camisa sanitária acompanhando a mucosa, ou seja, sem copo coletor, para a glande no animal ficar exposta. Quando ocorre o aumento do volume da glande do garanhão, coloca-se um funil acoplado a um Erlenmeyer, de 250 mL aguardando o ejaculado. Assim que ocorrerem os três primeiros jatos, retira-se o funil de perto e desprezam-se os últimos jatos.[19]
2. Outra forma de coleta fracionada envolve uma VA modificada (VA modelo Botucatu medindo 31 cm de comprimento e 13 cm de diâmetro interno). A VA normalmente montada com mucosa, porém

o forro interno de plástico (camisa sanitária), que fica em contato com o pênis do garanhão, é mais longo que o normal (ou seja, 73 cm de comprimento 23 cm de largura), cônico e selado na extremidade, o que não exige frascos de coleta na extremidade da camisa sanitária. Dois assistentes ficam responsáveis por prender o forro plástico da VA utilizando duas pinças (Crile-Kelly 20 cm), com as pontas cobertas por tubos de borracha (3,0 mm de diâmetro), para evitar rasgar a camisa sanitária. Quando se percebe a ejaculação pelas pulsações uretrais na base do pênis, os assistentes são alertados para prender a camisa sanitária. Os jatos ejaculatórios são claramente visíveis, o que possibilita a separação das frações de sêmen durante a coleta.[20]

INSEMINAÇÃO ARTIFICIAL

Tipos de sêmen utilizados

Durante o planejamento para a IA de uma égua, é importante a escolha do tipo de sêmen a ser utilizado, para saber de que forma acompanhar e proceder durante o acompanhamento do ciclo estral da doadora e/ou matriz. Contudo, independentemente, da técnica a ser escolhida, o sêmen deve ser colhido, avaliado e processado para ser usado. Para a colheita, o procedimento mais utilizado é a VA fechada, mas também existe a técnica da VA aberta, cuja principal finalidade é a colheita de sêmen fracionada para avaliação diagnóstica. Dentre os modelos de VA encontrados no mercado, estão as de: Hannover, Colorado, Botucatu, Nishikawa e Missouri. Sendo as mais utilizadas no território nacional a de Hannover e a de Botucatu. Uma outra técnica utilizada quando o garanhão apresenta incapacidade de monta ou disfunção comportamental é a indução farmacológica para obtenção do ejaculado.[21] Portanto, encontram-se disponíveis três tipos de sêmen.[22]

Sêmen fresco

O sêmen *in natura* deve ser colhido e utilizado, imediatamente, no próprio local. Tem como vantagem a economia do uso de diluidor, contudo, como desvantagem, a qualidade espermática não preservada.[23] O sêmen fresco é o colhido do garanhão, que pode ou não ser diluído, não sofre nenhum tipo de processo de resfriamento. O sêmen fresco puro apresenta viabilidade média de 2 horas, enquanto o fresco diluído, de até 6 horas. Esse tipo de sêmen apresenta maior flexibilidade de manejo do controle folicular, do momento e da local de sua deposição.[24,25] A dose padronizada para IA com sêmen fresco em éguas é de 250 a 500 × 10^6 de espermatozoides móveis por dose, para se alcançar índices satisfatórios de prenhez, sendo a dose de 500 × 10^6 de espermatozoides a mais comumente recomendada.[22]

Sêmen resfriado

A dose para o sêmen resfriado deve ter concentração variando de 800 a 1.000 × 10^6 de espermatozoides móveis, volume de até 50 mL, concentração final entre 25 e 50 × 10^6 Sptz/mL e diluição mínima de 2:1 (diluente: sêmen), a qual dependerá da concentração espermática do ejaculado.[25] O sêmen resfriado é aquele colhido, diluído e que sofre processo de resfriamento para 15 °C ou 5 °C, tendo sua viabilidade mantida por até 24 ou 48 horas, respectivamente, de acordo com temperatura. Esse tipo de sêmen, por ser diluído, apresenta como vantagens o tratamento com antibiótico, o que diminui sua carga bacteriana, a diluição dos fatores tóxicos presentes no plasma seminal, a melhora na fertilidade em virtude dos nutrientes, a possibilidade de fracionamento do ejaculado para maior número de éguas e a maior flexibilidade de manejo do controle folicular e para transporte para outros locais.[24,25]

Sêmen congelado

A utilização de espermatozoides criopreservados para IA tem apresentado, na maioria das vezes, menor fertilidade em relação ao sêmen fresco. O sêmen equino congelado apresenta algumas limitações, como variação na resposta pós-descongelação nos parâmetros de motilidade, integridade celular e fertilidade. Essas variações estão relacionadas às metodologias utilizadas no protocolo de congelação, crioprotetores do meio diluente de congelação, inseminações e, principalmente, a variação individual do garanhão ao processo de criopreservação do sêmen.[25] O sêmen congelado é aquele colhido, diluído, centrifugado, novamente suspendido, envasado em palhetas e que passa pelo processo de congelamento, sendo armazenado a -196 °C em botijões com nitrogênio. Nesse caso, a viabilidade do sêmen se torna indeterminada, enquanto congelado, e ao descongelar deve ser depositado o mais rapidamente possível no útero da égua.[24] Esse tipo de sêmen exige manejo mais rígido no controle folicular para detecção do processo de ovulação e deposição do sêmen preferencialmente no ápice do corno uterino ipsilateral à ovulação.[24] Quando se opta pela escolha desse tipo de sêmen, deve-se ficar atento a possíveis repostas inflamatórias após a inseminação quando comparado aos outros tipos de sêmen, pois é depositado um pequeno volume com alta concentração de espermatozoides.[25,26]

Volume e concentração da dose inseminante

O volume e a concentração de espermatozoides na dose inseminante variam de acordo com o tipo de sêmen escolhido. Para o sêmen fresco, o volume varia de 10-30 mL e uma concentração de 300-500 × 10^6 espermatozoides móveis/mL. Para o sêmen resfriado, o volume varia de 5-50 mL e uma concentração de 800-1.000 × 10^6 espermatozoides móveis/mL. Para o sêmen congelado, o volume varia de 0,5-5 mL e uma concentração de 100-200 × 10^6 espermatozoides móveis/mL.[21,25]

Técnica e material para inseminação artificial

A técnica de IA consiste na deposição de sêmen dentro do útero de uma égua. A égua deve estar devidamente contida e ser preparada para a inseminação de acordo com as técnicas de mínima contaminação.[23] A cauda deve ser levantada, contida, podendo ser "ligada", deixando livre a região do períneo. As regiões da vulva e perivulvar devem ser bem lavadas com sabão, depois enxaguadas com água abundante. Este procedimento pode ser repetido até a área estar devidamente limpa e deve-se secar com papel-toalha. O médico-veterinário deve utilizar luva estéril e pegar uma pipeta de inseminação estéril, protegendo a ponta da pipeta com a mão até chegar ao útero. Com uma seringa contendo o sêmen, acoplada à pipeta, abrem-se os lábios da vulva, então a mão deve ser introduzida na vulva da égua, passando-se pela vagina, depois inserindo um dedo na cérvix. O dedo guia a ponta da pipeta, e esta é introduzida no interior do útero. Ato contínuo, o sêmen deve ser depositado no corpo do útero. Os materiais básicos utilizados são pipeta de inseminação, luva de palpação, seringa ou bisnaga plástica para sêmen, sabão e papel-toalha.

Métodos de inseminação artificial

Inseminação artificial no corpo do útero

A técnica de IA no corpo do útero é considerada convencional e a mais utilizada na rotina no campo pela flexibilidade de manejo. É realizada com a deposição do sêmen da região da base do corpo do útero, podendo ser utilizado tanto sêmen fresco quanto resfriado.

Inseminação artificial na ponta do corno uterino

A inseminação na ponta do corno uterino é utilizada principalmente para sêmen congelado em casos de baixo volume, garanhões com baixo número de espermatozoides por inseminação ou quando a égua apresenta problemas reprodutivos que necessitam de baixa dose de sêmen no lúmen uterino. Essa é uma técnica de escolha quando se necessita colocar o sêmen o mais próximo possível da junção uterotubária, pois ocorre redução da dose inseminante. Além do mais, a redução da dose de inseminação pode ser um método alternativo para diminuir a resposta inflamatória endometrial em éguas.[27] A técnica consiste em direcionar a pipeta ao corno uterino ipsilateral ao ovário que sofreu o processo da ovulação com auxílio da mão do inseminador, que é introduzida no reto para identificar a ponta da pipeta no corno uterino desejado. Caso a pipeta esteja na localização incorreta, ela deve ser retirada somente até a porção cranial da cérvix e ser novamente redirecionada ao corno desejado. Assim, o sêmen é depositado na ponta do corno uterino, utilizando-se múltiplas palhetas, dependendo da dose inseminante desejada.

Inseminação artificial por histeroscopia

Nesta técnica, utiliza-se o videoendoscópio, que permite a visualização do lúmen uterino, e a deposição do sêmen é realizada no ápice do corpo uterino. Para que isso ocorra, é introduzido um endoscópio transcervical, que, ao chegar ao útero, é insuflado com ar para distensão do lúmen e direcionamento do aparelho para o corno ipsilateral à ovulação. Com o posicionamento adequado do endoscópio, o sêmen é passado pelo canal de biópsia e depositado de forma lenta próximo à papila tubária para que fique grudado.[28] Esse tipo de técnica é mais utilizado pelas universidades como pesquisa, por ser um exame oneroso para a rotina no campo, necessitar da sedação dos animais para o procedimento e ser indicada somente quando se utilizam doses muito baixas (0,5 mL) para a IA.[29]

Inseminação artificial com pipeta flexível

A técnica que utiliza a pipeta flexível tem o mesmo intuito da histeroscopia, que é direcionar a inseminação ao corno ipsilateral à ovulação. Contudo, constitui-se em técnica mais prática, fácil e barata de se utilizar na rotina no campo. Para efetuar a técnica, deve-se transpassar a cérvix com a pipeta como na IA convencional.[22] Com a pipeta localizada no lúmen uterino, a mão será redirecionada por meio do reto para, por manipulação transretal, realizar seu direcionamento para o corno uterino desejado. Essa técnica requer uma pipeta flexível estéril, que pode ser transpassada diretamente pelo sêmen ou por palhetas contendo o sêmen que serão manipuladas no seu interior com auxílio de um mandril.[29]

Comparação entre as técnicas de inseminação

Inseminações artificiais realizadas um dia antes da ovulação ou dentro das 6 horas após sua ocorrência apresentam maiores taxas de gestação.[29] A deposição do sêmen próximo à junção uterotubária aumenta em 77% a quantidade de espermatozoides que entram no oviduto ipsilateral à ovulação quando comparada com a deposição de sêmen no corpo do útero com 53% aumentando assim a taxa de fecundação.[30] Foi verificado que inseminações no ápice do corno uterino apresentavam melhores taxas de gestação (30% a mais) do que quando a inseminação é realizada no corpo do útero, se utilizadas baixas doses de sêmen.[29] A inseminação de baixo volume é um método alternativo para diminuir a resposta inflamatória endometrial nas éguas. Contudo, a utilização da histeroscopia apresentou maior reação inflamatória local, provavelmente proveniente da intensa manipulação uterina gerada pela técnica.[31]

Momento da inseminação artificial

Em muitos haras que fazem uso da IA e não fazem controle folicular, as éguas são inseminadas em dias alternados, começando no segundo ou terceiro dia do estro, até que não exibam mais os sinais de estro. Quando se faz o acompanhamento folicular, normalmente quando o folículo pré-ovulatório atinge diâmetro > 35 mm, a ovulação é induzida com a utilização de hormônios e 24 horas após faz-se a IA com sêmen fresco ou resfriado.

Quando o sêmen de garanhões férteis é usado, eventualmente podem ser obtidas taxas de prenhez aceitáveis quando as éguas são inseminadas 72 horas antes da ovulação.[32] Na utilização do sêmen fresco ou resfriado, ele é depositado na base do corpo uterino. Porém, quando se utiliza sêmen congelado, é indicado o acompanhamento preciso do desenvolvimento folicular para que a IA ocorra o mais próximo possível da ovulação ou dentro de no máximo 6 horas depois. Já nessa situação, o sêmen é depositado no ápice do corno uterino.[33]

Limitar o número de inseminações melhora a eficiência geral do programa de reprodução e reduz o risco de contaminação iatrogênica do trato reprodutivo da égua. A redução da contaminação uterina é especialmente importante quando são criadas éguas com maior suscetibilidade a infecções uterinas. Idealmente, exames regulares do trato genital devem ser realizados para prever com mais precisão o tempo de ovulação esperado, de modo que o número de inseminações necessárias seja minimizado.[30] Para a maioria dos garanhões, o objetivo deve ser inseminar cada égua uma vez dentro de 48 horas antes da ovulação. Se uma égua não ovulou após ter sido inseminada 48 horas antes, ela deve ser inseminada novamente (Quadro 1).

Sucesso da inseminação artificial

O sêmen do garanhão é normalmente depositado diretamente no trato reprodutivo da égua no momento da inseminação; portanto, se alguém planeja coletar sêmen para armazenamento e transporte, é necessário estar totalmente ciente da vulnerabilidade dos espermatozoides ao ambiente externo. Os espermatozoides são muito sensíveis a muitos fatores ambientais, incluindo temperatura, luz, traumas físicos e uma variedade de produtos químicos.

Como também saber escolher qual tipo de sêmen, dose, o método a ser utilizado de acordo com a disponibilidade e a fertilidade da égua. Utilizando materiais adequados, livres de contaminação e, o mais importante,

QUADRO 1 Vantagens da inseminação artificial

1. Anulação das restrições geográficas, logo, com a utilização da IA, pode-se fazer uso de coberturas de garanhões distantes das doadoras de embrião ou matrizes
2. Diminuição das chances de contaminação por infecções sexualmente transmissíveis
3. Redução da predisposição à endometrite pós-cobertura com menor volume de sêmen
4. Diminuição dos riscos de acidente quando o garanhão tenta cortejar a égua, mas ela não se encontra no momento de aceitação do estro
5. Aumento do número de doses inseminantes por ejaculado, englobando maior número de éguas a serem inseminadas no mesmo dia
6. Possibilidade de uso em éguas com problemas reprodutivos, que necessitam de baixas doses de sêmen intrauterino
7. Utilização de garanhões com baixa qualidade espermática
8. Utilização de sêmen congelado de garanhões que vieram a óbito
9. Acompanhamento da qualidade espermática do garanhão por conta das coletas regulares para a inseminação

Fonte: Morel, 20203[3]; England, 2008.[34]

o momento da inseminação. A fertilidade do rebanho terá influência direta nos resultados.

REFERÊNCIAS

1. Perry EJ. The artificial insemination of farm animals. New Brunswick: Rutgers University Press; 1968.
2. Spallanzani A. Dissertazioni di fisica animale e vegetabile. Modena: Presso La Societa Tipografica; 1780.
3. Tischner M. Artificial insemination in horses: a review of current status quo. Equine Vet Ed. 1992;4:89-92.
4. Nishikawa Y. Studies on reproduction in horses. Kyoto: Koei; 1959.
5. Cheng PL. The present situation of artificial insemination in horses in China and some investigations on increasing conception rates of mares and breeding efficiency of stallions. Acta Vet Zootechnol Sen I. 1962;5:29-34.
6. McKinnon AO, Squires EL, Vaala WE, Varner DD. Equine reproduction. 2.ed. v.1. New Delhi: Blackwell; 2011. p.1261-77.
7. Demick DS, Voss JL, Pickett BW. Effect of cooling, storage, glycerolization and spermaotzoal numbers on equine fertility. J Anim Sci. 1976;43:633-7.
8. McDonnell SM, Love CC. Xylazine-induced ex copula ejaculation in stallions. Theriogenology. 1991;36:73-6.
9. Johnston PF, DeLuca JL. Chemical ejaculation of stallions after administration of oral imipramine followed by intravenous xylazine. Proc AAEP. 1998;43:59-62.
10. McDonnell SM. Oral imipramine and intravenous xylazine for pharmacologically-induced ex copula ejaculation in stallions. Animal Reproduction Science. 2001;68(3-4):153-9.
11. Rowley DD, Lock TF, Shipley CF. Fertility of detomidine hcl-induced ex copula – ejaculated stallion semen after storage at 5°C. AAEP Proceedings. 1999;45:221-3.
12. Cavalero TMS, Papa FO, Schmith RA, Scheeren VFC, Canuto LEF, Gobato MLM, et al. Protocols using detomidine and oxytocin induce ex copula ejaculation in stallions. Theriogenology. 2019;140:93-8.
13. McDonnell SM. Ejaculation: physiology and dysfunction. Veterinary Clinics of North America: Equine Practice. 1992;8(1):57-70.
14. Serafini R, Ghosh S, Love CC, Medrano JMR, Teague SR, LaCaze KA, Varner DD. Effect of artificial vagina lubricants on stallion sperm quality. Theriogenology. 2019;139:121-5.
15. Crump J, Crump J. Stallion ejaculation induced by manual stimulation of the penis. Theriogenology, 1989;31(2):341-6.
16. McKinnon AO. Enfermedades y alteraciones de padrillos en servicio. III Congr. Argentino Reprod. Equina; 2013. p.64-77.
17. Tibary A, Rodríguez JS. Causes and management of subfertility in stallions. Congr Argentino Reprod. Equina; 2009. p.1-8.
18. Kareskoski A, Reilas T, Andersson M, Katila T. Motility and plasma membrane integrity of spermatozoa in fractionated stallion ejaculates after storage. Reprod Domest Anim. 2006;41:33e8.
19. Klug E, Sieme H. Samenübertragungbeim pferd in theorie und praxis. Hannover: Verlag; 2003.
20. Oliveira SN, Andrade LRP, Silva LFMC, Araújo SEAB, Rayashi RM, Segabinazzi LGTM, et al. Fractionated semen collection as a tool to rescue fertility in stallions with seminal vesiculitis. Theriogenology. 2020;157: 110-20.
21. Pycock JF et al. Equine reproduction: advances in artificial insemination techniques. Veterinary Times. 2011;41(8):16-8.
22. Kenney RM, Bergman RV, Cooper WL. Minimal contamination techniques for breeding mares: technique and preliminary findings. In: Proceedings of the 22nd Annual Convention of the American Association of Equine Practitioners (AAEP): Lexington, KY, USA, 1975.
23. Brinsko SP, Blanchard T, Varner D, Schumacher J, Love C, et al. Manual of equine reproduction-e-book. Missouri: Elsevier Health Sciences; 2010.
24. Canisso IF, et al. Inseminação artificial em equinos: sêmen fresco, diluído, resfriado e transportado. Revista Acadêmica Ciência Animal. 2008;6(3):389-98.
25. Papa FO. Reprodução de garanhões. São Paulo: Medvet; 2020. 319p.
26. Katila T. Effect of the inseminate and the site of insemination on the uterus and pregnancy rates of mares. Animal Reproduction Science. 2005;89(1-4):31-8.
27. Gomes GM, et al. Can sperm selection, inseminating dose, and artificial insemination technique influence endometrial inflammatory response in mares? Journal of Equine Veterinary Science. 2019;73:43-7.
28. Aurich C. Low advances in artificial insemination. In: Proceedings of the 9th International Congress of World Equine Veterinary Association – WEVA. Marrakech, Morocco; 2006. p. 230-4.
29. Miller CD. Optimizing the use of frozen-thawed equine semen. Theriogenology. 2008;70(3):463-8.
30. Leblanc MM, Causey RC. Clinical and subclinical endometritis in the mare: both threats to fertility. Reproduction in Domestic Animals. 2009;44:10-22.
31. Brinsko SP, Varner DD. Artificial insemination, and preservation of semen. Veterinary Clinics of North America: Equine Practice. 1992;8(1):205-18.
32. Love CC, Brinsko Steven P, Rigny Sherri L. Manual of equine reproduction. 2.ed. St. Louis: Mosby. 2003. 253p.
33. Morel MCGD. Equine reproductive physiology, breeding and stud management. Wallingford: CABI; 2020.
34. England G. Fertility and obstetrics in the horse. Oxford: John Wiley & Sons; 2008.
35. Rigby S, et al. Oviductal sperm numbers following proximal uterine horn or uterine body insemination. In: Proceedings of the American Association of Equine Practitioners. 2000. p.332-4.

CAPÍTULO **10**

Tecnologia de embriões em equinos

Elisa Sant'Anna Monteiro da Silva

INTRODUÇÃO

A coleta seguida da transferência de embriões (TE) em equinos foi relatada pela primeira vez em 1972.[1] No entanto, a técnica começou a se expandir há aproximadamente trinta anos, quando houve demanda comercial para seu emprego, principalmente na Argentina. Atualmente, a TE na espécie equina é uma biotécnica amplamente utilizada no mundo. De acordo com o último relatório da Sociedade Internacional de Transferência de Embriões (IETS, 2021), o Brasil lidera a produção de embriões *in vivo* e a Itália, a produção de embriões *in vitro*.

A princípio o termo TE era empregado para se referir às etapas de: inseminação da doadora; posterior lavagem uterina para recuperação de um possível embrião; identificação, avaliação e manipulação deste; e, por fim, realização da transferência em si para uma égua receptora. Portanto, a TE em equinos se referia principalmente à produção de embriões *in vivo*. Por alguns anos, essa técnica de TE, considerada convencional, foi indicada para éguas com histórico de sucessivas falhas em tornarem-se gestantes, ou que se tornavam gestantes mas apresentavam perdas embrionárias ou fetais consecutivas. Atualmente, várias são as vantagens e indicações para a realização da TE convencional, como: obtenção de vários potros por ano de éguas geneticamente superiores, obtenção de produtos de animais que estão em atividades esportivas e, ainda, obtenção de produtos de potras.[2]

Com o recente avanço das técnicas de produção de embriões equinos no laboratório, como os produzidos por injeção intracitoplasmática de espermatozoides (ICSI), a TE, em seu sentido literal, também tem sido empregada para a transferência dos embriões produzidos *in vitro*. As indicações para produção e transferência de embriões produzidos *in vitro* incluem falhas em obter embriões de éguas mais velhas pelo método de TE convencional (produção *in vivo*), afecções do sistema reprodutor como problemas uterinos ou defeitos de cérvix, éguas que falham em ovular normalmente, entre outras. Além disso, é possível produzir e transferir embriões de éguas com indicação de eutanásia ou que morrem subitamente, por meio da recuperação de oócitos e da produção *in vitro* dos embriões.[3]

Apesar dos avanços, ainda existem limitações para o emprego das tecnologias de embriões em equinos, principalmente quando comparadas às tecnologias empregadas em bovinos. A TE em bovinos é muitas vezes realizada em doadoras submetidas a protocolos de superovulação e grande porcentagem dos embriões é congelada para ser transferida posteriormente. Nos equinos, ainda não está disponível comercialmente um produto eficiente e que forneça resultados consistentes para realizar a superovulação, mesmo após anos de pesquisa. Quanto ao congelamento de embriões, resultados satisfatórios têm sido obtidos apenas recentemente com a produção *in vitro* dos embriões, os quais são menores que os *in vivo*.[4] Além disso, ainda há restrições por parte da associação dos criadores do Puro-Sangue Inglês quanto ao emprego das biotecnologias na raça.

Neste capítulo serão apresentadas as principais tecnologias de embriões em equinos, desde as etapas envolvidas na produção *in vivo* de embriões, considerações sobre a produção *in vitro*, preparo de receptoras, até os métodos de transferência existentes.

PRODUÇÃO *IN VIVO* DE EMBRIÕES

A produção *in vivo* de embriões inclui o manejo com a égua doadora, a coleta do(s) embrião(ões), avaliação e processamento embrionários e, por fim, a transferência do(s) embrião(ões) para as éguas receptoras. A TE será abordada no último tópico, após a apresentação da produção *in vitro* de embriões.

Manejo de doadoras

As doadoras de embriões são normalmente selecionadas pelos proprietários e não pelos médicos-veterinários. No entanto, o médico-veterinário responsável deve orientar o proprietário quanto à importância da criteriosa avaliação da doadora. Fatores como idade, raça, histórico, condição geral de saúde e condições reprodutivas devem ser levados em consideração para um melhor prognóstico quanto à fertilidade da doadora.

Após a seleção e a avaliação da égua doadora, o manejo se inicia com o controle do crescimento folicular por meio da palpação transretal e do exame ultrassonográfico. Uma vez que o maior folículo atinge diâmetro aproximado de 30 mm, é aconselhado o monitoramento diário até que o folículo atinja diâmetro pré-ovulatório. Quando associado à presença de edema uterino alto, recomenda-se induzir a ovulação para melhor programar o momento da inseminação artificial/cobertura. O uso dos indutores de ovulação é bastante rotineiro na reprodução equina. Os agentes mais utilizados são a gonadotrofina coriônica humana (hCG) e os análogos do hormônio liberador de gonadotrofinas (GnRH), os quais levam à ovulação em aproximadamente 36 a 44 horas após a administração, quando os pré-requisitos para o adequado funcionamento são respeitados (presença de folículo pré-ovulatório e edema uterino alto).

Além dos indutores de ovulação, agentes que induzem a múltipla ovulação, ou pelo menos dupla ovulação, também podem ser administrados nas éguas doadoras. Com uma única ovulação, a taxa média de recuperação embrionária por coleta é de 70%.[4] Aumentando-se o número de ovulações por ciclo, aumentam-se as chances de recuperar pelo menos um embrião por lavado uterino. Nos últimos anos, vários trabalhos têm relatado o uso de diferentes hormônios e protocolos para induzir dupla ou múltipla ovulação na espécie.[4] Embora alguns resultados tenham sido promissores, ainda não existe um hormônio para equinos eficaz e que produza resultados consistentes de dupla ou múltipla ovulação disponível no mercado.

Uma vez induzida a ovulação, o momento para realizar a inseminação depende do tipo de sêmen a ser utilizado (fresco diluído, refrigerado ou congelado), podendo ser pré-ovulação (sêmen fresco, refrigerado ou congelado) ou pós-ovulação (mais comumente sêmen congelado). É muito importante determinar o momento ou dia da ovulação, considerado como dia zero (D0), já que o dia da coleta do embrião é programado de acordo com o dia da ovulação e, ainda, a sincronização doadora-receptora também se baseia no conhecimento do dia da ovulação da doadora. Além de verificar a ovulação, também é recomendado observar se há presença de líquido intrauterino por meio do exame ultrassonográfico, para que os devidos tratamentos possam ser administrados se necessário.

Coleta de embriões

A coleta de embriões pode ser realizada entre 6 e 10 dias pós-ovulação, embora os mais comumente escolhidos sejam os dias 7, 8 e 9. A recuperação embrionária não deve ser realizada antes do dia 6, uma vez que o embrião ainda não chegou ao útero, assim como não é recomendada a partir do dia 10, já que o embrião atinge diâmetro muito grande (≥ 2 mm) e há mais chances de ruptura durante a manipulação e a transferência. O procedimento para coleta é o lavado uterino transcervical, utilizando sonda de silicone contendo um balonete inflável em uma extremidade, o qual é inflado após a passagem pela cérvix e posicionado na porção mais caudal do corpo do útero; e um conector na outra extremidade para acoplar o equipo em Y. Em uma das extremidades do equipo se conecta a solução para o lavado uterino, enquanto na outra se adapta o filtro coletor de embriões (Figura 1A).

Normalmente são infundidos 3 a 4 litros de solução (no Brasil frequentemente se utiliza o Ringer com Lactato) no útero, sendo necessário aproximadamente 1 litro para preencher o corpo e os dois cornos uterinos (dependendo do tamanho uterino), antes de recuperar o líquido infundido para o filtro coletor, por meio da gravidade e da massagem uterina. O embrião pode ser visualizado macroscopicamente no interior do filtro após o primeiro lavado (Figura 1B), assim como pode não ser até o último lavado, o que depende principalmente do tamanho do embrião, da quantidade de debris uterinos e do aspecto do líquido recuperado (Figura 1C).

Ao final do último lavado, muitos profissionais optam por administrar ocitocina (10 a 20 UI intravenoso) para auxiliar na contração uterina e na drenagem do líquido presente no interior do útero, associado a massagem uterina. Após o término, o balonete é desinflado e a sonda removida, atentando para que todo o conteúdo ainda presente no sistema seja drenado para o interior do filtro. Este deve ser então levado ao laboratório para localização e/ou avaliação do embrião. É aconselhada a administração de prostaglandina F2α à doadora após a coleta, seja para causar a regressão do corpo lúteo (CL) e permitir o início de um novo estro, antecipando o próximo manejo com o animal, seja para garantir a regressão do CL e evitar o estabelecimento de uma gestação, caso o embrião tenha permanecido no útero mesmo após as tentativas de coleta.

ANÁLISE E PROCESSAMENTO DO EMBRIÃO

A identificação, avaliação e manipulação do embrião devem ser realizadas em laboratório, devidamente higienizado e que contenha o material necessário para trabalhar com embriões equinos. No laboratório, se o filtro utilizado para a coleta já não for próprio para identificação direta do embrião (maior diâmetro e gradeado – Figura 1B) sob o microscópio estereoscópico ou lupa, o conteúdo deste deve ser transferido para uma placa de Petri, medindo em torno de 100 × 20 mm, para que a identificação e a avaliação possam ser realizadas (Figura 1D).

Idealmente, os embriões devem ser avaliados quanto ao estágio de desenvolvimento, tamanho e qualidade.[5] O estágio de desenvol-

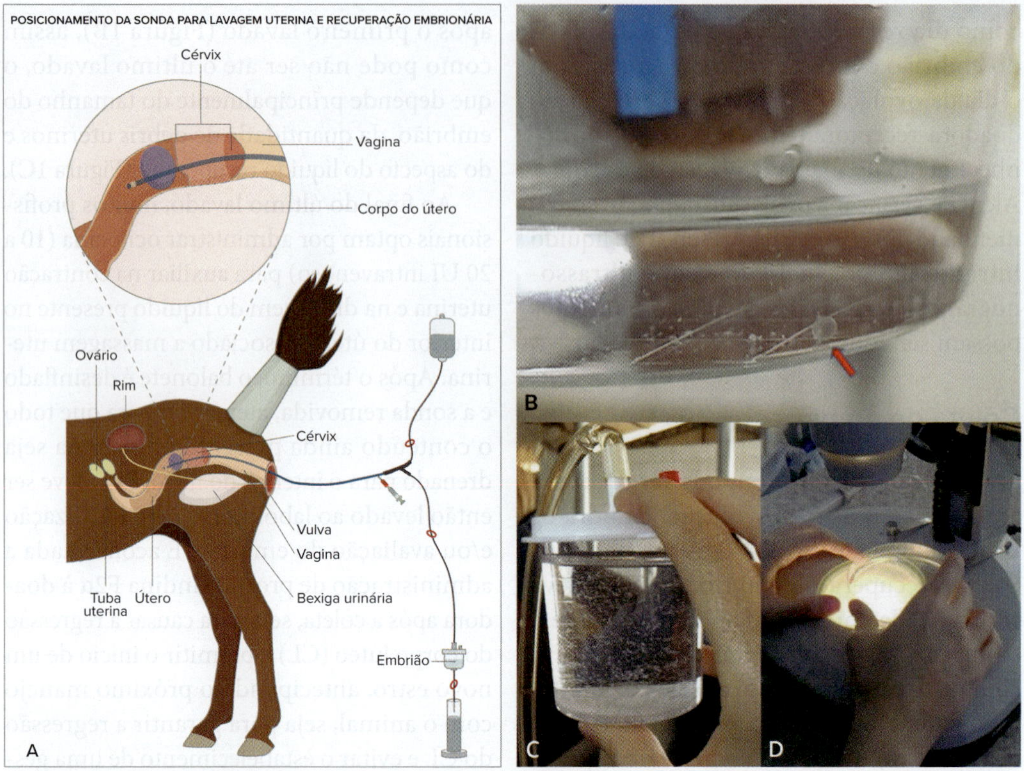

FIGURA 1 Painel ilustrativo e fotográfico do procedimento de coleta e localização do embrião equino. A: ilustração de um sistema comumente utilizado para a lavagem uterina e a recuperação embrionária, contendo sonda de silicone (azul), com uma extremidade posicionada na porção caudal do corpo do útero, já com o balonete inflado pela introdução de ar pela seringa; a outra conectada ao equipo em Y (preto), localizada externamente ao animal; solução para lavado (na extremidade superior do equipo); filtro coletor (extremidade inferior do equipo); e proveta, logo abaixo do filtro, para avaliar se a quantidade de líquido que está sendo recuperada corresponde à que foi infundida. B: embrião equino visível (seta vermelha), com aproximadamente 9 dias, no interior do filtro de coleta gradeado e de maior diâmetro. C: líquido uterino recuperado em filtro coletor não gradeado e de menor diâmetro, apresentando maior quantidade de debris uterinos. D: procura de embrião em placa de Petri, utilizando uma lupa, após lavado uterino.

vimento e o tamanho são comumente relacionados com a idade ou o número de dias após a ovulação (Figura 2), embora essa relação não seja compatível em algumas situações. A qualidade é avaliada de acordo com a morfologia e quantificada por meio de um sistema de escore (1: excelente; 2: bom; 3: pobre; e 4: degenerado ou morto), baseado no tamanho, formato, cor, aparência do trofoblasto e massa celular interna, entre outros.[4] A maioria dos embriões equinos é de boa qualidade (> 75%), provavelmente devido ao transporte seletivo de embriões viáveis pela tuba uterina e papila úterotubárica.[5] No entanto, oócitos não fecundados podem ser eventualmente encontrados e confundidos com embriões no estágio de mórula.[5]

Após identificação e avaliação, o embrião deve ser lavado a fim de remover restos celulares e possíveis microrganismos presentes no líquido uterino recuperado da doadora. A lavagem normalmente consiste em preparar uma

Estágio de desenvolvimento	Tamanho (μM) e idade (em dias pós-ovulação) aproximados	Descrição	Imagem representativa
Mórula	▪ 150-200 ▪ Dias 6 a 6,5	▪ Massa sólida de blastômeros, que inicialmente são grandes e posteriormente sofrem compactação e diminuem de tamanho ▪ Presença de zona pelúcida espessa ▪ Quando manipulado, rola facilmente	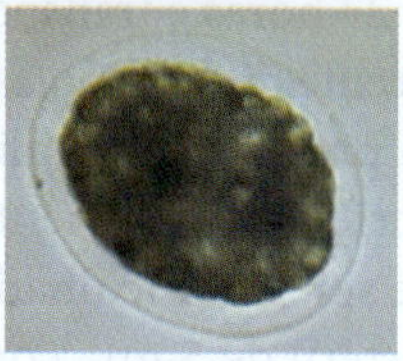 *
Blastocisto inicial	▪ 150-250 ▪ Dias 6 a 7	▪ Início da formação da blastocele (cavidade com líquido) ▪ Presença de zona pelúcida espessa ▪ Diâmetro parecido com o da mórula	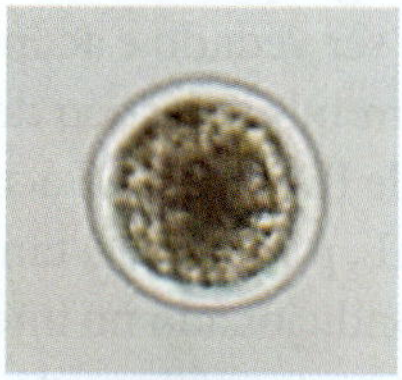 **
Blastocisto	▪ 150-300 ▪ Dias 7 a 8	▪ Blastocele preenche quase a totalidade do embrião ▪ Massa celular interna distinta e bem visível ▪ Cápsula fina presente entre o trofoblasto e a zona pelúcida	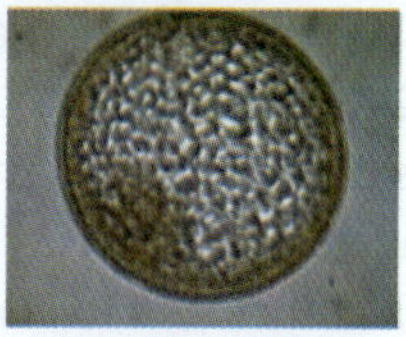 *
Blastocisto expandido	▪ 300 a > 1.000 ▪ Dias 7 a 11	▪ Grande blastocele circundada por fina camada de trofoblasto ▪ Na maioria dos casos, a zona pelúcida está ausente ▪ A cápsula pode estar firmemente aderida ao embrião ou levemente descolada	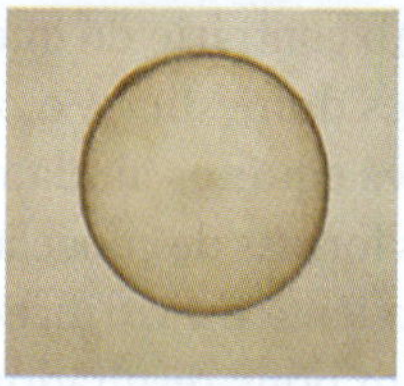 **

FIGURA 2 Classificação dos embriões equinos de acordo com o estágio de desenvolvimento, incluindo tamanhos e idades aproximados, descrição e imagens representativas correspondentes.
Fonte: *McCue e Ferris (2009).[5] **Imagens gentilmente cedidas pelo Médico-Veterinário Pedro Sanches Oquendo – Gallop Medicina Veterinária Equina, Uberlândia/MG.

placa de Petri com aproximadamente 10 gotas de meio de manutenção e transporte (*holding*) e na transferência do embrião de uma gota a outra, utilizando palhetas de 0,25 ou 0,5 mL, lembrando de trocar a palheta a cada 2 ou 3 gotas para não transferir sujidades juntamente com o embrião. Outra alternativa disponível é realizar a lavagem em placas que já vêm com poços fundos, preenchendo os poços com meio *holding* e realizando as passagens do embrião de um poço ao outro. Ao término do lavado, o embrião é transferido para o interior de outra placa de Petri de menor dimensão (35 × 10 mm), contendo também o meio *holding*, no qual permanece até ser acondicionado em dispositivo próprio para transferência à receptora ou até ser processado para posterior transferência (refrigerado ou congelado).

Quanto ao processamento, o embrião equino pode ser refrigerado ou congelado. A refrigeração a 5 °C é utilizada quando há necessidade de armazenar os embriões por 12 a 24 horas e transportá-los para um local diferente onde estão as receptoras. Uma técnica prática para realizar a refrigeração foi descrita anteriormente, em que o embrião deve ser acondicionado em um tubo plástico estéril de 5 mL, contendo 4 mL de meio *holding* aquecido a 37 °C. O tubo de 5 mL deve ser vedado e acondicionado no interior de um tubo plástico de 50 mL, contendo 44 mL de Ringer com Lactato a 37 °C. O tubo de 50 mL, por sua vez, também deve ser vedado e acondicionado no interior de um sistema de transporte refrigerado passivo que atinja até 5 °C, que deve chegar ao local de destino em até 24 horas. As taxas de gestação são similares entre embriões transferidos a fresco ou refrigerados por até 24 horas, principalmente se os embriões são classificados como grau I após a coleta.[6]

Ao contrário do que ocorre em outras espécies domésticas, o congelamento de embriões equinos ainda não é rotina. Existem duas formas de congelar os embriões: congelação lenta ou vitrificação. Os dois métodos geram bons resultados apenas se aplicados a embriões pequenos, ou seja, mórulas ou blastocistos iniciais < 300 µM.[4] Em relação aos embriões > 300 µM, foram relatadas baixas taxas de gestação nos últimos anos, variando entre 0 e 38%, independentemente da técnica de criopreservação utilizada.[7] Vários fatores têm sido atribuídos a essa baixa taxa de sucesso em embriões equinos, principalmente os maiores, quando comparado aos embriões de outras espécies: grande volume da blastocele, maior tamanho e maior número de células, intensa atividade mitótica, alteração na expressão da proteína de membrana aquaporina e o desenvolvimento da cápsula acelular glicoproteica.[7]

A recuperação de embriões pequenos (< 300 µM) é um desafio na rotina do médico-veterinário que atua na reprodução de equinos, já que requer exames ultrassonográficos frequentes e a determinação da hora exata da ovulação.[4] Além disso, mesmo realizando uma boa programação, embriões colhidos exatamente na mesma hora após a ovulação podem apresentar número de células e tamanhos variados.[8] Recentemente foram desenvolvidos procedimentos para colapsar blastocistos equinos utilizando micromanipulador ou método manual (com agulhas) para reduzir o volume da blastocele em aproximadamente 90% antes de realizar a vitrificação, a fim de melhorar a eficiência da criopreservação e as taxas de gestação. Com a utilização do micromanipulador, as taxas de gestação pós-vitrificação e reaquecimento foram similares às obtidas com embriões pequenos, no entanto é necessário possuir o equipamento ou enviar os embriões para laboratórios que o possuam.[9] Utilizando o método manual, as taxas de prenhez foram insatisfatórias.[10] Estudos adicionais são necessários para aprimorar a técnica e melhorar as taxas de criopreservação de blastocistos equinos (> 300 µM).

PRODUÇÃO *IN VITRO* DE EMBRIÕES

O primeiro potro produzido *in vitro* nasceu em 1990, por fertilização *in vitro* (FIV) convencional, ou seja, fertilização de oócitos coincubados com espermatozoides.[11] No entanto, não houve repetibilidade nos resultados nos anos seguintes, e, ao contrário de outras espécies, como a bovina e humana, a técnica se tornou bastante limitada. Tal fato se deveu às falhas no desenvolvimento de um protocolo confiável para FIV na espécie, aparentemente pela inabilidade em desencadear a capacitação espermática e a penetração dos oócitos *ex vivo*.[3]

Recentemente, foi relatado o desenvolvimento de uma técnica de FIV convencional, com resultados eficientes, repetibilidade e nascimento de três potros vivos, por meio da pré-incubação de espermatozoides por 22 horas em meio específico antes da coincubação com os oócitos.[12] É provável que nos próximos anos o maior conhecimento sobre a capacitação espermática, a competência do desenvolvimento oocitário e a fertilização na espécie equina leve ao desenvolvimento de protocolos de FIV convencional que possam ser aplicados de forma rotineira.

Atualmente, a técnica de produção *in vitro* que tem sido utilizada é conhecida como injeção intracitoplasmática de espermatozoides (ICSI), em que o espermatozoide é introduzido no interior do citoplasma do oócito. A demanda pela técnica de reprodução assistida ICSI vem crescendo e ganhando espaço na reprodução equina. Por esse motivo, no tópico a seguir a produção *in vitro* de embriões por ICSI será enfatizada. Além disso, mais adiante a produção de clones em equinos será apresentada brevemente.

Injeção intracitoplasmática de espermatozoides

Resumidamente, os passos para obter uma gestação de embriões produzidos por ICSI são:

- Obter os oócitos (Figura 3A) via aspiração folicular ovariana guiada por ultrassom transvaginal e maturá-los em laboratório até o estágio de metáfase II, se forem recuperados imaturos.
- Obter e selecionar os espermatozoides.
- Realizar a ICSI utilizando um micromanipulador (Figura 3C).
- Cultivar os oócitos fecundados até o estágio de blastocisto (Figura 3D).
- Realizar a TE para éguas receptoras devidamente sincronizadas.

Diversas são as vantagens e indicações para realizar a ICSI, por exemplo:

- A FIV convencional ainda não é eficiente.
- Obtenção de vários oócitos por procedimento de aspiração e potencialmente vários embriões.
- Obtenção de embriões de éguas subférteis, por problemas como endometrites crônicas ou piometra, aderências uterinas, laceração de cérvix, bloqueio do oviduto ou motivos idiopáticos.
- Indicada para casos de baixo estoque de sêmen.
- Indicada para éguas que estejam em competição.
- Os potros produzidos são aparentemente normais.[3,9]

Embora a demanda pela aplicação da técnica tenha aumentado nos últimos anos, é importante ressaltar que a etapa de aspiração transvaginal é invasiva e apresenta riscos, apesar de serem baixos.[3] Já a ICSI em si requer profissional habilitado, equipamento sofisticado (micromanipulador) e são necessários preparo, atenção aos detalhes e muita prática para obter resultados aceitáveis. Para uma demanda pequena a moderada de embriões produzidos por ICSI, é recomendado coletar os oócitos e enviá-los a um laboratório capacitado.[3]

Considerações sobre a coleta e o transporte dos oócitos para ICSI

A recuperação de oócitos (também conhecida como OPU, do inglês *ovum pick-up*) pode ser realizada de folículos imaturos ou pré-ovulatórios.[9] Folículos imaturos com

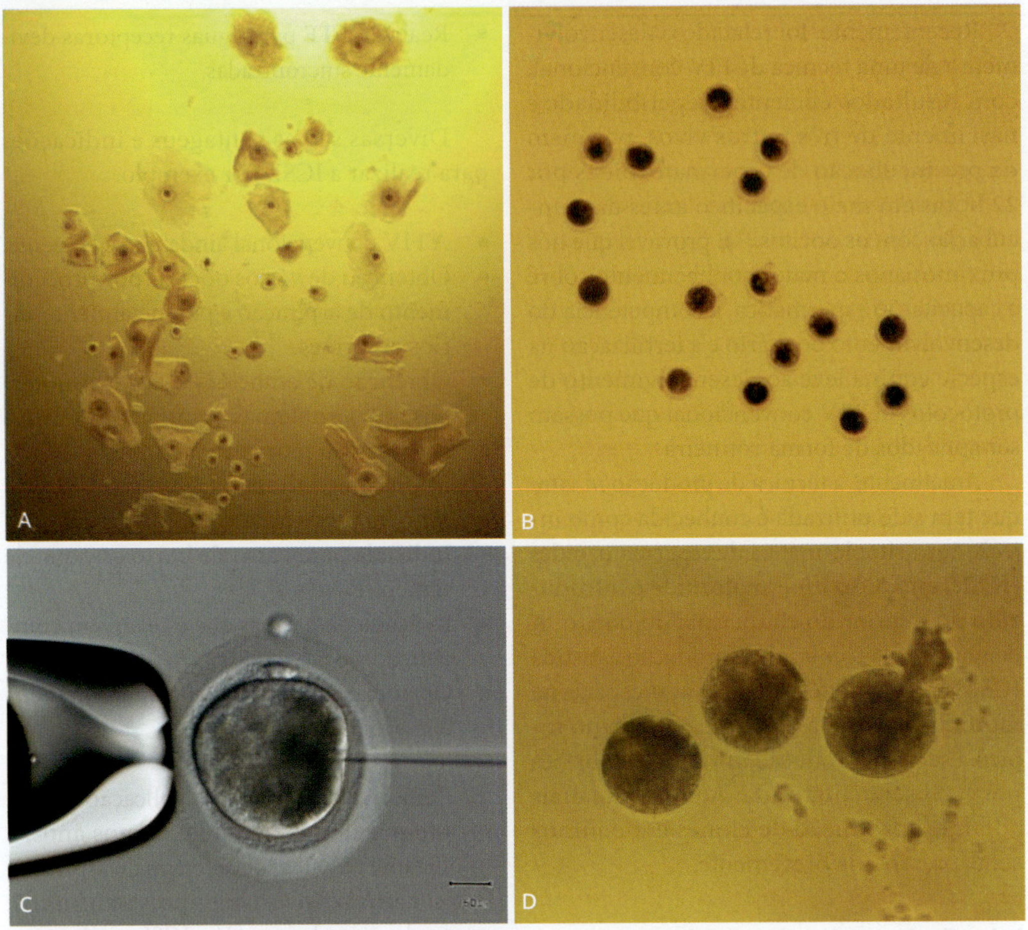

FIGURA 3 Imagens de algumas etapas que compõem a técnica de injeção intracitoplasmática de espermatozoides (ICSI). A: oócitos equinos, circundados por células do *cumulus oophorus*, recuperados via aspiração folicular transvaginal guiada por ultrassom. B: oócitos equinos desnudos (células do *cumulus* foram removidas), etapa realizada após a maturação e previamente à injeção do espermatozoide. C: ICSI propriamente dita utilizando o micromanipulador. D: embriões produzidos por ICSI no estágio de blastocisto.

Fonte: imagens gentilmente cedidas por Claudia Deelen, técnica do laboratório de ICSI sob supervisão dos Drs. Marta Ruijter-Villani e Tom Stout – Universidade de Utrecht, Holanda.

diâmetro ≥ 5 mm já podem ser aspirados. As vantagens de aspirar folículos imaturos incluem maior número de folículos presentes nos ovários, a desnecessidade de monitorar a atividade folicular ou o estro, a possibilidade de realizar o procedimento de aspiração pelo menos 1 vez a cada 2 semanas e a facilidade de manipular e transportar os oócitos, uma vez que podem ser transportados para o laboratório à temperatura ambiente. A desvantagem é que o procedimento requer mais prática, considerando que o oócito imaturo está mais fortemente aderido à parede folicular quando comparado ao oócito de um folículo pré-ovulatório. Para aspirar oócitos maduros de folículos pré-ovulatórios, é necessário monitorar o crescimento folicular, realizar a indução da ovulação com hCG ou análogos do GnRH e realizar a aspiração aproximadamente 24 horas após a indução, quando a retomada da meiose e a expansão das células do *cumulus* terão ocorrido em função do estímulo do hormônio luteinizante (LH). A vantagem de aspirar oócitos maduros é a maior taxa de recuperação (70%-85%) quando comparada às taxas de oócitos imaturos (50%-70%, havendo grande variação no número de oócitos recuperados de folículos imaturos entre indivíduos). As desvantagens são a necessidade de fazer o acompanhamento folicular e de realizar a indução da ovulação; a recuperação de 1 ou no máximo 2 oócitos por procedimento, já que ainda não há protocolo de superovulação eficiente em éguas; e a necessidade de manter e transportar os oócitos recuperados a 37 °C, em estufa portátil, por serem mais sensíveis à temperatura.[9]

A técnica de aspiração folicular em éguas apresenta algumas particularidades. Exames histológicos realizados em folículos imaturos mostraram uma forte ligação do oócito à parede folicular por uma espessa camada das células do *cumulus*, uma característica que difere da de outras espécies.[13] Por esse motivo, somente aspirar o fluido folicular não é suficiente. É recomendado realizar vários lavados com meios para recuperação de oócitos (preencher e aspirar 5 a 10 vezes cada folículo) acompanhados por raspagem da parede folicular, realizando movimentos de rotação com agulha larga (20 G) e de lúmen duplo, possibilitando maior turbulência e consequentemente maior recuperação.[3,9]

Resultados clínicos da injeção intracitoplasmática de espermatozoides

Os resultados clínicos relacionados à obtenção de embriões pela técnica de ICSI vêm melhorando ao longo dos anos. As taxas médias de recuperação de oócitos por folículo imaturo aspirado encontram-se acima de 50%.[3,9] Quanto maior o número de folículos aspirados por sessão, maior o número de oócitos recuperados e, em um programa de OPU bem estabelecido, recupera-se uma média de 8,5 oócitos por égua.

Foi demonstrado que a idade da égua afeta o número de folículos: animais acima de 20 anos apresentam redução significativa na população folicular.[3] As taxas desejáveis de blastocistos produzidos por oócitos injetados devem ficar acima de 20%, e espera-se uma média de pelo menos 1 blastocisto viável por procedimento de OPU-ICSI.[3,9] Tais resultados superam os índices atuais obtidos com a TE convencional, já que uma taxa média de 70% de recuperação embrionária é esperada em uma doadora apresentando uma única ovulação.

As taxas de prenhez inicial variam entre 55% e 80%, independentemente de os embriões serem transferidos frescos ou criopreservados (vitrificação ou congelação lenta).[3] Ao contrário dos blastocistos produzidos *in vivo*, embriões produzidos por ICSI são pequenos e ainda não possuem cápsula, respondendo bem ao processo de criopreservação. Já as taxas de perda gestacional são geralmente maiores do que as encontradas após inseminação artificial ou TE convencional (> 12%).[3]

Produção de clones

O primeiro potro clonado foi produzido na Itália em 2003.[14] Desde então, o nascimento de clones equinos tem sido relatado na literatura por grupos dos EUA, Argentina, Coreia e também no Brasil.[9,15] As principais indicações para a produção de clones são a preservação da genética de animais raros, idosos ou que foram a óbito, ou mesmo a produção de potros de animais campeões que foram castrados antes de se reproduzir. No entanto, ainda há restrições para o registro de animais clonados por algumas associações de raças de equinos.[9]

Para realizar a clonagem, o núcleo de uma célula somática de um animal doador é transferido para o citoplasma enucleado de um oócito receptor, o qual deve ser ativado para que o desenvolvimento embrionário ocorra. Na fertilização normal, o espermatozoide tem duas funções: contribuir com metade dos cromossomos para o embrião e estimular o oócito a progredir a partir do estágio de metáfase II e iniciar o desenvolvimento embrionário (conhecido como ativação), por meio da liberação de cálcio intracelular. Na clonagem, essas duas funções do espermatozoide são substituídas por duas etapas: a transferência do núcleo somático da célula doadora para o oócito, em que o núcleo fornece toda a cromatina (já que o oócito foi enucleado previamente), e a ativação exógena do desenvolvimento embrionário, seja por métodos que induzam a entrada de cálcio no oócito ou por injeção de extrato citoplasmático de espermatozoides. Uma vez ativado, o oócito é cultivado *in vitro* até o estágio de blastocisto e então transferido para o útero de uma receptora.[9]

A eficiência da técnica e a saúde dos potros clonados vão depender das técnicas utilizadas no laboratório, já que há diferentes métodos para cada etapa que constitui a produção de embriões clonados. Já foram descritas taxas de prenhez de 66% e taxas de nascimento de 24% após a transferência de blastocistos clonados.[15] Em equinos, as perdas gestacionais por motivos como síndrome do neonato gigante, malformações de órgãos e doenças endócrinas não parecem ser tão comuns como em ovinos e bovinos. No entanto, síndrome do mau ajustamento neonatal, cordão umbilical aumentado e contraturas de membros já foram relatados após o nascimento, assim como alterações placentárias (edema, descolamento, presença de estruturas císticas e placentite).[9]

PREPARO DE RECEPTORAS

Independentemente do método utilizado para produzir o embrião (seja *in vivo* ou *in vitro*), o objetivo final é confirmar a gestação na receptora e garantir o nascimento de um potro saudável. Sabe-se que vários fatores podem interferir na obtenção desse objetivo final, como fatores relacionados à doadora, qualidade do sêmen, qualidade do embrião, entre outros. No entanto, um fator determinante para o sucesso final do emprego das tecnologias de embriões é a seleção e preparo da receptora.

No momento da seleção de receptoras para um programa de TE, é importante levar em consideração fatores como idade, tamanho, comportamento e categoria reprodutiva (nulíparas, multíparas sem potro ao pé e éguas pós-parto), que podem interferir no resultado final da técnica. Além disso, um bom exame reprodutivo deve ser feito na hora da seleção, incluindo avaliação da conformação perineal, avaliação vaginoscópica e manual da cérvix, palpação e exame ultrassonográfico do útero e ovários, assim como avaliação das mamas, uma vez que é a receptora que irá amamentar o potro após o nascimento.

Uma vez selecionadas, as receptoras devem ser preparadas para receber o embrião. Esse preparo deve ser programado assim que se inicia o preparo das doadoras, ou seja, a partir da detecção do estro e indução da ovulação. O preparo das receptoras visa sincronizar o ambiente hormonal desta com o da doadora. Em éguas cíclicas, o dia da ovulação é considerado como dia zero (D0). Receptoras que ovulam antes da doadora estão em assincronia positiva; se ovulam depois da doadora, estão em assincronia negativa. No dia da coleta de embrião (frequentemente D7 a D9 pós-ovulação), receptoras que se encontram desde o +1 até o –5 em relação à doadora apresentam taxas de gestação similares após a TE,[16,17] ou seja, uma ampla janela de assincronia é aceita entre receptoras e doadoras na reprodução equina, principalmente quando se trata da transferência de embriões produzidos *in vivo*, sejam frescos ou refrigerados.

Em relação aos embriões produzidos *in vitro* por ICSI, a tolerância à assincronia entre doadora e receptora aparentemente é menor; o dia 4 pós-ovulação parece ser o melhor quanto às taxas de prenhez na receptora.[17] No entanto, essa observação foi realizada após a transferência apenas de embriões vitrificados/reaquecidos, sendo possível a observação de resultados diferentes quando embriões produzidos por ICSI são transferidos a fresco.

A forma de preparo das receptoras depende da atividade folicular que as éguas apresentam, se estão cíclicas (apresentando crescimento folicular seguido de ovulação) ou acíclicas (folículos pequenos e/ou ausência de ovulação). Em éguas cíclicas, o mais utilizado é a aplicação intramuscular de prostaglandina F2-α (PGF2-α) na doadora e, 1 ou 2 dias depois, nas éguas receptoras, com o objetivo de causar a luteólise e sincronizar o estro. Para que sejam responsivas à PGF2-α, as éguas devem ter um corpo lúteo com pelo menos 5 dias de formado. Posteriormente, monitora-se o crescimento folicular por meio da ultrassonografia e, na presença de folículo pré-ovulatório e edema uterino alto, induz-se a ovulação da receptora, utilizando análogos do GnRH ou hCG, preferencialmente de 1 a 4 dias após a indução da doadora. Nas receptoras acíclicas, para mimetizar as condições do estro e diestro, é administrada uma fonte de estrógeno seguida de uma fonte de progesterona, respectivamente.[18] O início da administração dos hormônios é comumente realizado a partir da ovulação da doadora, para que as receptoras se encontrem dentro da janela de sincronia ideal em relação à doadora no dia da TE.

Vale ressaltar que a seleção de receptoras que apresentam determinadas características em relação ao ciclo estral parece favorecer as taxas de gestação após a TE. Foi demonstrada correlação positiva entre maior duração do estro e taxas de gestação em receptoras cíclicas.[19] Além disso, em éguas acíclicas, maior tempo de exposição do útero ao estrógeno exógeno, previamente à administração de progesterona, aumentou a expressão endometrial da proteína uterocalina, responsável pelo transporte de lipídios ao embrião, quando amostras uterinas foram colhidas 4 dias após a administração de progesterona.[20] Embora alguns embriões possam sobreviver e se desenvolver em ambientes uterinos considerados subótimos ou não ideais, quanto maior o conhecimento obtido em relação ao fornecimento do melhor ambiente uterino possível para o embrião, mais gestações serão confirmadas e se desenvolverão em sua plenitude até o nascimento.

TRANSFERÊNCIA DOS EMBRIÕES

Antes de as técnicas de transferência serem abordadas, vale ressaltar a importância de avaliar as receptoras no dia da TE. As receptoras previamente selecionadas e preparadas devem ser avaliadas quanto à presença e características do corpo lúteo (no caso de receptoras cíclicas) e às características do útero (avaliação do tônus por palpação retal e da ecogenicidade, presença de líquido, edema ou ar por ultrassonografia). Se as avaliações forem positivas, deve-se prosseguir com a TE.

Para realizar a transferência, é fundamental fazer uma higiene rigorosa da região perineal e da vulva, a fim de não carrear contaminantes dessas regiões para o interior da vagina, cérvix e/ou útero. É importante relembrar que as receptoras estão sob domínio do hormônio progesterona nos dias em que a TE é realizada e que o hormônio fisiologicamente afeta a resposta imune.

O embrião pode ser transferido de duas formas:

1. No interior de uma palheta, de 0,25 mL ou 0,5 mL, dependendo do diâmetro do embrião, que por sua vez é acondicionada no interior de um aplicador universal, que deve ser revestido por uma bainha sanitária.
2. No interior de uma pipeta rígida de inseminação.

Independentemente de se utilizar a palheta ou a pipeta, o embrião deve ser acondicionado da mesma forma, em uma pequena coluna de líquido, intercalada entre bolhas de ar e outras colunas de líquido. Esse sistema garante que o embrião não fique retido no interior da palheta ou pipeta quando depositado no útero. Em seguida, o aplicador ou pipeta contendo o embrião deve ser revestido por uma camisinha sanitária plástica, que manterá o sistema estéril até a introdução na cérvix, quando então deve ser rompida. Após o revestimento com a camisinha, o embrião está pronto para ser transferido e todo o sistema deve ser protegido utilizando luva de palpação estéril até a introdução na égua (Figura 4A).

A técnica mais tradicional para realizar a TE é a não cirúrgica, transcervical, que consiste na introdução da pipeta/aplicador revestido pela camisinha sanitária pela vagina; ao chegar no fundo vaginal, o orifício cervical deve ser localizado com o dedo indicador. O dispositivo deve ser introduzido pelo orifício da cérvix e, uma vez no seu interior, a camisinha é tracionada e rompida, preferencialmente no início da cérvix, enquanto se direciona o aplicador/pipeta até o corpo do útero, onde o embrião deve ser depositado (Figura 4A). É importante ressaltar que a cérvix deve ser manipulada o mínimo possível, para evitar inflamação ou contaminação.

Outra técnica que pode ser utilizada é a de Wilsher, também transcervical, em que se utiliza o espéculo vaginal de Polansky e um fórceps para cérvix.[21] Ela foi desenvolvida para minimizar os riscos de contaminação do procedimento, já que não há manipulação manual da vagina e cérvix, como ocorre na técnica convencional. Antes de realizar o procedimento, as éguas devem receber uma baixa dose de sedativo para evitar movimentos durante a TE. Ao contrário da técnica convencional, em que a TE é realizada por uma pessoa, são necessárias duas pessoas para realizar a de Wilsher. Primeiramente, um assistente deve introduzir o espéculo vaginal devidamente lubrificado e, usando uma lanterna, localizar a cérvix. Em seguida, o mesmo assistente traciona levemente a região ventral da cérvix utilizando o fórceps cervical. Logo depois, o veterinário responsável pela transferência introduz o dispositivo contendo o embrião pelo orifício cervical, por cima do fórceps (Figura 4B). No interior da cérvix, a camisinha é tracionada, o aplicador/pipeta direcionado para o corpo do útero e então o embrião é depositado. Ao final, remove-se todo o equipamento e é recomendado realizar massagem retal para retirar o máximo possível de ar presente na vagina. Um estudo demonstrou maiores taxas de prenhez ao utilizar a técnica de Wilsher (92,3%) quando comparada à técnica convencional (70,9%).[22] Os autores atribuem as maiores taxas à ausência de manipulação manual da vagina e cérvix e à a maior facilidade para atravessar a cérvix ao realizar a tração. No entanto, é necessária a presença de duas pessoas para realizar a técnica, além dos equipamentos requeridos.

Após a TE, o diagnóstico de gestação é comumente realizado entre os dias 12 e 15 (idade do embrião, ou seja, considerando os dias após a ovulação ou ICSI). Recomenda-se monitorar a presença e o desenvolvimento do concepto novamente aos 30 e 45 ou 60 dias, uma vez que a maior incidência de perda embrionária acontece nesse período.

CONSIDERAÇÕES FINAIS

O emprego das tecnologias de embriões em equinos vem aumentando expressivamen-

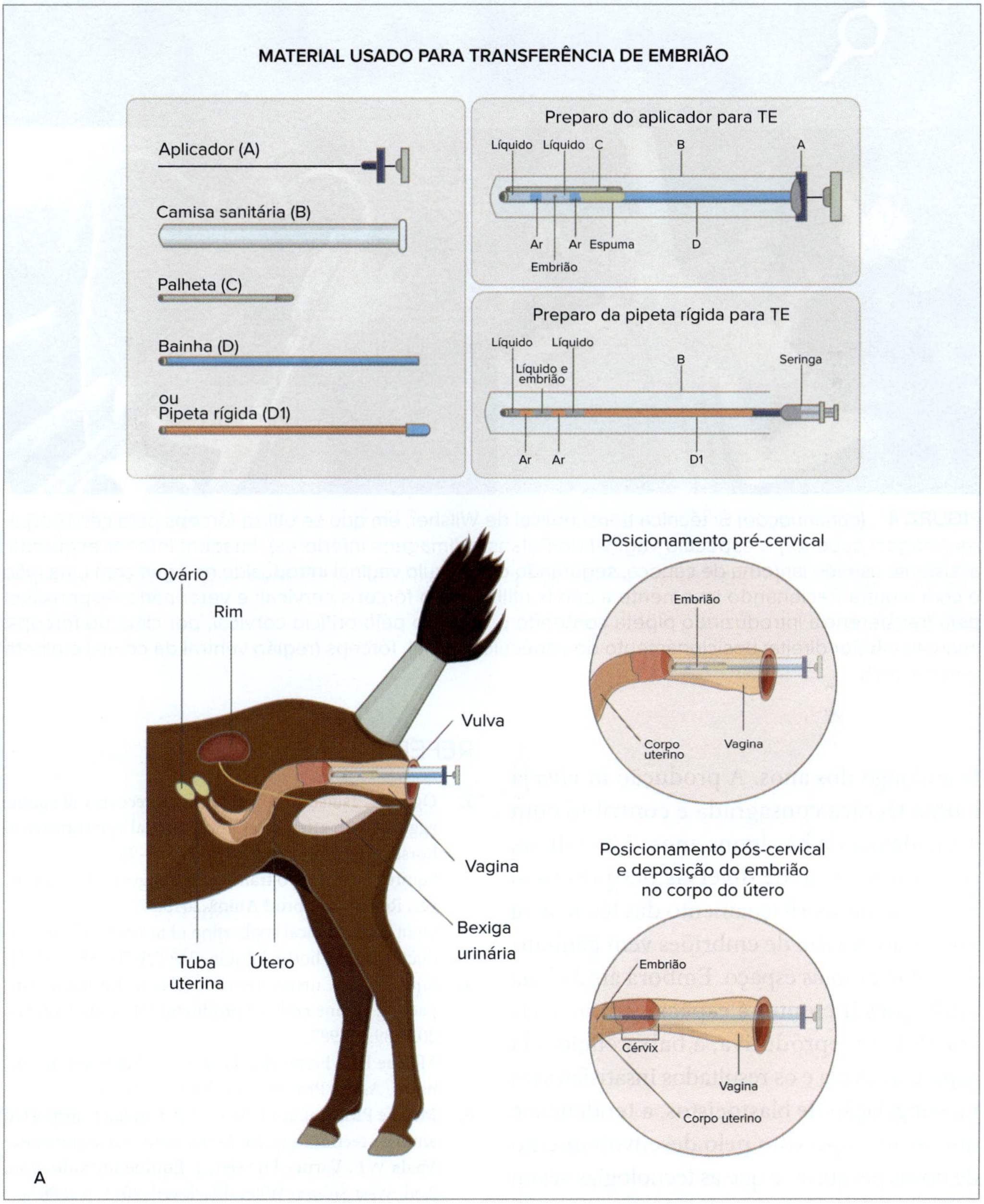

FIGURA 4 Diferentes técnicas e materiais utilizados para a transferência de embriões (TE) em equinos. A: técnica transcervical tradicional, em que a TE pode ser realizada utilizando aplicador ou pipeta rígida, conforme esquematizado na ilustração. (*continua*)

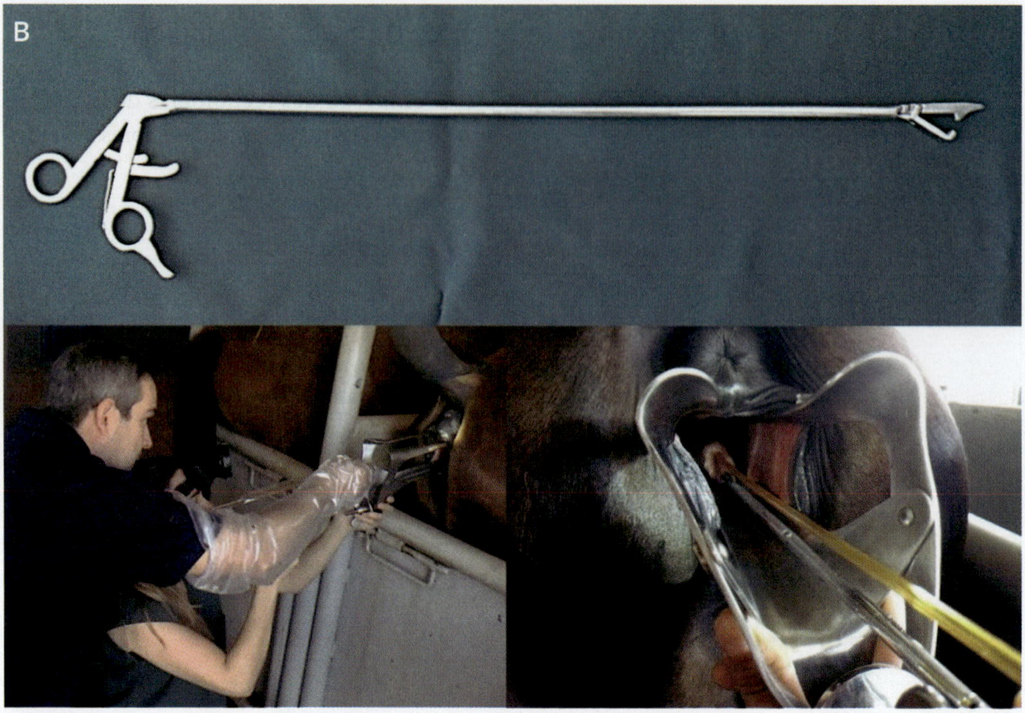

FIGURA 4 (*continuação*) B: técnica transcervical de Wilsher, em que se utiliza fórceps para cérvix equina (imagem superior) e espéculo vaginal de Polansky (imagens inferiores). Imagem inferior esquerda: assistente usando lanterna de cabeça, segurando o espéculo vaginal introduzido na égua com uma mão e com a outra tracionando levemente a cérvix utilizando o fórceps cervical; e veterinário responsável pela transferência introduzindo pipeta contendo o embrião pelo orifício cervical, por cima do fórceps. Imagem inferior direita: posicionamento do espéculo vaginal, fórceps (região ventral da cérvix) e pipeta durante a TE.

te ao longo dos anos. A produção *in vivo* já é uma técnica consagrada e contribui com a alta demanda há alguns anos. Além disso, com a realização de diversas pesquisas e o consequente aperfeiçoamento das técnicas, a produção *in vitro* de embriões vem ganhando cada vez mais espaço. Embora ainda haja limitações inerentes à espécie, como a sazonalidade reprodutiva, a baixa eficiência superovulatória e os resultados insatisfatórios na congelação de blastocistos, a tendência é que sejam superadas pelo desenvolvimento de novas pesquisas e que as tecnologias sejam cada vez mais aceitas e aplicadas no mercado da reprodução equina.

REFERÊNCIAS

1. Oguri N, Tsutsumi Y. Non-surgical recovery of equine eggs, and an attempt at non-surgical egg transfer in horses. J Reprod Fertil. 1972;31:187-95.
2. Squires EL. Embryo transfer challenges and perspectives. Rev Bras Reprod Anim. 2013;37(2):105-7.
3. Stout TAE. Clinical application of in vitro embryo production in the horse. J Equine Vet Sci. 2020;89:103011.
4. Squires EL. Current reproductive technologies impacting equine embryo production. J Equine Vet Sci. 2020;89:102987.
5. McCue PM, Ferris RA. How to evaluate equine embryos. AAEP Proceedings. 2009;55:252-6.
6. McCue PM, DeLuca CA, Wall JJ. Cooled transported embryo technology. In: McKinnon AO, Squires EL, Vaala WE, Varner DD (eds.). Equine reproduction. 2.ed. West Sussex: Wiley-Blackwell; 2011. p.2880-6.
7. Diaz FA, Gutierrez EJ, Cramer E, Paccamonti DL, Gentry GT, Bondioli KR. Pregnancy rates following

low-temperature storage of large equine embryos before vitrification. J Equine Vet Sci. 2018;64:12-6.

8. Colchen S, Battut I, Fiéni F, Tainturier D, Siliart S, Bruyas J-F. Quantitative histological analysis of equine at exactly 156 and 168h after ovulation. J Reprod Fertil Suppl. 2000;56:527-37.
9. Hinrichs K. Assisted reproductive techniques in mares. Reprod Domest Anim. 2018;53:4-13.
10. Ferris RA, McCue PM, Trundell DA, Morrissey JK, Barfield JP. Vitrification of large embryos following manual or micromanipulator-assisted blastocoele collapse. J Equine Vet Sci. 2016;41:64-5.
11. Palmer E, Bezard J, Magistrini M, Duchamp G. In vitro fertilization in the horse: a retrospective study. J Reprod Fertil Suppl. 1991;44:375-84.
12. Felix MR, Turner RM, Dobbie T, Hinrichs K. Successful in vitro fertilization in the horse: production of blastocysts and birth of foals after prolonged sperm incubation for capacitation. Biol Reprod. 2022;10;107(6):1551-64.
13. Hawley LR, Enders AC, Hinrichs K. Comparison of equine and bovine oocyte cumulus morphology within the ovarian follicle. Biol Reprod. 1995;(MonogrSer 1):243-52.
14. Galli C, Lagutina I, Crotti G, Colleoni S, Turini P, Ponderato N, et al. A cloned horse born to its dam twin. Nature. 2003;424:635.
15. Maserati M, Mutto A. In vitro production of equine embryos and cloning: today's status. J Equine Vet Sci. 2016;41:42-50.
16. Jacob JCF, Haag KT, Santos GO, Oliveira JP, Gastal MO, Gastal EL. Effect of embryo age and recipient asynchrony in pregnancy rates in a commercial equine embryo transfer program. Theriogenology. 2012;77:1159-66.
17. Cuervo-Arango J, Claes AN, Stout TAE. In vitro-produced horse embryos exhibit a very narrow window of acceptable recipient mare uterine synchrony compared with in vivo-derived embryos. Reprod Fertil Dev. 2019;31(12):1904-11.
18. Lino DC, Silva ESM, Oliveira RA. Uso de éguas receptoras acíclicas em programas de transferência de embrião. Rev Bras Reprod Anim. 2022;46(3):298-307.
19. Cuervo-Arango J, Claes AN, Ruijter-Villani M, Stout TAE. Likelihood of pregnancy after embryo transfer is reduced in recipient mares with a short preceding oestrus. Equine Vet J. 2018;50:386-90.
20. Silva ESM, Cuervo-Arango J, Ruijter-Villani M, Klose K, Oquendo PS, Stout TAE. Effect of the duration of estradiol priming prior to progesterone administration on endometrial gene expression in anestrous mares. Theriogenology. 2019;131:96-105.
21. Wilsher S, Allen WR. An improved method for non-surgical embryo transfer in the mare. Equine Vet Educ. 2004;16:39-44.
22. Cuervo-Arango J, Claes AN, Stout TAE. Effect of embryo transfer technique on the likelihood of pregnancy in the mare: a comparison of conventional and Wilsher's forceps-assisted transfer. Vet Rec. 2018;183(10):323.

CAPÍTULO 11

Anatomia, fisiologia e endocrinologia do sistema reprodutor do garanhão

Fernando Andrade Souza

ANATOMIA

O sistema reprodutor masculino compreende os órgãos envolvidos no desenvolvimento, no amadurecimento, no transporte e no armazenamento dos gametas masculinos. Ele consiste em um par de testículos (produção de hormônios e células espermáticas), no ducto contorcido do epidídimo, no ducto deferente, na uretra, nas glândulas sexuais acessórias, as quais liberam suas secreções na uretra e contribuem para o volume do sêmen, no pênis (órgão copulador masculino) e no prepúcio.[1]

Escroto

O escroto é uma bolsa de pele composta de dois sacos escrotais, um para cada testículo, separados pelo septo do escroto. O escroto consiste em quatro camadas: pele, túnica dartos, fáscia escrotal e túnica vaginal, estas duas últimas sendo envoltórios do testículo. A pele é a camada mais externa que contém grande número de glândulas.[2] A túnica dartos está associada, sendo esta uma camada de fibras musculares lisas entremeadas com tecido conectivo. A terceira camada é o tecido conectivo que dá mobilidade vertical e horizontal ao testículo, contudo, impede a rotação de 180°, embora isso possa ocorrer. A camada mais interna do escroto é a túnica vaginal parietal, que se estende da cavidade abdominal até o escroto através do canal inguinal, pelo qual passa o cordão espermático. No espaço entre a túnica vaginal parietal e a túnica vaginal visceral, há um fluido seroso que serve como lubrificante e facilita o movimento do testículo.[3]

O escroto está posicionado ventralmente à margem púbica e não é passível de inspeção lateral por estar disposto entre as coxas. É um tanto globular, normalmente assimétrico e dividido por uma rafe externa que se estende cranialmente até o prepúcio e caudalmente até o períneo. A pele escrotal é fina e elástica, apresenta poucos pelos e normalmente é bastante pigmentada; brilha em razão da secreção sebácea. As camadas mais profundas da parede escrotal são constituídas pela arquitetura usual, sendo compostas por tecido conjuntivo denso não modelado.[4]

Testículos

Os testículos localizam-se na região púbica, entre as partes craniomediais das coxas. Seu eixo longo quase coincide com o do tronco, mas muda para uma direção quase dorsoventral quando os testículos são puxados pelo músculo cremaster. Os testículos são ancorados à camada parietal do processo vaginal pelo mesórquio e pelo ligamento da cauda do epidídimo. Este último forma a extremidade caudal do mesórquio e está ligado aos dartos que reveste o escroto por uma condensação de tecido conjuntivo formando o ligamento escrotal. O ligamento próprio do testículo conecta a extremidade caudata do testículo à cauda do epidídimo.[5]

Os testículos são envoltos pela túnica vaginal, a qual, uma vez os testículos sejam removidos, permanecem unidas ao escroto, ficando a camada visceral, porção peritoneal que recobre os testículos e epidídimos, intimamente associada à cápsula subjacente do testículo, a túnica albugínea.[6] Essa túnica contém vasos e nervos e é formada por tecido colágeno e músculo liso, possui trabéculas que se estendem até o parênquima testicular para fornecer uma estrutura de suporte e dividir o testículo em lóbulos.[3]

O mediastino testicular do garanhão está localizado na extremidade capitata do testículo, onde os septos são contínuos com o tecido frouxo[6] e os ductos circulantes cruzam a túnica albugínea e entram na cabeça do epidídimo. Isso resulta em um mediastino testicular que é menos óbvio ultrassonograficamente em comparação com outras espécies.[3]

Histologicamente os testículos possuem:

1. Células intersticiais (células de Leydig) que ocupam os espaços entre os túbulos seminíferos, correspondendo a 7% de todo o volume testicular, sendo abundante no garanhão.
2. Túbulos seminíferos que são túbulos contorcidos revestidos por epitélio estratificado, tendo dois tipos celulares básicos:
   - Células de sustentação (células de Sertoli), que têm função nutritiva e protetora e sustentam as células espermatogênicas, além de fagocitarem espermatozoides em degeneração e corpos residuais.
   - Células espermatogênicas, que são distribuídas de forma distinta, representando o desenvolvimento e a diferenciação dos espermatozoides. A saída das células espermáticas formadas se dá pela rede testicular (epitélio simples cúbico) que se liga aos túbulos seminíferos pelos túbulos retos. No garanhão, a rede testicular contém glicogênio no epitélio.[6]

Cordão espermático

O cordão espermático se estende do anel inguinal abdominal até a fixação no testículo. Suspende o testículo no escroto e atua como passagem para o ducto deferente, os nervos e os vasos sanguíneos associados aos testículos,[3] com suas membranas serosas.[1] O ducto deferente é envolvido dentro de uma prega de tecido conjuntivo denso fibroelástico, o mesoducto deferente. A prega vascular, também denominada mesórquio proximal, fixa-se ao epidídimo e prossegue até o testículo como mesórquio distal.[1]

O músculo cremaster externo é conspícuo na face lateral do cordão espermático, embora alguns autores não considerem que faça parte do cordão. Esse músculo estriado ajuda a apoiar o testículo e auxilia no controle da temperatura testicular.[3]

O cordão espermático atua na termorregulação testicular por meio do resfriamento do sangue por meio do plexo pampiniforme e da contração/do relaxamento do músculo cremaster para elevar ou abaixar o testículo, conforme necessário, de acordo com a temperatura externa. À palpação, pode ser difícil determinar os componentes individuais do cordão; no entanto, quaisquer edemas, nódulos, espessamento ou dor devem ser considerados anormais.[2]

Epidídimo

O epidídimo é um órgão firme, formado por diversas voltas do ducto do epidídimo em uma matriz de tecido conjuntivo. Está anexado ao longo da margem mais longa do testículo e, normalmente, ultrapassa em certa distância as extremidades. Convencionalmente, está dividido em três partes (cabeça, corpo e cauda), mas essa divisão arbitrária nem sempre corresponde às distinções funcionais.[4]

A cabeça do epidídimo não se estende além da extremidade capitata do testículo, mas a cauda é maior e se projeta bem além da extremidade caudal do testículo para que possa ser palpada sem dificuldade. Entre a cabeça e a cauda está o corpo do epidídimo que forma a bursa testicular com a parte dorsal da superfície lateral do testículo.[5]

Ducto deferente

O ducto deferente é a continuação do ducto epididimário e se estende da cauda do epidídimo por meio do cordão espermático até a uretra pélvica. Assim que o ducto deferente se aproxima da uretra pélvica, ele se transforma em uma estrutura denominada ampola do ducto deferente. O aumento do diâmetro na região da ampola é por causa da menor espessura da parede associada com a presença de criptas e glândulas, apesar de o diâmetro luminal não aumentar significativamente.

O ducto deferente deixa os vasos e ascende dorsocaudalmente em direção à pelve. Antes de entrar na cavidade pélvica dorsal à bexiga, aumenta de diâmetro e forma a ampola proeminente que tem 20 a 25 cm de comprimento e cerca de 2 a 2,5 cm de diâmetro. As ampolas direita e esquerda, com as glândulas vesiculares (vesícula seminal) e ureteres, situam-se entre as camadas da prega genital considerável. As ampolas convergem e se orientam ventrocaudalmente para o colo da bexiga e mergulham sob as vesículas seminais, levando o útero *masculinus* (remanescente dos ductos de Müller), entre elas. Além das ampolas, os ductos deferentes se estreitam e se abrem com os ductos das vesículas seminais nos orifícios ejaculatórios no colículo seminal.[7]

As ampolas estão localizadas dorsolateralmente à bexiga e medial à vesícula seminal. Quando as ampolas são seguidas na direção craniocaudal, elas convergem, passam entre o istmo prostático e a superfície dorsal da uretra e diminuem para ductos excurrentes dentro do lúmen da uretra proximal.[8]

Glândulas sexuais acessórias

No garanhão há três glândulas sexuais acessórias: glândulas vesiculares (vesículas seminais), próstata e glândulas bulbouretrais. Alguns autores[4,9] classificam a dilatação do ducto deferente, ampola (glândula *ampulla ductus deferentis*), como mais uma das glândulas sexuais acessórias, pois ela contribui com a produção do plasma seminal do ejaculado. Todas têm sua contribuição para o sêmen e suas características. As secreções dessas glândulas constituem cerca de 95% do volume ejaculado e são chamadas coletivamente de plasma seminal (Figura 1).[9]

Glândulas vesiculares

No garanhão, essas glândulas são vesículas verdadeiras, com lúmen central largo, dentro do qual abrem-se as curtas glândulas tubuloalveolares ramificadas, separadas por trabéculas de tecido conjuntivo, relativamente delgadas com células musculares lisas irregularmente dispostas.[6]

São sacos piriformes de paredes finas responsáveis pela fração de gel da ejaculação do garanhão. Cada uma consiste em um pescoço, corpo e fundo. O fundo e o corpo das glândulas

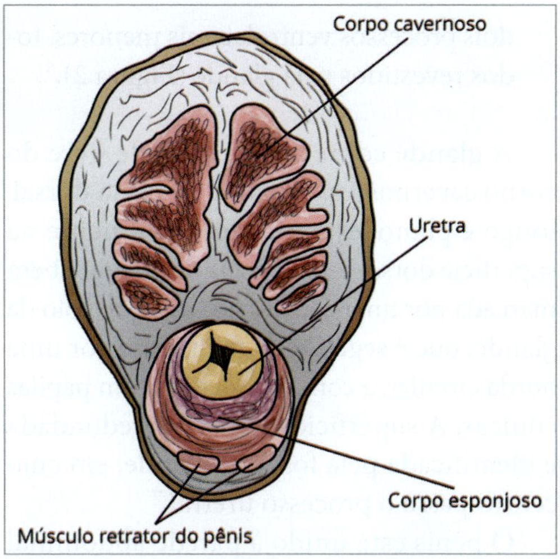

FIGURA 1 Visão do pênis do garanhão em corte transversal.

Fonte: gentilmente cedida por Diulia Cavallini.

vesiculares situam-se lateralmente às ampolas e são capazes de distensão considerável,[6] tendo cerca de 15-20 cm de comprimento e 5 cm de diâmetro.[3] Os colos de cada glândula vesicular convergem caudalmente e passam sob o istmo prostático, paralelamente ao ducto excretor da ampola ipsilateral. As glândulas vesiculares se abrem na uretra pélvica por meio dos orifícios ejaculatórios, no colículo seminal.[6]

Apesar do uso comum do termo vesículas seminais para descrever essas glândulas, elas não servem como órgão de armazenamento de espermatozoides.[3]

Próstata

A próstata é retroperitoneal e consiste em dois lobos firmes e nodulares conectados pela linha média por um istmo com cerca de 3 cm de comprimento. Cada lóbulo tem 5 a 9 cm de comprimento, 3 a 6 cm de largura e cerca de 1 cm de espessura.[7] Diferente do carneiro, o garanhão não possui a parte disseminada.[10] Numerosos ductos transportam a secreção prostática para pequenas aberturas em forma de fenda na lateral do colículo seminal.[7]

Glândula bulbouretral

As glândulas bulbouretrais, anteriormente chamadas de glândulas de Cowper,[3] estão localizadas dorsolateralmente à uretra pélvica, próximo à extremidade caudal, tendo tamanho aproximado de uma noz – 1,2 cm.[4]

Essas glândulas são circundadas pelo músculo fino bulboglandular e produzem a maior parte do fluido pré-ejaculatório; entretanto, podem continuar a produzir e contribuir com fluido durante todas as fases da ejaculação.[9]

São prontamente avaliadas por ultrassonografia, sendo delineadas por uma fina borda hipoecoica correspondente ao músculo bulboglandular, que circunda o parênquima glandular isoecoico e mosqueado.[8] Contudo, são difíceis ou impossíveis de palpar, especialmente em cavalos jovens.[9]

Uretra

A uretra pélvica começa no colo da bexiga (óstio interno da uretra) e atravessa o assoalho pélvico até o arco isquiático, onde na origem peniana segue internamente no corpo esponjoso do pênis (uretra peniana) até a porção livre do pênis (óstio externo da uretra),[4] denominada processo uretral.[3] O corpo do pênis tem uma área esponjosa de tecido erétil conhecido como corpo cavernoso, responsável pela maior parte interna do pênis. Na porção ventral do pênis, imediatamente cercando a uretra peniana, está outra área de tecido erétil chamada corpo esponjoso.[10]

A uretra inicialmente é bastante estreita, alarga-se na região do colículo seminal e, em seguida, estreita-se abruptamente novamente no arco isquiático. Essa porção dilatada é o local de deposição dos fluidos seminais durante a emissão. Imediatamente ao redor da uretra pélvica, existe uma camada de tecido erétil chamada estrato cavernoso. O diâmetro externo desse tubo muscular espesso é de aproximadamente 4 cm, mas o diâmetro interno, através do qual todas as estruturas devem passar, é de apenas 2 cm.[9] A uretra serve como canal excretor comum para a urina e o sêmen.[3]

Pênis e prepúcio

O pênis é o órgão masculino de cópula. No cavalo, em razão da preponderância dos espaços cavernosos e do arranjo muscular sobre as trabéculas de tecido conjuntivo, pertence ao tipo musculocavernoso. No estado quiescente, é macio e compressível, com cerca de 50 cm de comprimento.[7] De 15-20 cm do pênis ficam livres dentro do prepúcio. Durante a ereção, aumenta o diâmetro e o comprimento do pênis em 50%, enquanto a glande do pênis aumenta de 300% a 400% em diâmetro quando ingurgitada.[3]

Possui três regiões:

1. A base ou raiz, lugar de inserção no esqueleto, formada a partir da convergência dos pilares do arco isquiático, tendo bulbo ímpar, formado pelo corpo esponjoso do pênis[4] que é quase uniforme, já que o septo mediano do pênis é formado apenas caudalmente.[5]
2. O corpo, sendo a maior porção, contendo regiões dos corpos cavernosos e esponjosos,[4] este último circunda a uretra localizada no sulco ventral, sendo mantidos no lugar pelo músculo bulboesponjoso.[5]
3. A glande, que é larga na extremidade livre do pênis,[3] sendo constituída pelo corpo esponjoso.[4] O órgão é construído a partir de três colunas de tecido erétil, as quais são independentes na raiz do pênis, mas se combinam nos segmentos restantes. A extremidade cranial do corpo cavernoso apresenta um processo dorsal proeminente e dois processos ventrolaterais menores, todos revestidos pela glande (Figura 2).[5]

A glande cobre a extremidade livre do corpo cavernoso e, com um processo dorsal, longo e plano, estende-se caudalmente na superfície dorsal. A evidência da glande é bem marcada por uma constrição caudal, o colo da glande, que é seguido cranialmente por uma borda circular, a coroa da glande, com papilas cônicas. A superfície cranial é arredondada e identificada pela fossa da glande, em cujo centro passa o processo uretral.[7]

O pênis está unido à parede abdominal ventral pelas fáscias superficial e profunda. Lateral e ventralmente, ele está circundado por pele. A glande e a parte cranial do pênis estão localizadas em uma reflexão tubuliforme da pele, o prepúcio.[6] O prepúcio, ou bainha, é uma dobra de pele que cobre a extremidade livre do pênis em estado de repouso. Ele consiste em uma lâmina externa e outra interna, as quais são contínuas no óstio prepucial.[4]

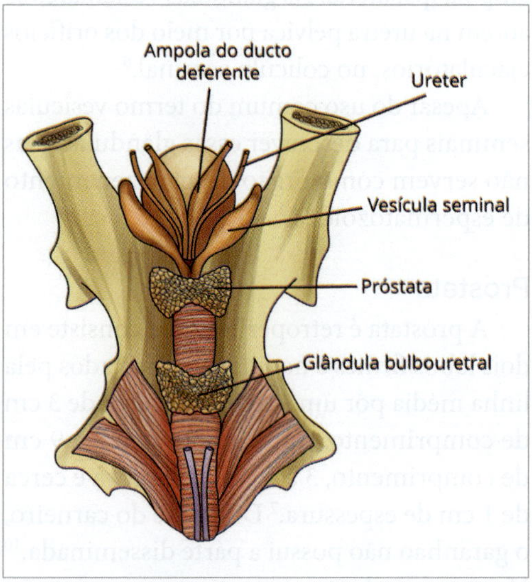

FIGURA 2 Visão dorsocaudal das glândulas sexuais acessórias.

Fonte: gentilmente cedida por Diulia Cavallini.

A camada externa reflete-se para o interior da abertura prepucial, constituindo a camada interna do prepúcio e formando dessa maneira uma estrutura tubular. Ele reflete sobre a parte cranial do pênis e está firmemente unido cranialmente à glande do pênis.[6] O prepúcio equino possui uma característica distinta ao apresentar uma prega adicional que permite o alongamento considerável do pênis durante a ereção (Figura 3).[4]

FISIOLOGIA E ENDOCRINOLOGIA

Equinos apresentam variações sazonais, tendo particularidades quanto à resposta luminosa, sendo classificados como animais de dias longos.[11] Essas mudanças afetam os garanhões por diminuírem a atividade espermatogênica quando fora da estação reprodutiva. O mecanismo íntimo envolvido é uma combinação complexa de ritmo circanual endógeno impulsionado e sincronizado pela luz e pela melatonina, tendo neuromediadores que desempenham papel nesses processos,[12] os quais irão atuar diretamente no eixo reprodutivo, bloqueando a liberação do hormônio liberador de gonadotrofinas (GnRH).[11]

O GnRH é o hormônio-chave que desencadeia toda a ação reprodutiva, comandando o eixo hipotalâmico-hipofisário-gonadal, que responde por retroalimentação em eixo curto (ação parácrina) e longo (ação endócrina), além da ação local (ação autócrina).

Eixo hipotalâmico-hipofisário-gonadal

O hipotálamo tem como ponto-chave a produção do GnRH, um decapeptídeo[13] considerado um neuro-hormônio por ser

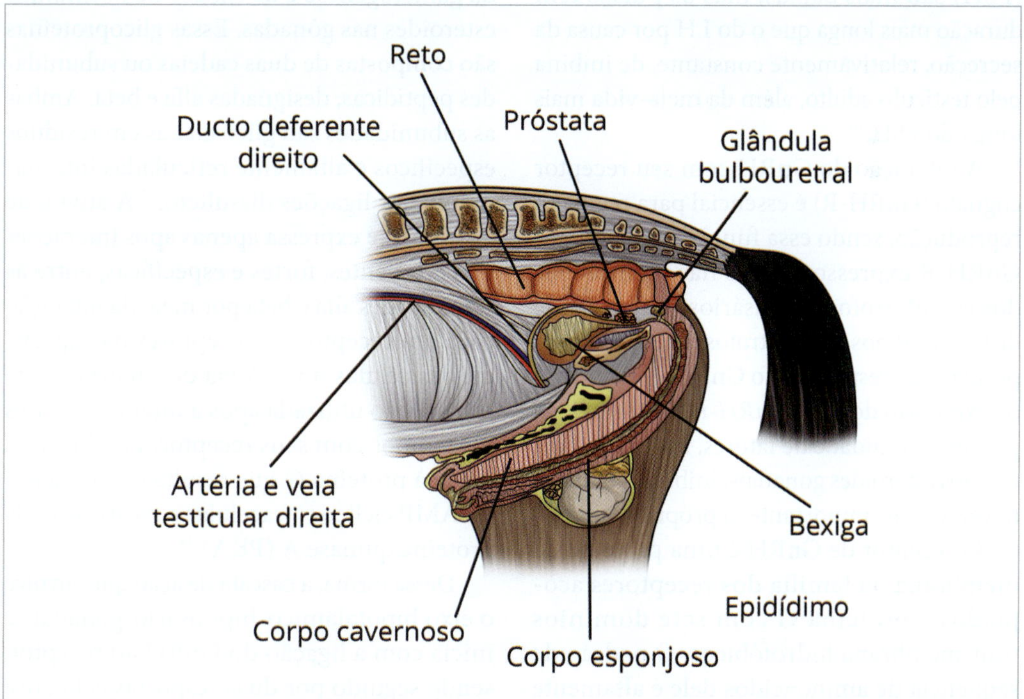

FIGURA 3 Visão lateral mostrando a relação do pênis com as glândulas sexuais acessórias.
Fonte: gentilmente cedida por Diulia Cavallini.

produzido em uma célula neural específica e liberado em seu terminal. Uma área-chave para a produção de GnRH é a área pré-óptica hipotalâmica, que contém a maioria dos neurônios de GnRH, sendo secretado na corrente sanguínea portal hipofisária, na eminência mediana.[14]

Contudo, diferente do que ocorre nas fêmeas, o hipotálamo no macho não desenvolve um centro tônico. Em fêmeas, a liberação basal é seguida por um pico pré-ovulatório de GnRH a cada poucas semanas. Já nos machos, a descarga de GnRH ocorre em pulsos, frequentes e intermediários, ao longo do dia. Esses picos de GnRH duram alguns minutos e causam descargas de hormônio luteinizante (LH) que se seguem quase imediatamente após o episódio de GnRH. Os episódios de LH duram de 10 a 20 minutos e ocorrem de 4 a mais de 8 vezes a cada 24 horas. As concentrações de hormônio folículo-estimulante (FSH) são mais baixas, mas os pulsos têm duração mais longa que o do LH por causa da secreção, relativamente constante, de inibina pelo testículo adulto, além da meia-vida mais longa do FSH.[10]

A interação do GnRH com seu receptor cognato (GnRH-R) é essencial para regular a reprodução, sendo essa função mediada por GnRH-R expresso apenas nas membranas dos gonadotrofos hipofisários. A densidade de GnRH-R nos gonadotrofos determina a capacidade de responder ao GnRH. A regulação da expressão do gene *GnRH-R* é influenciada por uma infinidade de fatores, incluindo hormônios esteroides gonadais, inibina, ativina e, talvez, o mais importante, o próprio GnRH.[15]

O receptor de GnRH é uma proteína de membrana da família dos receptores acoplados à proteína G com sete domínios transmembrana hidrofóbicos. O padrão de sequência de aminoácidos dele é altamente conservado entre os receptores acoplados da proteína G, contendo uma única cadeia de aminoácidos com um aminoterminal extracelular e um domínio carboxiterminal citosólico sem sequência de sinal terminal separada, tendo sete partes hidrofóbicas que estão ligadas às alças extras e intracelulares com estrutura alfa-helicoidal.[13]

Uma vez que os receptores de GnRH presentes na hipófise são ativados, causam a estimulação indireta da fosfolipase C, que hidrolisa os fosfoinositídeos da membrana em inositol 1,4,5-trifosfato, que mobiliza Ca^{2+} intracelular. Essa intensificação na concentração de Ca^{2+} citosólico é a principal responsável pela liberação de LH.[13]

O eixo hipotalâmico-hipofisário-gonadal atua por retroalimentação, ora positiva, ora negativa, tendo como ponto-chave a liberação de glicoproteínas hipofisárias (LH/FSH) pelo GnRH.[16] Os papéis biológicos gerais dessas glicoproteínas nos machos são: estimulação das funções testiculares por meio da regulação da gametogênese e da síntese de hormônios esteroides nas gônadas. Essas glicoproteínas são compostas de duas cadeias ou subunidades peptídicas, designadas alfa e beta. Ambas as subunidades são glicosiladas em resíduos específicos e altamente reticuladas internamente por ligações dissulfeto.[17] A atividade hormonal é expressa apenas após interações não covalentes, fortes e específicas, entre as subunidades alfa e beta por meio da interação com um receptor ou receptores na superfície das células-alvo. A via de sinalização de transdução utilizada após a interação desses hormônios com seus receptores é a via acoplada à proteína G que resulta em aumento no AMP cíclico intracelular e na ativação da proteína quinase A (PKA).[18]

Dessa forma, a cascata de ação que envolve o eixo hipotalâmico-hipofisário-gonadal se inicia com a ligação do GnRH ao receptor, sendo seguido por duas respostas celulares: 1) o rápido influxo de Ca^{2+} nas células e a ativação da calmodulina; e 2) a estimulação da produção celular de diacilgliceróis semelhantes a lipídeos associados à membrana, como um segundo mensageiro, para ativar a enzima proteína quinase C (PKC). A PKC ativa as cascatas MAPK que aumentam a transcrição de LH e FSH nas células hipofisárias. Consequentemente, a calmodulina e a PKC ativadas aumentam a liberação de gonadotrofinas. Simultaneamente, os diacilgliceróis amplificam a ação do Ca^{2+} calmodulina para aumentar a liberação de gonadotrofinas.[13]

Uma vez na corrente sanguínea, as gonadotrofinas liberadas pela hipófise anterior buscam se ligar às células-alvo, o LH irá interagir com os receptores específicos na superfície das células testiculares de Leydig e o FSH, nas células de Sertoli.[10,18] O papel principal das células de Leydig é a secreção de hormônios esteroides, que ajudam a regular a função do epitélio seminífero, do eixo hipotalâmico-hipofisário e das glândulas sexuais acessórias.[3] Já as células de Sertoli desempenham diversas funções, como: controle da maturação e da migração das células germinativas a espermatozoides; síntese de proteínas e esteroides que estão envolvidos no controle da passagem das secreções entre compartimentos tubulares e intersticiais, além de formarem a barreira hematotesticular.[19]

Uma vez que o LH esteja ligado a seus receptores nas células de Leydig, estimula a secreção de testosterona, principal hormônio sexual masculino sintetizado e secretado pelos testículos. Concentrações adequadas de testosterona circulante são necessárias para a atividade biológica androgênica normal.[20] A biossíntese de todos os esteroides hormonais em resposta a estímulos esteroidogênicos começa com a clivagem do colesterol[18] que é transportado para a membrana mitocondrial interna pela proteína reguladora aguda esteroidogênica (StAR). Na membrana mitocondrial interna, o sistema de clivagem da cadeia lateral composto da enzima CYP11A1 (P450scc) e de seus parceiros redox ferredoxina (FDX1) e ferredoxinaredutase (FDXR) converte o colesterol em pregnenolona.[21]

Uma vez que a pregnenolona é formada, ela pode ser metabolizada dentro da mitocôndria em progesterona por uma forma mitocondrial da enzima 3-β-hidroxiesteroide desidrogenase (3β-HSD)[18] ou a pregnenolona pode então ser convertida pela via Δ5 (via clássica da esteroidogênese) em 17-α-hidroxipregnenolona (17OHPreg) e desidroepiandrosterona (DHEA). Ambas as conversões são suportadas pela enzima CYP17A1 (P450c17). A DHEA é então convertida, passo a passo, para testoterona por meio de androstenediona ou androstenediol catalisado quer primeiro por 3-β-hidroxiesteroide desidrogenase tipo II (HSD3B2/3βHSDII) ou 17-β-hidroxiesteroide desidrogenase-3 (HSD17B3/17βHSD3/AKR1C3).[21]

Contudo, o garanhão possui algumas particularidades relativas à esteroidogênese testicular. Segundo Bedrak e Samuels,[22] cavalos apresentam menor atividade de 17/3-testosterona desidrogenase e muito alta de 19-androstenediona hidroxilase e sistemas de aromatização. Como consequência, enquanto a androstenediona serve como precursor da testosterona e da estrona, tem-se maior proporção convertida em estradiol. As atividades de 19-hidroxilação e aromatização da testosterona são mais baixas que as da androstenediona. Os sistemas 3/3-hidroxiesteroide desidrogenase para 17-hidroxipregnenolona e desidroepiandrosterona são muito ativos, mas o sistema Δ-17,20-liase é, aparentemente, muito menos ativo do que Δ4-17,20-liase. Assim, esses autores especulam que a rota predominante de biossíntese, no garanhão, seja: pregnenolona – 17-α-hidroxipregnenolona – 17-α-hidroxiprogesterona – Δ4-androstenediona – 19-hidroxiandrostenediona – estrona; tendo via secundária a partir da Δ4-androstenediona – testosterona – estradiol.[22]

A resposta desses autores confirma que a testosterona, por si só, não é suficiente para evocar o complemento total das respostas androgênicas normais. A enzima esteroide 5-α-redutase converte a testosterona em um metabólito ativo, 5-α-di-hidrotestosterona (DHT), e o receptor de androgênio intracelular (AR) se liga a qualquer esteroide para atuar como fator de transcrição dependente de ligante que direciona o androgênio ao local de ação no DNA, dentro do núcleo. Além disso, a aromatização da testosterona em estradiol fornece uma fonte de estrógenos que podem se ligar a seus receptores nucleares, promovendo ações estrogênicas no hipotálamo, na hipófise, nos ossos, nos lipídios e no sistema cardiovascular.[20]

Os esteroides gonadais exercem efeitos estimulatórios e inibitórios sobre a liberação de GnRH e gonadotrofinas. Um *feedback* negativo de esteroides testiculares diminuiu a secreção hipotalâmica de GnRH e a subsequente liberação de LH, principalmente por meio de uma redução na frequência de pulso. O estradiol, que é aromatizado a partir da testosterona nos testículos, também participa do *feedback* negativo sobre a secreção de LH.[23]

O estradiol nos machos, em especial no homem, é essencial para modular a libido, a função erétil e a espermatogênese. Os receptores de estrógenos, assim como a aromatase, enzima que converte a testosterona em estradiol, são abundantes no cérebro, no pênis e nos testículos, órgãos importantes para a função sexual. Nos testículos, a espermatogênese é modulada em todos os níveis pelos estrógenos, começando com o eixo hipotalâmico-hipofisário-gonadal, seguido pelas células de Leydig, de Sertoli e germinativas, e terminando com o epitélio ductal, epidídimo e sêmen maduro. A regulação das células testiculares pelo estradiol mostra influência inibitória e estimulante, indicando intrincada modulação dependente da dose e temporalmente sensível.[24]

Espermatogênese

A espermatogênese é um processo de divisão e diferenciação pelo qual os espermatozoides são produzidos nos túbulos seminíferos, os quais são compostos de células somáticas (células mioides e células de Sertoli) e germinativas (espermatogônias, espermatócitos e espermátides).[25] As células de Sertoli, frente ao estímulo de FSH e andrógenos,[26] destacam-se dentro desse processo por terem especializações estruturais regionalizadas que desempenham simultaneamente várias funções, em que se associam ao mesmo tempo com no mínimo quatro diferentes tipos de células germinativas, propiciando assim condições para a progressão e a diferenciação dessas células durante a espermatogênese, com a membrana basal e com outras células de Sertoli.[19]

Embora seja fortemente sugerido que o FSH desempenha papel importante na iniciação, na manutenção e na restauração da espermatogênese em primatas, parece que na maioria das espécies de mamíferos investigadas, a testosterona é importante para a manutenção da espermatogênese quantitativamente normal, enquanto o FSH desempenha papel qualitativo.[27]

A espermatogênese é dividida em três fases pela atividade das células germinativas (espermatogônias, espermatócitos e espermátides), em espermatocitogênese, meiose e espermiogênese, respectivamente. A espermatocitogênese envolve a divisão celular mitótica para aumentar o rendimento da espermatogênese e para produzir células-tronco e espermatócitos primários. A meiose envolve duplicação e troca de material genético e duas divisões celulares que reduzem o número de cromossomos a haploides e produzem quatro espermátides. A espermiogênese é a diferenciação sem divisão de espermátides esféricas em espermátides maduras que são liberadas da superfície livre luminal como espermatozoides.[6,25]

A espermatogênese começa quando uma única espermatogônia-A1 se divide para formar um par de espermatogônias-A1, designadas A1-2. Essas células têm um único destino, dividir-se ainda mais e se diferenciar em espermatogônias-A2 e, finalmente, dão origem às espermátides e espermatozoides.[3] Não há espermatogônia intermediária no cavalo, tendo cinco gerações, 3 (A1-3) e 2 (B1-2).[27] Aproximadamente 4,7 ciclos do epitélio seminífero passam entre a divisão de uma única espermatogônia-A1 até a liberação dos espermatozoides.[3,27] O garanhão possui um ciclo espermatogênico de 12,2 dias que é sobreposto às três principais divisões da espermatogênese, que leva, contabilizando o número de ciclos citados, 57 dias.[25]

Foram descritas 8 a 12 associações celulares diferentes para o garanhão. Cada associação celular contém 4 ou 5 tipos de células germinativas organizadas em um arranjo específico em camadas,[28] pois antes de uma série espermatogênica se completar, diversas novas séries espermatogênicas se iniciam no mesmo nível do túbulo seminífero.[6] Cada camada representa uma geração de células com a mais diferenciada próxima ao lúmen do túbulo. O esquema de classificação de oito estágios é baseado na morfologia das espermátides e nas relações entre todos os tipos de células germinativas.[28]

A gametogênese tem resposta positiva das células de Sertoli a partir da estimulação do FSH. Entretanto, o controle endócrino, em sua homeostase, precisa de respostas negativas, as quais vêm por meio da inibina, secretada também pelas células de Sertoli. A inibina é uma glicoproteína dimérica que suprime a secreção do FSH pela hipófise, ratificando sua ação de *feedback* negativo na espermatogênese. Existem duas formas bioativas de inibina, -A e -B. No macho, a inibina-B é a forma circulante em todas as espécies estudadas, exceto nas ovelhas. Existem mudanças temporais na expressão e na secreção de inibina com a mudança do papel da célula de Sertoli em testículos imaturos e adultos. As variações na produção de inibina B entre as espécies refletem os diferentes padrões de maturação. No adulto, os níveis de inibina B estão positivamente correlacionados com a função das células de Sertoli, número de espermatozoides e estado espermatogênico e estão negativamente correlacionados com FSH. Parece que a regulação da produção de inibina B é mediada por uma interação complexa entre FSH, células de Sertoli, células de Leydig e células germinativas. A inibina também pode desempenhar papel no nível autócrino ou parácrino na modulação das ações da ativina, a qual terá papel contrário ao seu, favorecendo a secreção de FSH pela hipófise.[29]

De forma geral, a espermatogênese é dependente da normalidade funcional do eixo hipotalâmico-hipofisário-gonadal que envolve mecanismos endócrinos clássicos e modulação parácrina/autócrina.[30]

CONSIDERAÇÕES FINAIS

O bom entendimento da anatomia e dos mecanismos endócrinos e fisiológicos do garanhão são necessários para a determinação de problemas relacionados à fertilidade e/ou à subfertilidade. A espermatogênese, ponto crucial da demanda reprodutiva de qualquer macho, é diretamente afetada pelas intercorrências do eixo hipotalâmico-hipofisário-gonadal, todo o tratamento farmacológico que se vá lançar mão necessita do amplo conhecimento dessas interações, tanto no sistema nervoso central como no ambiente testicular.

REFERÊNCIAS

1. König HE, Liebichkönig HG. Órgãos genitais masculinos. In: Horst König HE, Liebich HG. Anatomia dos animais domésticos: texto e atlas colorido. 6.ed. Porto Alegre: Artmed; 2016.
2. Chenier TS. Anatomy and examination of the normal testicle. In: Current therapy in equine reproduction. St. Louis: Elsevier; 2007. p.167-70.
3. Amann R. Functional anatomy of the adult male. In: McKinnon AO, Squires EL, Vaala WE, Varner DD. Equine reproduction. 2 ed. Iowa: Wiley-Blackwell; 2011. p.867-79. Cap. 95.
4. Dyce KM. Órgãos reprodutivos masculinos. In: Dyce KM, Sack WO, Wensing CJG. Tratado de anatomia veterinária. Rio de Janeiro: Elsevier; 2010.
5. Budras KD, Sack OW, Rock S. Anatomy of the horse – an ilustrated text. 2.ed. London: Mosby-Wolfe; 1994.
6. Dellmann HD, Wrobel KH. Sistema reprodutor masculino. In: Histologia veterinária. Rio de Janeiro: Guanabara-Koogan; 1982.
7. Nickel R. Male genital organs of the horse. In: Nickel R, Schummer A, Seiferle E. The viscera of the domestic mammals. 2.ed. Berlin: Springer-Verlag; 1979. p.340-50.
8. Weber JA, Woods GL. Transrectal ultrasonography for the evaluation of stallion accessory sex glands. Vet Clin North Am Equine Pract. 1992;8:183-90.
9. Little TV, Holyoak GR. Reproductive anatomy and physiology of the stallion. Vet Clin North Am Equine Pract. 1992;8:1-29.
10. Senger PL. The organization and function of the male reproductive system. In: Pathways to pregnancy and parturition. 2.ed. Washington: Current Conceptions; 2003. p.44-79.
11. Rodriguez H, Obregon EB. Seasonality and freezability vs routine parameters in stallion semen. Histol Histopathol.1996;11:427-30.
12. Chemineau P, Guillaume D, Migaud M, Thiéry JC, Pellicer-Rubio MT, Malpaux B. Seasonality of reproduction in mammals: intimate regulatory mechanisms and practical implications. Reprod Domest Anim. 2008;43:40-7.
13. Khazeni S, Varamini P. Gonadotropin releasing hormone. In: Reference Module in Biomedical Sciences. St. Louis: Elsevier; 2018. p.1-14.
14. Vijayan E. Mammalian gonadotropin-releasing hormone. In: Singh SK. Mammalian endocrinology and male reproductive biology. Boca Raton: CRC; 2019. p.31-42.
15. Rispoli LA, Nett TM. Pituitary gonadotropin-releasing hormone (GnRH) receptor: structure, distribution, and regulation of expression. Anim Reprod Sci. 2005;88:57-74.
16. Schlatt S, Ehmcke J. Regulation of spermatogenesis: an evolutionary biologist's perspective. Semin Cell Dev Biol. 2014;29:2-16.
17. Pierce JG, Parsons TF. Glycoprotein hormones: structure and function. Annu Rev Biochem 1981;50:465-95.
18. Stocco DM, McPhaul MJ. Physiology of testicular steroidogenesis. In: Knobil E, Neill J (ed.). Physiology of reproduction. San Diego: Elsevier; 2006. p.977-1016.
19. Monteiro CD, Bicudo SD, Toma HS. O papel das células de Sertoli na espermatogênese. Pubvet. 2010;4:850-7.
20. Brown TR. Androgen metabolism and action. In: Wang C (eds.). Male reproductive function. Mineralogical Society Series, v. 5. Boston: Springer; 1999. p.65-84.
21. Flück CE, Pandey AV. Testicular steroidogenesis. In: Simoni M, Huhtaniemi I (eds.). Endocrinology of the testis and male reproduction. Endocrinology. Cham: Springer; 2017.
22. Bedrak E, Samuels LT. Steroid biosynthesis by the equine testis. Endocrinology. 1969;85(6):1186-95.
23. Gerlach T, Aurich JE. Regulation of seasonal reproductive activity in the stallion, ram and hamster. Animal Reproduct Sci. 2000;58:197-213.
24. Schulster M, Bernie AM, Ramasamy R. The role of estradiol in male reproductive function. Asian J Androl. 2016;18:435-40.
25. Johnson L, Blanchard TL, Vamer DD, Scrutchtield WL. Factors affecting spermatogenesis in the stallion. Thericgenology. 1997;48:1199-216.
26. Roser JF. Endocrine and paracrine control of sperm production in stallions. Anim Reprod Sci. 2001;68:139-51.
27. França LR, Avelar GF, Almeida FFL. Spermatogenesis and sperm transit through the epididymis in mammals with emphasis on pigs. Theriogenology. 2005;63:300-18.
28. Amann RP, Schanbacher BD. Physiology of male meproduction. USDA-ARS/UNL Faculty; 1983.
29. O'Connor AE, De Kretser DM. Inhibins in normal male physiology. Semin Reprod Med. 2004;22:177-85.
30. Chenier TS, Estrada AT, Koenig JB. Theriogenology question of the month. J Am Vet Med Assoc. 2007;230:1469-72.

CAPÍTULO 12

Exame andrológico de garanhões

Renata Lançoni

INTRODUÇÃO

O exame andrológico permite a avaliação do potencial reprodutivo do garanhão e deve ser realizado para determinar a maturidade sexual, avaliar o potencial de fertilidade pré-estação reprodutiva e determinar a causa de falhas reprodutivas, caracterizadas por subfertilidade ou infertilidade. Também pode ser solicitado durante a aquisição de um reprodutor para avaliar a capacidade reprodutiva e garantir o bom desempenho. O exame deve ser sempre considerado e realizado de maneira criteriosa, pois a avaliação superficial do potencial reprodutivo do macho pode deixar de identificar possíveis características que estão levando ao mau desempenho reprodutivo e, consequentemente, impactar nas taxas reprodutivas, causando prejuízos econômicos.

O exame andrológico em equinos se baseia na avaliação do estado clínico geral do animal, comportamento sexual, exame dos órgãos sexuais internos e externos e avaliações do sêmen. Este capítulo visa orientar a condução das etapas do exame, descrevendo quais estruturas e de que maneira devem ser avaliadas, além de instruções de como realizar a colheita do sêmen e o espermograma. Pontos específicos sobre anatomia e as afecções que podem acometer os garanhões estão descritos em outros capítulos.

EXAME CLÍNICO GERAL

A identificação do animal deve ser feita imediatamente antes da realização do exame (Figura 1), devendo conter nome, idade, raça, número do *microchip* (quando houver), breve descrição das características de pelagem do animal, nome do proprietário e localização. Eventualmente, podem ser capturadas fotos do animal para inclusão no laudo andrológico. É imprescindível que seja feita identificação detalhada do animal e incluída no laudo para que o exame andrológico seja atribuído especificamente àquele animal que está sendo avaliado pelo médico-veterinário.

A anamnese deve investigar possíveis quadros clínicos que o animal possa ter apresentado, verificando se houve quadros febris, diminuição da ingestão de alimentos, prostração, diminuição do desempenho atlético, diminuição da defecação. Também é importante verificar se o animal se encontra em dia com protocolos de vacinação e vermifugação e se tem dieta equilibrada, com ingestão controlada de energia e volume (capim ou feno) de boa qualidade. Qualquer medicamento que tenha sido administrado nos últimos 60 dias

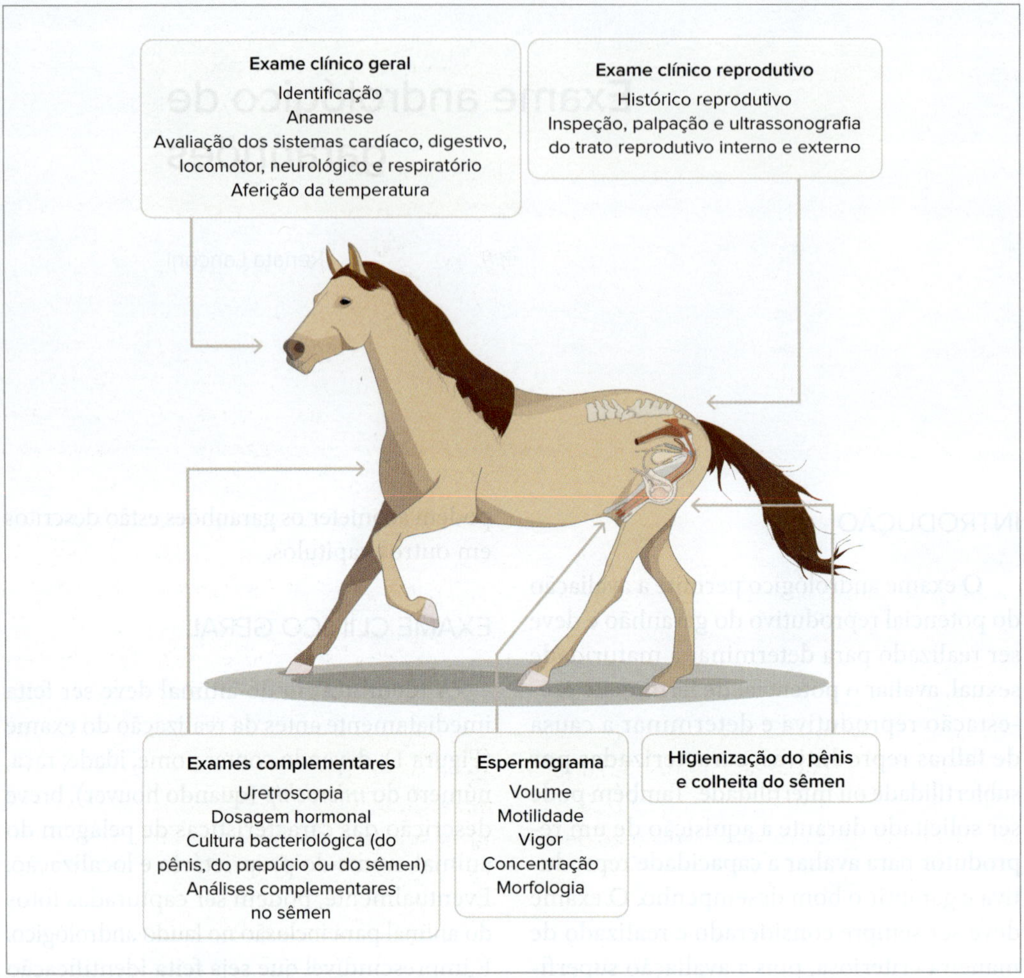

FIGURA 1 Esquema geral das etapas do exame andrológico em equinos.

deve ser notificado para que seja avaliado se teve interferência na espermatogênese.

A anamnese correta e minuciosamente realizada pode identificar fatores que estejam influenciando no desempenho reprodutivo do garanhão, já que eventos ocorridos nos últimos 60 dias podem ainda ter impacto na qualidade seminal e nem sempre estão ativos e diagnosticáveis. A espermatogênese é um processo sensível e pode ser afetada por inúmeros fatores, causando queda na qualidade seminal. Justamente por ser um processo fisiologicamente exigente é que se deve realizar exame clínico geral no garanhão, pois afecções em outros sistemas do organismo podem afetar o desempenho reprodutivo. Portanto, indica-se a realização de exame clínico dos locomotores, observando se há claudicação e alterações de conformação e aprumos (que podem estar causando ou futuramente vir a causar problemas de monta); auscultar sistema cardíaco, respiratório e digestivo; aferir temperatura; avaliar o escore corporal.

Varner (2016) sugere que exames laboratoriais comuns como hemograma, urinálise e OPG (contagem de ovos por grama de fezes) podem auxiliar nos achados do exame físico na determinação da saúde geral de um garanhão.[1]

Vale ressaltar que, para ser considerado fértil, um garanhão deve ser capaz de montar uma égua em estro, inserir o pênis na vagina, apresentar movimentos copulatórios e ejacular completamente.[2] Anormalidades musculoesqueléticas que podem interferir na capacidade de acasalamento, como problemas na coluna, jarrete, claudicação, ou problemas neurológicos, devem ser identificados junto com outras condições médicas.

EXAME CLÍNICO REPRODUTIVO

O histórico reprodutivo deve ser levantado, como: taxas de concepção e nascimento de potros em estações reprodutivas anteriores, número de fêmeas cobertas, se foram realizadas monta ou inseminação artificial (IA), qual tipo de processamento do sêmen utilizado nas IA – fresco, refrigerado ou congelado.

Em seguida, procede-se à avaliação da bolsa testicular (ou escroto), por inspeção e palpação. Deve-se atentar à observação da presença de ectoparasitas ou feridas. Concomitantemente, os testículos são avaliados, verificando-se posicionamento (Figura 2), mobilidade no escroto, consistência por meio de palpação, sensibilidade (dor) e a biometria. Tanto os testículos quanto os epidídimos inseridos devem ser livremente móveis dentro de suas respectivas bolsas, e os testículos devem ser ovais, com um contorno regular suave e uma consistência levemente túrgida.[1] A mobilidade na bolsa testicular está diretamente relacionada com a capacidade do animal de realizar a termorregulação. Quando há fibrose ou aderências entre a bolsa e a túnica, há falhas na termorregulação que podem levar à degeneração testicular. A consistência testicular deve ser avaliada por palpação e pode variar em escore de 1 a 5, sendo 1 referente à consistência mais flácida e o escore 5 referente à mais firme. O testículo normal possui

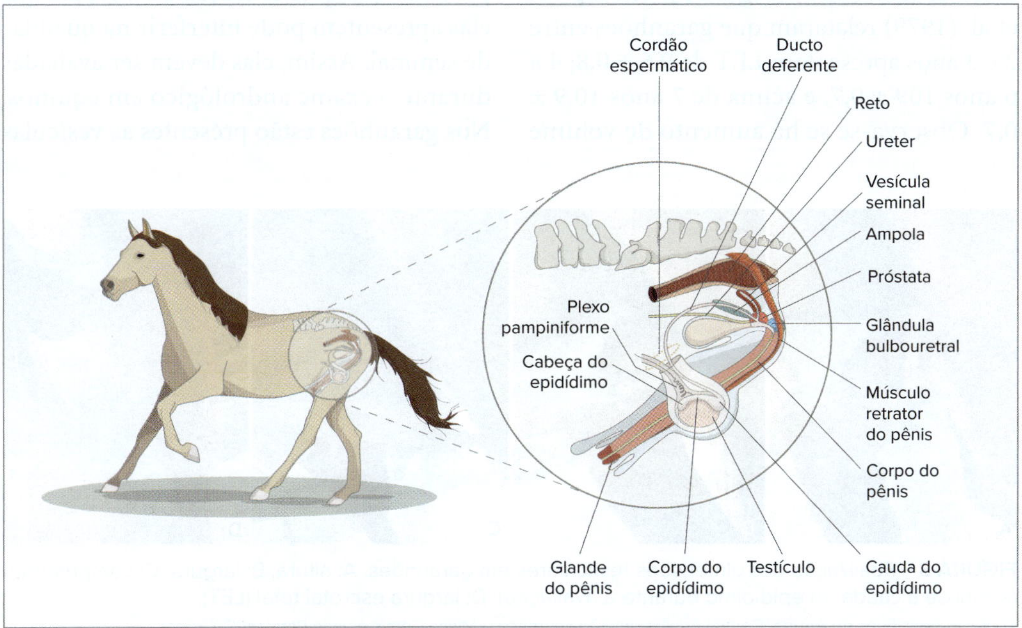

FIGURA 2 Desenho esquemático do trato reprodutivo do garanhão – visão lateral.

consistência intermediária (não muito flácido, não muito rígido) com leve resistência. Testículos muito flácidos ou muito rígidos são característicos de afecções.

A biometria testicular em garanhões (Figura 3) pode ser avaliada primeiro pela largura escrotal total dos dois testículos e depois, a depender da situação, podem ser consideradas as medidas individuais de cada testículo (altura, largura e comprimento). O tamanho dos testículos está diretamente relacionado com a produção espermática diária e pode ser determinado aferindo-se comprimento, altura e largura de cada testículo separadamente (Figura 3). Chega-se ao volume testicular (VT) por meio da fórmula VT = 4/3 (πabc), onde a = altura/2, b = largura/2 e c = comprimento/2, sendo a unidade de medida o centímetro. Portanto, VT = 0,5236 (altura × largura × comprimento). A estimativa da produção espermática diária (PED) pode ser calculada pela fórmula: PED ($\times 10^9$) = 0,024 × – $1{,}26^3$ e PED ($\times 10^9$) = 0,024 × – 0,76, sendo × = VT.[3] Também pode ser aferida a largura escrotal total (LET) (Figura 3). Thompson et al. (1979) relataram que garanhões entre 2 e 3 anos apresentam LET de 9,6 ± 0,8; 4 a 6 anos 109 ± 0,7, e acima de 7 anos 10,9 ± 0,7. Observa-se se há aumento de volume ou diferença significativa entre um testículo e outro.[4]

Para exame ultrassonográfico dos testículos (Figura 4), utiliza-se um transdutor linear de 5 a 7,5 MHz (o mesmo utilizado para exame ginecológico em éguas) e é possível observar as características do parênquima testicular, que deve ser homogêneo e ecogênico. Irregularidades no parênquima, presença de pontos hiperecoicos ou hipoecogenicidade podem indicar presença de afecções. Avaliar também as caudas dos epidídimos, que devem estar repletas, indicando produção espermática. A avaliação do cordão espermático também deve ser realizada por ultrassonografia e palpação para observação do calibre dos vasos e verificação do anel inguinal em busca de alterações que possam sugerir possível hérnia inguinal, varicocele, dentre outras afecções. Os dois testículos devem estar presentes no escroto excluindo a possibilidade de criptorquidismo.

As glândulas sexuais acessórias são as responsáveis pela produção do plasma seminal, portanto qualquer alteração ou infecção que elas apresentem pode interferir na qualidade seminal. Assim, elas devem ser avaliadas durante o exame andrológico em equinos. Nos garanhões estão presentes as vesículas

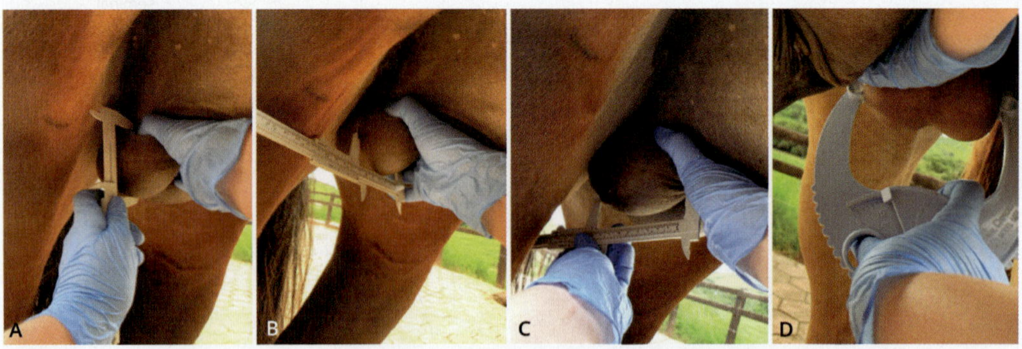

FIGURA 3 Realização das dimensões testiculares em garanhões. A: altura. B: largura. C: comprimento (exclui-se a cauda do epidídimo durante a avaliação). D: largura escrotal total (LET).

Fonte: Rubens Paes de Arruda, Central Equina em São Lourenço – Minas Gerais e João Raphael C. Gurgel.

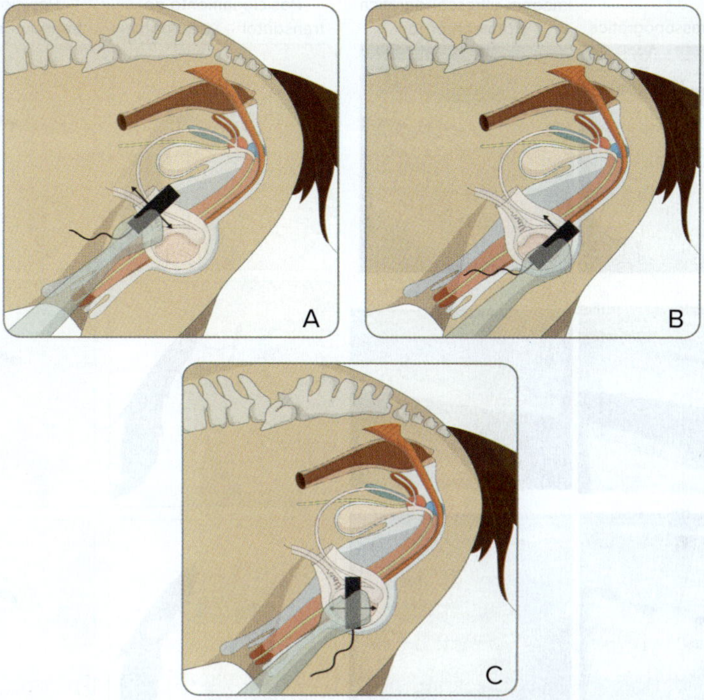

FIGURA 4 Imagem esquemática do posicionamento do transdutor para avaliação ultrassonográfica do cordão espermático (A), da cauda do epidídimo (B) e do testículo (C).

seminais, próstata, bulbouretrais e ampolas dos ductos deferentes. Os garanhões têm uma prega genital que recobre as glândulas sexuais acessórias e dificulta a avaliação das estruturas por palpação; devido a isso é indicado que elas sejam avaliadas por ultrassonografia.[5]

Na Figura 5, podem-se observar imagens das glândulas normais (sem afecções) e o posicionamento correto do transdutor do ultrassom durante a palpação retal. O pênis deve ser avaliado em ereção, e qualquer alteração palpável ou visível na base, corpo ou glande deve ser notificada e avaliada. Na glande do pênis o processo uretral e a fossa da glande devem ser observados, pois podem apresentar lesões proliferativas ou ulcerativas e levar à hemospermia.

AVALIAÇÃO DA LIBIDO, CAPACIDADE DE MONTA E COLHEITA DO SÊMEN

Previamente à colheita do sêmen, indica-se a higienização do pênis do garanhão com água morna para limpeza de sujidades e esmegma. Isso, em contato com o sêmen, pode induzir a proliferação de espécies reativas de oxigênio e, consequentemente, lesar as membranas espermáticas. Ramires Neto et al. (2015) demonstraram que a higienização do pênis antes da colheita de sêmen diminui o crescimento bacteriano no sêmen fresco de garanhões.[6] Após a higienização do pênis, devem ser preparados todos os itens necessários para a colheita e avaliação inicial do sêmen, ou seja, montar a vagina artificial, aquecer

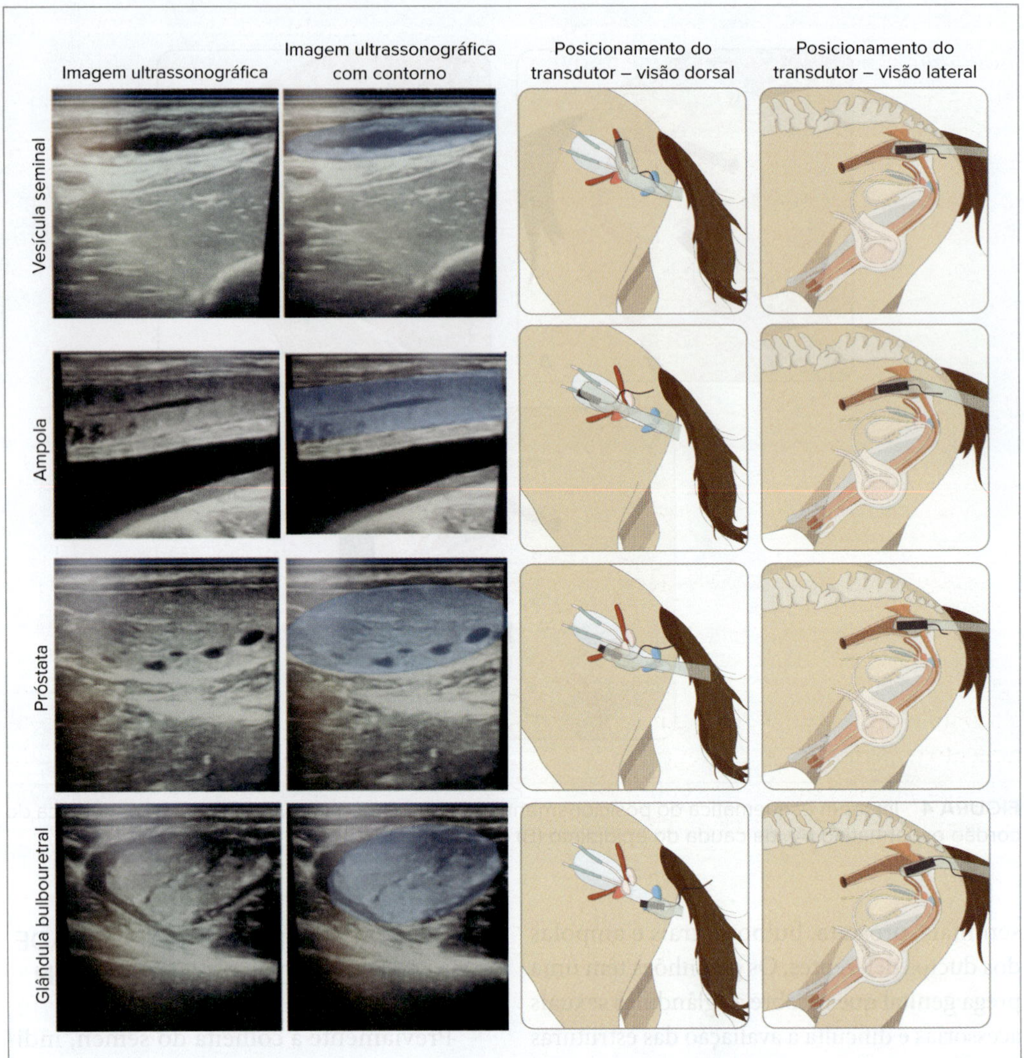

FIGURA 5 Quadro com imagens ultrassonográficas (transdutor linear na frequência de 7 MHz) das glândulas sexuais acessórias dos garanhões e desenho esquemático do posicionamento do transdutor do ultrassom para realização do exame.

Fonte: as imagens de ultrassom foram realizadas no Laboratório de Biotecnologia do Sêmen e Andrologia da Faculdade de Medicina Veterinária e Zootecnia da Universidade de São Paulo (LBSA – FMVZ – USP) e cedidas pelo Prof. Dr. Rubens Paes de Arruda.

a água necessária para preenchê-la, testar o microscópio, ligar a mesa aquecedora, a platina aquecedora, preparar o diluidor de sêmen e preaquecer a aproximadamente 37 °C, separar os itens que serão utilizados como Becker, proveta, pipetas, ponteiras, lâminas, lamínulas, microtubos com formol salina para preparo da amostra da concentração e da morfologia espermática.

Após a finalização da preparação de todo o material necessário, será realizada a colheita do sêmen. Em garanhões, essa colheita deve ser realizada por meio de vagina artificial. A monta pode ser realizada em manequim ou em égua estrogenizada ou em estro. Após o animal realizar a monta, desvia-se o pênis para dentro da vagina artificial. Ao ejacular, o garanhão pode apresentar sinais como "cauda em bandeira" e sapatear com os membros posteriores.

É importante que o garanhão desça calmamente do manequim após a ejaculação, sem ser forçadamente levado a isso. Nesse momento, desde a chegada ao local da colheita até a desmonta, deve-se avaliar o comportamento reprodutivo do garanhão, a libido e sua capacidade de monta. Observar qual o tempo para expor o pênis, se tem reação e ereção imediata ao visualizar a égua ou manequim, se apresenta reflexo de "Flehmen" (curvar o lábio superior em resposta ao odor da urina ou da vulva da égua), se é capaz de entrar em ereção, realizar a monta e ejacular ou se há algum comportamento anormal durante esses processos, se aparenta sinais de dor ou desconforto.

Alguns autores indicam a colheita de um segundo ejaculado 1 hora após o primeiro. Espera-se que este tenha aproximadamente a metade da concentração do primeiro, que o volume seja parecido e a motilidade igual ou melhor a do primeiro ejaculado. Os parâmetros seminais do segundo ejaculado podem ser utilizados para estimar a produção diária de espermatozoides do garanhão.[2]

Existem dois modelos mais utilizados de vagina artificial: a "Colorado", que é composta por um tubo rígido de PVC revestido por uma membrana de látex interna, e a "Missouri", que possui uma dupla membrana de látex e é revestida externamente com uma estrutura de material maleável (como couro, por exemplo) para dar o suporte durante a colheita do sêmen. O modelo mais utilizado no Brasil é a "Colorado", no entanto a "Missouri" pode ser uma ótima opção para garanhões com distúrbios ejaculatórios ou problemas comportamentais no momento da colheita.

Existem métodos alternativos de colheita de sêmen, como os farmacológicos e a colheita em estação, que podem ser utilizados em casos extremos, em que o garanhão apresenta problemas locomotores ou alterações neurológicas que impossibilitam a monta.

ESPERMOGRAMA

Para aumentar a confiabilidade de uma avaliação de sêmen, ela deve ser realizada criteriosamente por uma pessoa experiente em um laboratório adequadamente equipado. Em um primeiro momento, avalia-se o aspecto do ejaculado como coloração e odor verificando se pode sugerir presença de urina, sangue ou pus no ejaculado. Em seguida, as avaliações realizadas são: volume do ejaculado (mL), motilidade (%), vigor (1 a 5) concentração (número de espermatozoides/mL) e morfologia espermática (% de alterações espermáticas).

Para avaliar o volume do ejaculado deve-se retirar a fração gelatinosa por filtração, em seguida utilizar uma proveta ou verificar o peso, sendo 1 g equivalente a 1 mL.

A motilidade espermática pode ser avaliada de maneira subjetiva, utilizando uma gota de sêmen entre lâmina e lamínula e estimando o percentual de células que estão se movendo. O sêmen pode ser avaliado *in natura* (sem diluidor), para verificar como os espermatozoides se mantêm apenas na presença do plasma seminal, porém em casos de ejaculados muito concentrados a avaliação pode se tornar difícil, sendo, assim, ideal que seja feita diluição na proporção 1:1 em diluidor à base de leite desnatado e prosseguindo com a avaliação.

A motilidade pode ser facilmente influenciada pela temperatura e pelo choque térmico, por isso é indispensável o uso de platina aquecedora acoplada ao microscópio e de lâminas e lamínulas previamente aquecidas. Durante a avaliação, é indicado que se movimente o micrômetro do microscópio para ter melhor visão da população completa de espermatozoides presentes na amostra, pois os que estiverem sem movimento estarão no campo mais abaixo, enquanto os que estão com motilidade estarão logo acima. Ou seja, apenas uma profundidade pode superestimar ou subestimar o valor do percentual de células se movendo. Segundo o Manual para Exame Andrológico e Avaliação de Sêmen Animal (CBRA 1998), a motilidade progressiva mínima para garanhões em monta natural seria de 70%, para sêmen refrigerado, ou 30% para congelado, porém é necessário ter bom senso nas medidas eliminatórias quando a motilidade estiver menor que esses parâmetros, sempre considerando outros pontos da avaliação seminal e andrológica simultaneamente.

O vigor espermático é estimado entre os valores de 1 a 5, de acordo com a qualidade do movimento do espermatozoide. Considera-se vigor 1 quando grande quantidade de células está se movendo em círculos fechados ou se movimentando sem progressividade. Já o vigor 5 é dado quando a maior parte das células da amostra está se movimentando com rapidez e progressivamente. O vigor é avaliado subjetivamente, na mesma lâmina preparada para avaliação da motilidade.

Também pode ser realizada a análise computadorizada da motilidade espermática (CASA). Os equipamentos nos darão informações precisas e detalhadas sobre a velocidade e o trajeto do espermatozoide, parâmetros que também poderão estimar as características do movimento espermático.

A concentração espermática da fração livre de gel pode ser avaliada em câmara de Neubauer, método comum e preciso, facilmente realizado avaliando a câmara em microscopia óptica comum e sêmen em diluição previamente conhecida (em equinos utiliza-se com maior frequência as diluições de 1:20 ou 1:100). Também pode ser realizada utilizando um espectofotômetro (que estima a concentração de acordo com a absorção da luz através da amostra) ou espermiodensímetro (que estima a concentração pelo aspecto da densidade). Em comparação com a câmara de Neubauer são técnicas mais rápidas, porém podem ser imprecisas se o ejaculado apresentar concentrações muito baixas, muito altas de espermatozoides ou conter debris na amostra. Ainda, existe a avaliação da concentração espermática pelo NucleoCounter (NC-100; ChemoMetec A/S, Allerod, Dinamarca), que é um instrumento que avalia a quantidade de células presentes na amostra por meio da fluorescência dos núcleos espermáticos. É a técnica mais precisa, porém o equipamento é de alto custo e o preço por amostra avaliada também. Independentemente da técnica, é necessário levar em consideração a diluição inicial feita no ejaculado para o cálculo do número de espermatozoides totais no ejaculado. A concentração espermática em garanhões varia, na maioria dos casos, entre 100 e 300 milhões de espermatozoides/mL, podendo haver exceções.

A avaliação da morfologia espermática é o principal teste que reflete a qualidade intrínseca do espermatozoide e pode ser avaliada em microscopia óptica, microscopia de contraste de fase (CF) ou de contraste de interferência diferencial (DIC). Quando avaliada em microscopia óptica, o espermatozoide deve ser corado para melhor visualização. Os corantes que podem ser utilizados são vários, dentre eles vermelho congo, rosa bengala, karras modificado, entre outros. Quando avaliada em CF ou DIC não há necessidade de coloração, bastando fixar a célula em solução de formol salina a 4% e ler a amostra em gota úmida entre lâmina e lamínula. Todas as técnicas devem ser avaliadas em aumento de mil vezes. Indica-se a contagem de no mínimo 100 células, classificando-as quanto aos defeitos morfológicos apresentados. As alterações podem ser classificadas como sugeriram Kenney et al. (1983), denominação modificada e utilizada atualmente, classificando-se os defeitos em: cabeças anormais, defeitos de acrossoma, cabeças isoladas, *pouch formation* ou vacúolos nucleares, gotas citoplasmáticas proximais, gotas citoplasmáticas distais, peça intermediária dobrada, anormalidades de peça intermediária, cauda dobrada, cauda enrolada e células primordiais.[7,8] Também podem ser classificadas em defeitos maiores, que incluem formas teratológicas, defeitos de acrossoma, gota protoplasmática proximal, cabeça subdesenvolvida, cauda enrolada na cabeça, cabeça isolada patológica, cabeça estreita na base, cabeça piriforme, cabeça com contorno anormal, *pouch formation* ou vacúolos, alterações na peça intermediária (fibrilação, fratura, edema, pseudogotas, entre outros), cauda fortemente dobrada ou enrolada e cauda dobrada com gota protoplasmática distal anexa; e defeitos menores, que incluem gota protoplasmática distal, alterações na cabeça (delgada, gigante, curta, larga, pequena, isolada normal) e alterações na cauda (implantação retroaxial, oblíqua, cauda dobrada ou enrolada).[9] O percentual de células normais na amostra está diretamente relacionado com a capacidade fecundante do garanhão, ou seja, quanto maior quantidade de células normais, maior a chance de sucesso reprodutivo.

EXAMES COMPLEMENTARES

A extensão da avaliação dependerá da queixa clínica do animal, de como estão as taxas reprodutivas das éguas cobertas (ou inseminadas) por ele e do que foi descoberto com as avaliações citadas anteriormente. Dependendo disso, o veterinário pode optar por realizar exames complementares, como uretroscopia, dosagem hormonal, cultura bacteriológica do pênis, prepúcio ou sêmen ou biópsia testicular.

Existe indicação de realização da uretroscopia quando se tem quadro de hemospermia, por exemplo. Algumas fístulas ou feridas uretrais podem causar esse quadro clínico. A dosagem hormonal pode ser realizada em casos de suspeita de baixa produção de testosterona, que pode afetar a espermatogênese e causar oligospermia e/ou teratospermia. A cultura bacteriológica pode ser indicada em suspeitas de infecções, que, na maioria dos casos, são transmissíveis às éguas que estão sendo cobertas, causando falhas na fecundação, contaminação do útero e perda gestacional precoce.

É válido destacar que os garanhões saudáveis possuem uma flora bacteriana normal e não patogênica no pênis. O desequilíbrio dessa flora tende a favorecer a dominância de bactérias patogênicas. A biópsia testicular deve ser realizada como última opção, pois, dependendo do método de realização, pode levar à degeneração testicular, portanto deve ser realizada por profissional capacitado, normalmente quando há suspeita de tumores testiculares.

Existem análises complementares que podem ser realizadas no espermograma, por exemplo, para avaliar a integridade de membranas plasmática, acrossomal, potencial de membrana mitocondrial, compactação da cromatina espermática, mensuração do estresse oxidativo, entre outras. Existem laboratórios que prestam esses serviços adicionais ao espermograma e que podem ser solicitados quando se considerar necessário.

INTERPRETAÇÃO DOS RESULTADOS E CONSIDERAÇÕES FINAIS

Para a conduta clínica do garanhão, ainda se deve levar em consideração se ele será utilizado em um programa de monta natural, inseminação artificial com sêmen fresco, refrigerado ou congelado. O Colégio Brasileiro de Reprodução Animal recomenda que o sêmen fresco de garanhões tenha no mínimo 70% de motilidade e no máximo 30% de defeitos morfológicos. No sêmen refrigerado a motilidade deve ser de no mínimo 30% e no máximo de 40% das células com defeitos morfológicos, assim como para o sêmen criopreservado.

A conclusão do laudo do exame andrológico indicará se o garanhão tem alto potencial para fertilidade, baixo potencial para fertilidade ou questionável. De acordo com o que foi encontrado poderá ser sugerido tratamento e a reavaliação do animal após 60 ou 70 dias. Em última análise, o que realmente irá determinar a real capacidade reprodutiva do garanhão será a taxa de concepção e parição das éguas cobertas.

Agradecimentos: ao Prof. Dr. Rubens Paes de Arruda (FMVZ-USP), à Central Equina em São Lourenço – Minas Gerais e ao médico-veterinário João Raphael C. Gurgel por cederem as fotos presentes neste capítulo.

REFERÊNCIAS

1. Varner DD. Approaches to breeding soundness examination and interpretation of results. J Equine Vet Sci. 2016;43:27-44.
2. McCue PM. Breeding soundness evaluation of the stallion. In: Equine reproductive procedures. JohnWiley & Sons; 2014. p.321-4.
3. Love CC, Garcia MC, Riera RR, Kenney RM. Use of testicular volume to predict daily sperm output in the stallion. Proc Am Assoc Equine Pract. 1990;36:15-21.
4. Thompson DL Jr, Pickett BW, Squires EL, Amann RP. Testicular measurements and reproductive characteristics in stallions. J Reprod Fertil. 1979;27(Suppl):13-17.
5. Sancler-Silva YFR. Avaliação andrológica no garanhão: ênfase no exame interno do sistema genital. Rev Bras Reprod Anim. 2022;117-29.
6. Ramires-Neto C, Sancler da Silva YFR, Resende HL, Guasti PN, Monteiro GA, Papa PM, et al. Control methods and evaluation of bacterial growth on fresh and cooled stallion semen. J Equine Vet Sci. 2015;35.4:277-82.
7. Kenney RM, Hurtgen J, Pierson R, Witherspoon D, Simons J. Theriogenology and the equine part II: The stallion. Society for Theriogenology manual for clinical fertility evaluation of the stallion; 1983.
8. Love CC. Sperm quality assays: how good are they? The horse perspective. Anim Reprod Sci. 2018;194:63-70.
9. Blom E. The ultrastructure of some characteristic sperm deffects and a proposal for a new classification of the bull spermiogram. In: Symposium Internationale de Zootechnie, 7, 1972, Milano, Italy. Proceedings. Milano: SIZ; 1972.

CAPÍTULO 13

Diagnóstico e tratamento das afecções reprodutivas de garanhões

Yamê Fabres Robaina Sancler-Silva

INTRODUÇÃO

Afecções reprodutivas ocorrem com elevada frequência na clínica do macho equino e podem levar à subfertilidade ou, até mesmo, à infertilidade. Tais afecções podem estar relacionadas a doenças genéticas ou a enfermidades reprodutivas adquiridas, ligadas a alterações na espermatogênese (impotência *generandi*), à incapacidade de copular (impotência *coeundi*) ou a alterações em outros segmentos do aparelho reprodutor que também impactam a fertilidade. Resultam em importantes perdas econômicas aos criadores pelo aumento do custo por potro nascido, dado à necessidade de coberturas extras ou ao maior número de transportes de sêmen, exames e tratamentos, serviços veterinários, diárias dos animais em centrais/haras, além dos custos de manutenção de éguas não prenhas, impactando toda essa cadeia produtiva.

A elevada prevalência de garanhões com distúrbios reprodutivos quase sempre se relaciona a um dos seguintes fatores: seleção genética, senilidade, negligência e/ou endogamia. Diferentemente de outras espécies domésticas, a seleção genética dos equinos se baseia principalmente no desempenho atlético e em características fenotípicas, não levando em consideração parâmetros reprodutivos. Com isso, frequentemente são selecionados indivíduos com características reprodutivas indesejadas. Ademais, a vida útil de um macho equino na reprodução é longa, sendo sua genética ainda mais demandada quando os filhos se destacam em competições. Com isso, a longevidade de um garanhão em atividade reprodutiva pode chegar a 15 anos (ou mais), o que torna a senilidade mais um fator prejudicial ao desempenho desses machos, uma vez que a idade é inversamente proporcional à fertilidade.

Outro ponto que merece ser evidenciado é o fato de que, na maioria dos criatórios, a rotina dos médicos-veterinários é focada principalmente na reprodução das éguas. Isso se deve, muitas vezes, à necessidade de intenso manejo relacionado às fêmeas (como controle folicular, inseminações e transferências de embriões), em detrimento de um manejo menos intenso dos garanhões. O que se observa frequentemente são garanhões estabulados permanentemente, em rotina de colheita de sêmen, não incluídos nos exames reprodutivos de rotina. Apesar do advento de biotecnologias do embrião, o número de descendentes gerados por um único macho reprodutor ainda é superior ao das fêmeas. Assim, o garanhão constitui peça-chave para o sucesso de um criatório e por isso o exame andrológico deve estar incluído no calendário de manejo do criatório de equinos, de forma periódica.

Por fim, a endogamia, que consiste no acasalamento entre parentes, é uma prática comum em algumas linhagens de raças equinas, visando aumentar genes em homozigose e assim ressaltar características fenotípicas ou de desempenho, consideradas desejáveis. No entanto, a consanguinidade excessiva pode levar ao fenômeno conhecido como depressão endogâmica, em virtude da manifestação de diversos genes recessivos, que podem levar à redução da eficiência reprodutiva e ao surgimento de anomalias genéticas no trato reprodutor do plantel.

Há longa e variada lista de alterações que podem afetar a fertilidade dos garanhões e dentre elas se destacam as condições que acometem os testículos, epidídimos, escroto, glândulas anexas, pênis, prepúcio e ainda as que interferem na ereção e ejaculação. O conhecimento da fisiopatogenia, métodos diagnósticos e terapêuticos, das principais desordens reprodutivas que acometem os machos equinos, possibilita intervenção apropriada, com maiores chances de sucesso. Neste capítulo serão abordadas as afecções reprodutivas mais comuns nos garanhões, bem como os principais métodos diagnósticos e terapêuticos utilizados nesse contexto.

AFECÇÕES DE ESCROTO, TESTÍCULOS E EPIDÍDIMOS

Degeneração testicular

Degeneração testicular (DT) é a enfermidade de maior importância para a andrologia, por apresentar maior prevalência entre os machos mamíferos terrestres, e pode ser definida como o processo patológico que provoca a deterioração e a perda da arquitetura histológica do parênquima testicular, com consequente perda da função da gônada masculina. Portanto, a DT sempre resultará em produção anormal de espermatozoides e pode, em casos graves, alterar também a produção endócrina do testículo.[1,2]

A DT pode ser adquirida ao longo da vida do reprodutor ou ter origem idiopática, quando não há uma causa aparente, e geralmente ocorre em garanhões idosos.[1] A DT adquirida é causada por processos que precedem o dano testicular, não constituindo uma afecção primária e sim o resultado de doenças que acometem a gônada masculina. Diversos fatores etiológicos podem resultar em DT adquirida, destacando-se as infecções locais (periorquite, orquite, epididimite e funiculite), torção do cordão espermático, varicocele, hérnia inguinoescrotal, trauma escrotal, neoplasias testiculares, distúrbios endócrinos, deficiências nutricionais, exposição a toxinas e uso de substâncias esteroides (como anabolizantes e anti-inflamatórios). No entanto, interferências na homeostase térmica testicular, como febre e hipertermia ambiental/local, são as causas mais frequentes.[1-3] Isso se deve ao fato de o epitélio seminífero ser extremamente sensível a adversidades externas e internas e demandar temperatura mais amenas em relação à temperatura corporal (de 3 a 4 °C abaixo) para desempenhar suas funções adequadamente.[4]

Alguns dos fatores relacionados podem atuar em sinergismo para o estabelecimento de problemas circulatórios locais e falhas na termorregulação testicular.[2,4] O incremento da temperatura, resulta em aumento do metabolismo de células do parênquima testicular, levando a maior demanda tecidual por oxigênio e nutrientes orgânicos, como a glicose. Como a perfusão desse órgão tem baixa capacidade de se alterar, em dado momento ocorrem hipóxia e hipoglicemia. A hipertermia testicular promove, ainda, incremento do metabolismo mitocondrial, gerando maior produção de espécies reativas de oxigênio, que supera a capacidade antioxidante desse tecido. Além disso, ocorrem modificações em moléculas (como enzimas, proteínas e ácidos nucleicos), modulando a expressão de genes envolvidos em vias de apoptose.[2]

O resultado da combinação de todos esses mecanismos é o dano tecidual, impactando a função da gônada masculina. A gravidade do processo degenerativo é determinada pelo tempo de permanência e intensidade do insulto, podendo ser classificada como DT discreta, moderada ou grave. Além disso, a enfermidade pode acometer apenas um ou ambos os testículos. Apesar de a DT ser causada por inúmeros e distintos fatores e estímulos, clinicamente a resposta tecidual se manifesta quase sempre da mesma maneira: redução do tamanho e da consistência gonadal, alterações na arquitetura histológica do parênquima testicular e produção de espermatozoides defeituosos, resultando em diminuição da fertilidade. Assim, o diagnóstico de degeneração testicular é bastante direto e conclusivo, entretanto a identificação do fator causal pode ser bastante laboriosa.[1-3]

Um diagnóstico preciso de DT começa com uma anamnese detalhada, apurando informações sobre o manejo geral e reprodutivo do garanhão, fertilidade e possíveis fatores causais como uso de fármacos, histórico de trauma, situações de estresse acentuado ou doenças que afetam o funcionamento testicular.[1] Na sequência, o exame clínico reprodutivo possibilita a identificação de sinais característicos de DT, como diminuição do volume e consistência do testículo, que perde a característica fibroelástica normal, apresentando-se flácido. Com a progressão da degeneração e da atrofia gonadal, a flacidez vai dando lugar ao enrijecimento do tecido testicular, em razão da substituição do parênquima por fibrose.[2] No espermograma **é possível identificar baixa qualidade seminal desses pacientes, representada por baixa concentração (oligozoospermia), baixa motilidade (astenozoospermia), bem como por elevada porcentagem de defeitos espermáticos (teratozoospermia), que podem estar localizados na cabeça, peça intermediária e cauda, além da presença de gotas proximal/distal e formas múltiplas. Com o agravamento do processo, o garanhão pode se tornar azoospérmico e apresentar células germinativas (células redondas) e células gigantes multinucleadas no ejaculado.[1-3]**

A ultrassonografia em modo B e Doppler são ferramentas úteis na avaliação da DT, principalmente para identificar condições que precedem o processo degenerativo, como alterações circulatórias, hérnia inguinoescrotal e neoplasias. Em casos crônicos de DT, podem-se observar aumento generalizado da ecogenicidade e redução do tamanho e da circulação do parênquima testicular, exemplificado pela perda de visibilidade da veia central. As artérias que penetram na túnica albugínea também podem aparecer mais proeminentes na periferia dos testículos, em razão de uma redução no fluxo sanguíneo do parênquima testicular. Os índices Doppler de pulsatilidade e resistividade apresentam correlação negativa com o número total de espermatozoides e com o número total de espermatozoides morfologicamente normais com motilidade progressiva. Além disso, o total de fluxo sanguíneo arterial (TABF) e a taxa de fluxo sanguíneo arterial total (TABF *rate*) são melhores indicadores de perfusão testicular, sendo afetados mais cedo por distúrbios vasculares do que os índices tradicionais.[2,5]

O diagnóstico definitivo é baseado no exame histopatológico da biópsia, que normalmente não chega a ser necessário e pode gerar complicações como o desencadeamento de autoimunidade. Quando recomendado, utiliza-se a agulha de biópsia Tru-cut, por ser menos invasiva.[1,2] Microscopicamente, a aparência histológica da DT é evidenciada pela

diminuição do diâmetro e espessura dos túbulos seminíferos, mineralização e espessamento da membrana basal tubular, vacuolização citoplasmática, picnose nuclear, fibrose intersticial, diminuição do número e descamação de células germinativas, desorganização do epitélio seminífero, atividade espermatogênica diminuída ou ausente e túbulos seminíferos com poucos ou raros espermatozoides. Em quadros severos pode haver perda de células de Sertoli, formação de células gigantes intratubulares, espermiostase, hemorragia e hiperplasia de células de Leydig.[1-3]

O prognóstico da DT é determinado pelo tempo de permanência e pela gravidade do insulto, de forma que, quanto antes o agente causal for removido, maiores são as chances de o tecido testicular se recuperar completamente. Assim, a principal conduta terapêutica para DT ainda é a remoção da causa primária. Com isso, o parênquima testicular tende a se recuperar nos 2 meses seguintes, tempo requerido para que um novo ciclo espermatogênico se conclua, gerando células saudáveis, uma vez que as espermatogônias-tronco são mais resistentes aos insultos ao parênquima testicular do que as demais linhagens espermáticas.[1]

Terapias promissoras de suporte têm sido propostas para DT com o intuito de mitigar os danos testiculares pós-insulto e acelerar a recuperação do epitélio seminífero, tais como:[2]

- Suplementação oral com nutracêuticos contendo minerais (selênio, zinco, cobre, cromo) e aminoácidos (glicina, taurina, arginina) essenciais à espermatogênese, além de antioxidantes, como vitaminas (ácido fólico, betacaroteno, cobalamina, piridoxina, tocoferol), L-carnitina e ácido docosa-hexaenóico (DHA).
- Suplementação oral com a metilxantina pentoxifilina (17 mg/kg, BID), durante no mínimo 60 dias, visando aumentar a perfusão sanguínea e reduzir danos oxidativos/apoptóticos do parênquima testicular.

Hipoplasia testicular

Hipoplasia testicular é uma condição congênita em que o garanhão nasce com um ou ambos os testículos diminuídos em tamanho, como resultado do subdesenvolvimento dos túbulos seminíferos e da redução no número de células germinativas. Tem caráter hereditário, causado por um gene recessivo autossômico de expressividade variável e penetrância incompleta. Desse modo, garanhões portadores podem apresentar formas mais brandas ou mais severas de hipoplasia, e alguns podem até mesmo nunca desenvolver essa condição.[6]

Clinicamente e histologicamente, essa condição se apresenta similar à degeneração testicular. Os achados testiculares no exame físico e histológico e as características do sêmen são muito semelhantes entre essas duas condições, ainda que a libido não seja afetada. Assim, é imprescindível obter o histórico completo do animal para realizar adequado diagnóstico diferencial, já que na DT o garanhão apresenta diminuição do tamanho testicular e da qualidade seminal ao longo da vida e na hipoplasia esses parâmetros não se alteram com o tempo, permanecendo diminuídos por toda a vida do indivíduo. O hábito de mensurar e registrar anualmente o volume testicular de garanhões auxilia no diagnóstico diferencial dessas duas afecções.[1,2,6]

É importante ressaltar que garanhões com hipoplasia testicular, embora apresentem baixa qualidade seminal, podem gerar descendentes. Assim, a conduta adequada é a orquiectomia bilateral, com a retirada do garanhão da atividade reprodutiva, por não haver tratamento para essa condição e por se tratar de uma condição transmitida geneticamente (Figura 1).[6]

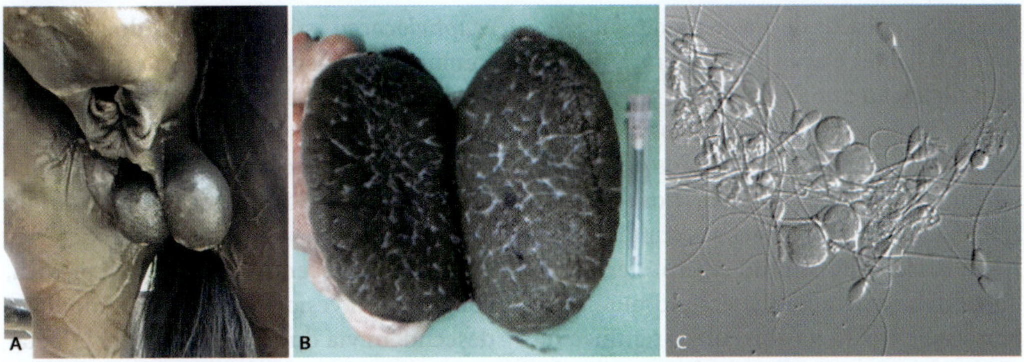

FIGURA 1 A: garanhão apresentando degeneração testicular unilateral. B: testículo degenerado apresentando intensa fibrose. C: presença de células germinativas (redondas) no ejaculado de garanhão com degeneração testicular.

Criptorquidismo

É denominado criptorquida o macho que apresenta falha no descenso de um ou ambos os testículos para o escroto.[7] Trata-se de uma condição congênita, relativamente comum na espécie equina e que apresenta prevalência entre 2% e 8%, mas pode ser mais frequente em algumas raças, tais como: Quarto de Milha, Paint Horse, Percheron, Puro-Sangue Inglês, Mangalarga Marchador, dentre outras.[8,9] O testículo pode ficar retido no canal inguinal ou na cavidade abdominal e é ligeiramente mais comum de forma unilateral esquerda. Embora não completamente elucidado, existem indícios de que o criptorquidismo tem caráter hereditário e provavelmente há mais de um gene envolvido em sua fisiopatogenia.[7-10]

Em um potro normal, a descida dos testículos para o interior do escroto ocorre em vida intrauterina, entre 30 e 10 dias antes do parto. Entre os fatores que podem influenciar falhas nesse processo estão:[7,10]

- Pressão abdominal insuficiente.
- Alterações do gubernáculo.
- Mau posicionamento dos testículos.
- Alterações do tamanho testicular.
- Abertura insuficiente do anel inguinal.
- Encurtamento de vasos sanguíneos presentes no cordão espermático.
- Alterações hormonais, como deficiência na produção de peptídeo semelhante à insulina ou de testosterona, ou ainda de seus receptores.

Não ocorre espermatogênese normal no testículo retido, em razão do estresse por calor gerado no epitélio seminífero, mas a produção hormonal nessa gônada é relativamente inalterada. Assim, garanhões com criptorquidismo unilateral podem ser férteis, enquanto garanhões criptorquidas bilaterais são comumente estéreis, mas continuam a exibir comportamento sexual normal.[7]

O diagnóstico de criptorquidismo pode ser estabelecido com base em um histórico completo, exame clínico, ultrassonografia do anel inguinal ou abdominal, laparotomia exploratória e, ainda, por meio de testes hormonais. O teste de estimulação testicular, utilizando gonadotrofina coriônica humana (hCG), pode ser realizado quando há dúvidas se um equino foi castrado, se apresenta anorquidia ou criptorquidismo. A elevação plasmática de testosterona em resposta à estimulação de hCG é considerada forte indicativo da presença de testículos retidos.

Amostras pareadas de plasma sanguíneo são coletadas antes e após 30 a 120 minutos da administração de 6.000 a 12.000 UI de hCG por via intravenosa. Outro método consiste em dosar estrogênios conjugados no plasma sanguíneo do animal, já que cavalos castrados apresentam níveis inferiores aos criptorquidas. Além disso, o hormônio antimülleriano é um bom biomarcador para criptorquidismo, pois está elevado na corrente sanguínea de animais com testículos retidos em relação aos garanhões normais.[7,10,11]

Dados os indícios de hereditariedade dessa condição, e diante do risco de desenvolvimento de neoplasias no testículo retido, a orquiectomia bilateral é a conduta mais apropriada. Porém, em homens criptorquidas há vários tratamentos hormonais relatados para induzir a descida de testículos retidos, com resultados variáveis.[12] Nos equinos, estudos controlados em criptorquidas são raros, mas diversos protocolos hormonais são realizados na prática utilizando hCG e/ou análogos do hormônio liberador de gonadotrofinas (GnRH), visando aumentar o peso testicular e assim promover sua descida para o escroto. No entanto, as taxas de sucesso não são animadoras.

Orquite, periorquite e epididimite

Orquite, periorquite e epididimite consistem nas inflamações do testículo, de seus envoltórios e do epidídimo, respectivamente, e podem ocorrer simultaneamente. Assim como diversas afecções que acometem o sistema reprodutor do garanhão, essas afecções são consideradas pouco frequentes na literatura, no entanto a falta de diagnóstico contribui para a estatística. Na maioria dos casos, são ocasionadas por agentes infecciosos, dentre eles as bactérias *Streptococcus zooepidemicus*, *Proteus mirablis*, *Pseudomonas aeruginosa*, *Klebsiella pneumoniae*, *Streptococcus* spp. e *Staphylococcus* spp. Traumas, doenças autoimunes e parasitas (*Strongylus oedentatus*) também foram relatados como causas primárias.[3,13] Entre as possíveis vias de infecção estão as vias hematógena, linfática, ascendente (em razão das lesões/feridas no escroto) ou descendente. Neste último caso, bactérias patogênicas ascendem via uretra pélvica, contaminam vesículas seminais, ampolas e descendem via ducto deferente até infectar componentes escrotais.[14,15]

Entre os sinais clínicos mais frequentes estão: aumento da região escrotal, sensibilidade dolorosa à palpação, hipertermia local, febre, inapetência, anorexia, relutância para caminhar, até leves sinais de cólica. No hemograma podem ser detectadas leucocitose e hiperfibrinogenemia. No sêmen podem estar presentes leucócitos (piospermia) e baixa qualidade seminal, associados a uma redução na fertilidade do garanhão e a falhas ejaculatórias.[14,15,16]

Dessa forma, o diagnóstico de orquite/periorquite/epididimite pode ser estabelecido com base na associação do histórico, exame clínico, exame ultrassonográfico, espermograma **e cultura bacteriana do sêmen. Além disso, a reação desproporcional do animal ao leve toque na região escrotal revela dor intensa que o quadro de orquite e epididimite provoca. Quando a periorquite está presente, frequentemente se observa o sinal de Godet à pressão digital do escroto, evidenciando elevado edema.[15-17]**

Nos casos de orquite, o parênquima testicular se torna mais granular e hipoecoico em relação à ecogenicidade normal, porém se mantém homogêneo. Na periorquite, observa-se na imagem ultrassonográfica acúmulo de líquido (de moderado a elevado) entre as **túnicas vaginais, que se** encontram **espessadas. Além disso, pode haver pontos hiperecoicos, evidenciando elevada celularidade do líquido,** e presença **de fibrina, formando uma imagem**

semelhante a um favo de mel. Em casos de epididimite aguda, podem-se observar regiões hipoecoicas nas diferentes porções do epidídimo (cabeça, corpo e cauda), pelo acúmulo de exsudato e pela presença de abscessos. À medida que a inflamação se torna crônica, áreas hipoecogênicas dão lugar a uma aparência mais homogênea (similar ao parênquima testicular), e áreas de fibrose podem ser evidenciadas por pontos hiperecogênicos.[14,18,19]

O prognóstico dessas condições é normalmente reservado, pela grande dificuldade em debelar completamente a infecção e aos danos gerados ao parênquima testicular, que invariavelmente culminam em um processo degenerativo. Além disso, o dano ao epidídimo pode levar à obstrução de segmentos desse órgão, levando à espermiostase. A grande frequência de insucesso no tratamento dessas condições se deve, em parte, a seu diagnóstico tardio. O tratamento consiste em antibioticoterapia sistêmica, uso de anti-inflamatório não esteroidal e duchas locais, visando reduzir o edema e a temperatura escrotal. A escolha do antibacteriano deve, preferencialmente, ser guiada pela cultura e antibiograma de bactérias suspeitas encontradas no sêmen. Tratamentos longos tendem a obter maiores taxas de sucesso, sendo muitas vezes necessária a antibioticoterapia por 15 a 30 dias, associada ao dimetilsufóxido (DMSO) para aumentar a taxa de passagem dos fármacos para os tecidos e órgãos contidos no escroto. Nos casos mais graves e recorrentes, a castração (uni ou bilateral) pode ser a última opção (Figura 2).[14,15]

Hidrocele, hematocele e piocele

Hidrocele consiste na coleção anormal de líquido seroso dentro da cavidade vaginal, formada pelo espaço entre as túnicas vaginais visceral e parietal, e é uma condição comum no macho equino. Normalmente ocorre de forma secundária a outras afecções, como neoplasias testiculares, inflamações em com-

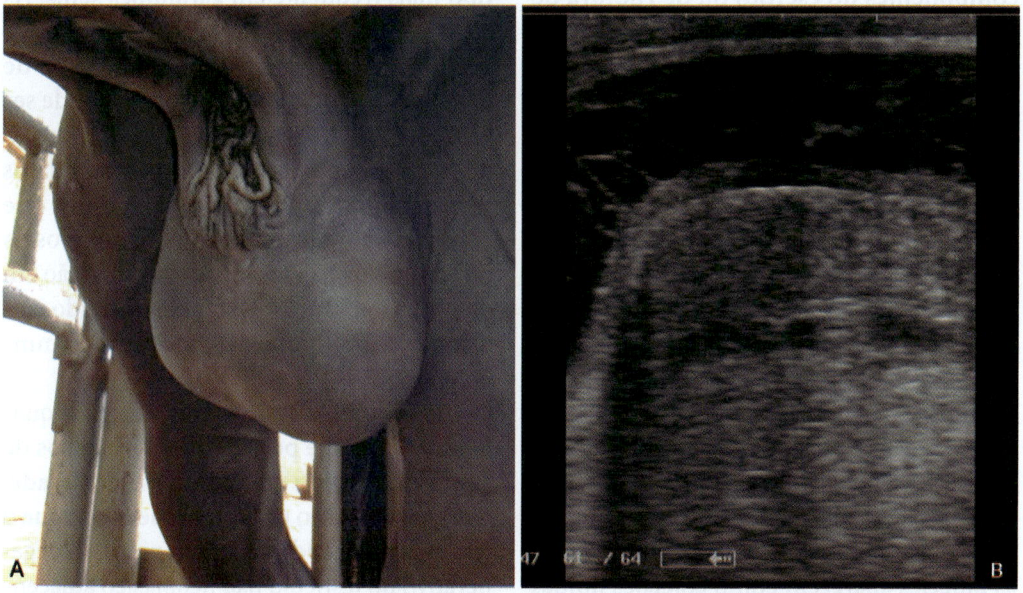

FIGURA 2 A: garanhão apresentando periorquite e orquite. B: aparência ultrassonográfica da periorquite: acúmulo de líquido entre as túnicas vaginais associado à fibrina.

ponentes escrotais, hérnia inguinoescrotal, varicocele, torção do cordão espermático, ascite ou de forma idiopática.[17] Pode, ainda, ocorrer como complicação de orquiectomias, quando a túnica parietal é inadequadamente removida.[20] Há ainda casos em que a hidrocele é congênita, pelo fechamento incompleto do processo vaginal, com comunicação persistente entre o escroto e o peritônio, o que é comum em cavalos da raça Shire.[21] Apesar de todas as causas descritas, observam-se mais comumente casos de hidrocele em garanhões permanentemente estabulados, em que o retorno venoso e linfático do escroto pode ser dificultado pela baixa mobilidade do animal. Ou, ainda, em decorrência do aumento da temperatura ambiental.[22]

O acúmulo de sangue e de pus na cavidade vaginal, denominado respectivamente hematocele e piocele, é menos frequente que a hidrocele. A primeira condição pode resultar de traumas, cirurgias, neoplasias ou torção do cordão espermático. A segunda condição pode resultar de infecções não tratadas de componentes do escroto ou de ruptura de um abscesso testicular.[17]

O diagnóstico de todas essas condições é estabelecido com a associação do histórico, exame clínico e ultrassonografia escrotal. Na inspeção, é possível observar aumento de volume escrotal; na palpação, nota-se a presença do líquido, dada a flutuação do escroto e a dificuldade de palpar o testículo, sendo possível realizar o teste do balotamento em casos severos. Normalmente, quando não há inflamação associada, a palpação é indolor ao garanhão. Quantidades moderadas ou exacerbadas de líquido podem estar presentes na hidrocele, sendo evidenciadas por uma faixa anecoica ao redor do testículo e/ou cordão espermático. Tanto as hematoceles quanto as pioceles aparecem como coleções fluidas heterogêneas, com elevada celularidade e presença de fibrina entre as túnicas vaginais.[17,19]

O tratamento e o prognóstico da hidrocele, hematocele e piocele dependem da causa primária, que deve ser removida quando possível. Na maioria dos casos, os anti-inflamatórios sistêmicos não esteroides associados a duchas locais constituem o tratamento-base. Em casos com suspeita de infecção associada, recomenda-se incluir protocolo antibacteriano de amplo espectro, que tenha boa passagem para os tecidos e órgãos contidos no escroto, como as quinolonas e sulfas associadas ao trimetroprim. Além disso, pode-se lançar mão de diuréticos e de exercício físico, para favorecer o retorno venoso e linfático do escroto.[17,19,21]

Neoplasias testiculares

Neoplasias testiculares podem surgir a partir de células germinativas ou de células somáticas do testículo (células de Sertoli ou de Leydig), são incomuns, quase sempre benignas e unilaterais no garanhão. Quando se originam de células germinativas, são denominadas seminomas, sendo o tipo mais frequente em garanhões senis. As que se originam das células de Sertoli denominam-se sertoliomas, e as das células de Leydig, leydigocitoma. Este último pode ser hormonalmente ativo, elevando a produção de hormônios esteroides. Há ainda relatos de teratomas testiculares em equinos, que consistem em tumores benignos compostos por múltiplos tecidos incomuns ao órgão em que se encontram, pois surgem de tecido embrionário multipotencial; são mais comuns em garanhões jovens.[23-25]

As neoplasias testiculares alteram a qualidade seminal e podem levar a quadros de subfertilidade ou até mesmo infertilidade. Normalmente são unilaterais, de modo que o testículo acometido causa um processo degenerativo no testículo não neoplásico adjacente, em razão das alterações hemodinâmicas que provocam compressão e/ou supressão hormonal. Garanhões criptorquidas apresentam maiores chances de desenvolver neoplasias no testículo retido, já que a manutenção do parênquima testicular na temperatura abdominal predispõe ao desenvolvimento de células tumorais. Além disso, é sabido que a senilidade também é um fator de risco.[23,24]

O diagnóstico dos tumores testiculares é baseado no histórico e no exame clínico, associado à ultrassonografia e à biópsia. O seminoma normalmente promove aumento de volume do testículo acometido, o que geralmente não é observado nas neoplasias testiculares de células não germinativas. De modo geral, os tumores testiculares não promovem aumento de temperatura escrotal e são indolores, mas podem modificar o formato ovoide natural e a consistência fibroelástica do testículo. A aparência ultrassonográfica também é alterada, de maneira que o aspecto granular homogêneo normal é perdido, dando lugar a um aspecto heterogêneo, intercalando áreas hipoecogênicas com áreas hiperecogênicas. Em alguns casos, pode haver uma única área circunscrita de maior ecogenicidade. O diagnóstico definitivo é estabelecido por exame histopatológico da biópsia testicular.[14,17,19]

Apesar de a maioria das neoplasias testiculares não apresentar malignidade, a conduta mais indicada é a orquiectomia do testículo acometido. Quando ocorre de forma unilateral, essa intervenção previne maiores danos ao testículo não neoplásico que será mantido (Figura 3).[14,23]

AFECÇÕES DE CORDÃO ESPERMÁTICO E GLÂNDULAS SEXUAIS ACESSÓRIAS

Torção do cordão espermático

A torção do cordão espermático ocorre quando o testículo gira em torno de seu próprio eixo, levando à torção dos componentes do cordão espermático (vasos, nervos e ducto deferente). A gravidade dessa condição está associada ao grau de torção, sendo consideradas leves torções de até 180 graus, pois não promovem sinais clínicos consideráveis. A partir de 270 graus, as torções do cordão espermático são consideradas graves e constituem emergências clínicas, pois se associam a dor aguda, sinais de cólica, relutância do animal em se locomover, aumento de volume

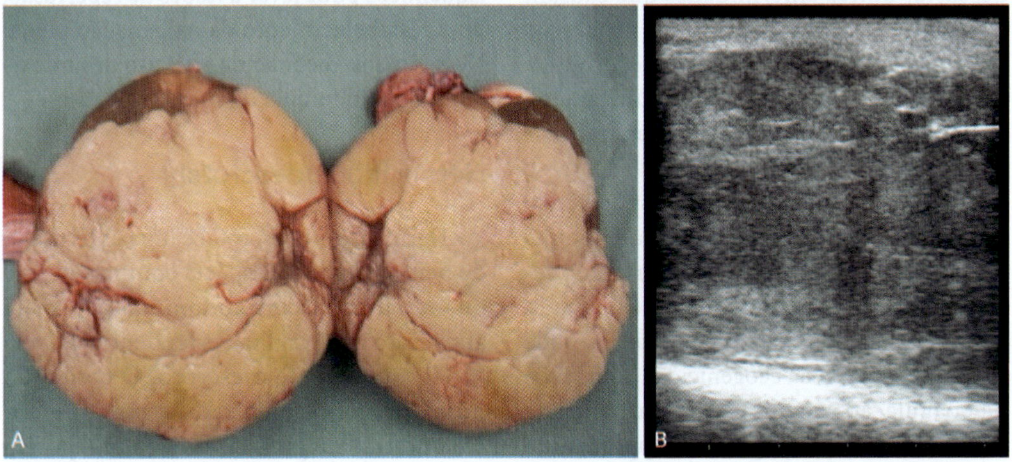

FIGURA 3 A: seminoma equino. B: aparência ultrassonográfica de um testículo com seminoma.

escrotal e do cordão espermático, hidrocele e isquemia do testículo e do epidídimo.[17,25]

A principal razão da ocorrência de torção testicular relatada em equinos se deve ao alongamento anormal do ligamento próprio ou do ligamento da cauda do epidídimo, que predispõe o testículo a rotacionar. Além disso, os testículos criptorquídicos são mais propensos a torcer, uma vez que a incidência desses ligamentos longos é maior nos testículos intra-abdominais. Animais jovens, com testículos ainda em desenvolvimento, e animais adultos com testículos diminuídos de tamanho, como nos casos de degeneração testicular ou hipoplasia, tendem a ser mais propensos à torção, uma vez que a gônada não ocupa todo o espaço a ela reservado no interior do escroto.[14,25]

A inspeção e a palpação do escroto tendem a ser suficientes para o diagnóstico dessa condição. Nas torções de 180 graus, a cauda do epidídimo estará voltada cranialmente, facilitando a identificação da alteração. Nos casos de torções graves, o aumento de volume do cordão espermático e do escroto, associado a dor intensa, são bons indicativos de torções, mas normalmente o exame ultrassonográfico é recomendado para descartar outras enfermidades que causam sinais clínicos similares, como processos inflamatórios e hérnia inguinoescrotal.[22] Nos casos graves, o uso de tranquilizantes e analgésicos pode ser necessário para facilitar o exame.[25] Na ultrassonografia, observa-se dilatação dos vasos do cordão espermático e alteração da ecogenicidade do parênquima testicular, que inicialmente se torna hipoecogênico, em razão do edema ocasionado pela estase venosa. Em fase mais tardia, pode haver incremento na ecogenicidade em razão da coagulação sanguínea e da presença de fibrina. A ultrassonografia Doppler pode auxiliar o diagnóstico, ao revelar alterações vasculares e até mesmo ausência de fluxo sanguíneo em vasos do cordão espermático e testículo, nos casos graves.[19,22,25]

Não há relatos sobre disfunção testicular ou redução da fertilidade em casos de garanhões com torções assintomáticas (< 180 graus), por isso normalmente esses casos não requerem tratamento e têm bom prognóstico.[22,25] Apesar disso, a correção manual geralmente é possível, embora haja elevada recidiva dessa condição. Nos casos em que o testículo parece não ocupar todo o espaço escrotal disponível, é necessário identificar a causa e se possível removê-la, visando restabelecer o tamanho normal da gônada. Para garanhões jovens, que apresentam um desenvolvimento tardio da gônada, uma tentativa realizada na prática consiste na administração de hCG e/ou análogos do GnRH, visando aumentar o volume testicular e assim reduzir as chances de o testículo rotacionar novamente.

Para torções com comprometimento vascular e sinais de desconforto, a orquiectomia do testículo acometido é a conduta mais indicada. Nos casos em que o testículo rotacionado ainda apresenta fluxo sanguíneo e está viável, pode-se tentar realizar a correção cirúrgica associada à orquiopexia, para prevenir recidivas. O reposicionamento de testículos isquêmicos pode levar a lesões de reperfusão, pelo restabelecimento da oxigenação plena. Nesses casos, recomenda-se o uso de antioxidantes como terapia de suporte.[14,19,22,25]

Hérnia inguinoescrotal

Hérnia inguinoescrotal é uma enfermidade bem relatada na espécie equina e ocorre quando uma víscera abdominal se projeta através do anel vaginal, estendendo-se pelo canal inguinal até o escroto. O conteúdo herniário mais encontrado nessa condição é o intestino delgado (jejuno e íleo), porém segmentos de intestino grosso já foram relatados.[17,22,26]

Essa enfermidade pode ocorrer de forma congênita ou adquirida. A forma congênita é a mais comum e se manifesta em potros jovens, em razão do anel vaginal excessivamente largo. Na maioria dos casos, promove sinais clínicos brandos e tende à resolução espontânea, não requerendo intervenções terapêuticas. Já a forma adquirida ocorre ao longo da vida do animal e é mais frequente em equinos adultos, especialmente em raças de tração, o que aumenta a suspeita de hereditariedade dessa condição. Podem ocorrer após orquiectomia, traumas, exercícios ou cópula, e, nessas situações, o aumento da pressão intra-abdominal força o intestino e/ou o omento a passarem através do anel vaginal. São quase sempre irredutíveis e podem levar ao encarceramento e estrangulamento de alças intestinais, necessitando de intervenção cirúrgica imediata.[26,27]

O diagnóstico se baseia no histórico do animal, exame clínico e ultrassonográfico. Os sinais clínicos surgem de forma súbita, como aumento de volume escrotal, hidrocele, dor aguda, cólica, alterações de parâmetros fisiológicos (clínicos e hematológicos) e alteração da temperatura escrotal (inicialmente elevada e posteriormente diminuída). Nos casos em que não há encarceramento/estrangulamento, a herniação pode ocorrer de modo intermitente, acompanhada de episódios de hidrocele e de aumento de volume escrotal, seguidos de normalização da aparência escrotal. A palpação direta e a palpação transretal auxiliam na identificação dessa afecção, mas a ultrassonografia torna o diagnóstico inconfundível, já que a presença de alças intestinais com movimentos peristálticos diferencia esse processo de outras causas de aumento escrotal.[17,26]

O tratamento depende da gravidade do processo, mas sempre terá abordagem cirúrgica. Em casos brandos, pode-se optar pela redução da víscera herniada seguida do fechamento parcial do anel inguinal externo, para evitar recidivas e manter o animal em reprodução. Nos casos graves, com dor aguda, se o intestino estiver viável, procede-se a sua redução com posterior orquiectomia unilateral e fechamento do anel inguinal externo (herniorrafia). Se constatada a presença de alças intestinais inviáveis, deve-se realizar enterectomia da porção estrangulada.[17,22,26,27]

Vesiculite seminal

Vesiculite seminal consiste na inflamação de uma ou ambas as vesículas seminais e é ocasionada por infecção bacteriana, sendo os principais patógenos encontrados nos equinos: *Pseudomonas aeruginosa*, *Klebsiella pneumoniae*, *Streptococcus* spp. e *Staphylococcus* spp. A via de infecção mais frequente é a rota ascendente (pela uretra peniana), já que essas bactérias são normalmente encontradas no pênis e no prepúcio. Desequilíbrios na microbiota normal desses locais causa infecção ascendente, que, além das vesículas seminais, pode se estender às ampolas, ductos deferentes e escroto.[28]

A infecção da glândula vesicular resulta em acúmulo de material purulento e/ou sanguinolento no interior das vesículas seminais, que é lançado no sêmen no momento da ejaculação, levando à piospermia e à hemospermia, respectivamente. Dessa forma, a vesiculite seminal é uma das possíveis causas de redução de fertilidade no garanhão, já que a presença de células inflamatórias ocasiona danos oxidativos e redução da qualidade seminal, como aglutinação espermática (grumos), precipitação e redução da motilidade. A afecção pode ocasionar, ainda, falhas ejaculatórias.[22,28-30]

O diagnóstico é estabelecido com base no exame clínico, palpação/ultrassonografia transretal e endoscopia das vesículas seminais. Geralmente não há sinais sistêmicos nos animais acometidos, como febre, cólica ou disúria. A palpação transretal pode não revelar achados significativos nos casos crônicos, mas em garanhões com inflamação aguda há demonstração de desconforto à palpação, aumento de temperatura, do tamanho e da consistência glandular.[22,28]

O exame ultrassonográfico pode revelar aumento na espessura da parede glandular e a presença de conteúdo (variando de anecoico a hiperecoico), além de partículas de fibrina. O tamanho glandular pode estar aumentado e seu posicionamento alterado. Em casos de inflamação crônica, as glândulas vesiculares podem se tornar diminuídas, firmes e desprovidas de conteúdo. Apesar disso, a aparência ultrassonográfica pode variar muito entre animais acometidos, gerando um número elevado de diagnósticos inconclusivos.[22,28] A ultrassonografia Doppler é uma excelente ferramenta em casos agudos, pois revela vascularização exacerbada da parede vesicular, mas pode ser inconclusiva em casos crônicos. Assim, o diagnóstico é estabelecido com a avaliação macroscópica e microscópica do sêmen e com base na aparência endoscópica do lúmen glandular. A glândula acometida pode apresentar petéquias, hiperemia e a presença de pus ou sangue. A coleta de amostras do lúmen glandular, após a infusão de solução estéril, permite a realização de cultura microbiana e antibiograma, visando selecionar antibacteriano de maior sensibilidade bacteriana para aumentar a eficiência do tratamento.[28]

O tratamento convencional utiliza antibiotiocoterapia de forma sistêmica, porém a maioria dos antibacterianos não atinge concentrações adequadas no sistema reprodutor. Assim, a lavagem direta do lúmen glandular com solução estéril, seguida de infusão com antibiótico de eleição, é considerada o método terapêutico mais eficiente.[28,29] Apesar de haver relato de sucesso com esse método de tratamento,[29] estudo controlado demonstrou que terapia local é temporariamente eficaz, já que há elevado índice de recidiva da infecção. Isso se deve à característica de persistência tecidual dos agentes infecciosos envolvidos.[30] Por isso, a introdução de mucolítico na terapia local, associada a terapia sistêmica por longo período (30-45 dias), possibilita eliminar o biofilme bacteriano e elevar a biodisponibilidade do fármaco no trato reprodutor, aumentando a taxa de sucesso (Figura 4).[22]

Obstrução de ampola

Obstrução de ampola consiste no acúmulo de uma massa de espermatozoides degenerados ou de fluido seminal no lúmen ampolar. Pode ocorrer de forma adquirida ou raramente de forma congênita. Quando unilateral, leva à redução da concentração espermática no ejaculado, e, quando bilateral, ocasiona azoospermia. Assim, a depender da gravidade do processo, pode levar à redução de fertilidade ou à completa infertilidade de garanhões.[28,31,32]

De forma adquirida, ocorre com maior frequência em garanhões em repouso sexual e subutilizados ou secundariamente à inflamação da ampola. Os espermatozoides produzidos são primariamente eliminados via ejaculação, no entanto também são removidos durante a micção ou por contrações autônomas das ampolas, para eliminação de espermatozoides envelhecidos, contidos nas reservas espermáticas e nos condutos ejaculatórios. A não eliminação adequada de espermatozoides degenerados pode levar ao acúmulo desse material no lúmen glandular, processo conhecido como espermiostase.[28] Nos casos congênitos, a obstrução ocorre por não involução completa dos **ductos de Müller, que** formam estrutura cística adjacente aos ductos ejaculatórios, impedindo seu trânsito.[32]

Dentre os sinais clínicos, destacam-se falhas ejaculatórias e ejaculados com pa-

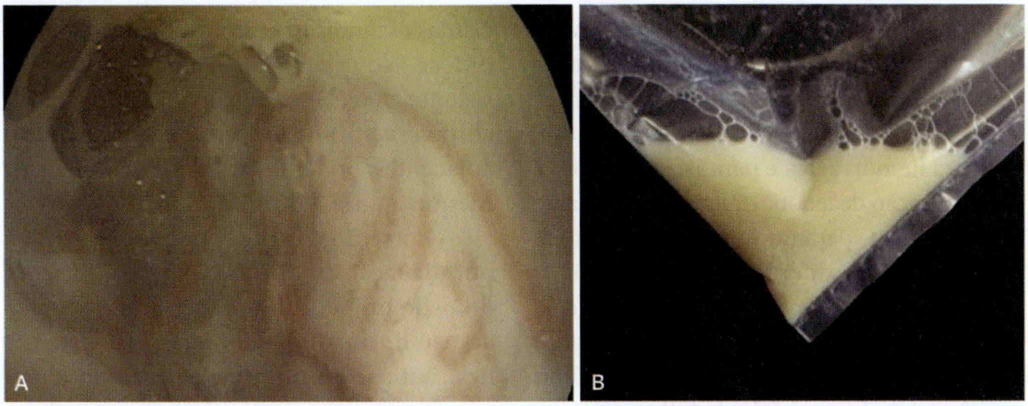

FIGURA 4 A: vesícula seminal inflamada, apresentando conteúdo purulento, acessada por endoscopia. B: piospermia em garanhão com vesiculite seminal.

drões variáveis de qualidade, intercalando ejaculados com quantidades exorbitantes e ejaculados com raros espermatozoides. Além disso, as células espermáticas normalmente apresentam baixa motilidade e alta proporção de defeitos morfológicos, principalmente de cabeças isoladas e **espermatozoides aglomerados.** Quando ocorre de forma bilateral, observa-se decréscimo das concentrações da enzima fosfatase alcalina no ejaculado (< 1.000 UI/L), sugerindo a interrupção do trânsito espermático pelos condutos ejaculatórios.[28,33]

O diagnóstico definitivo dessa afecção é fornecido pelo exame ultrassonográfico, já que garanhões acometidos apresentam aumento do lúmen da ampola, e o conteúdo apresenta aparência hiperecogênica, pelo acúmulo de espermatozoides. Em situações menos comuns, há acúmulo de fluido seminal e o conteúdo tem aparência hipo/anecogênica.[19,28]

O prognóstico da obstrução ampolar adquirida é bom, pois o tratamento apresenta elevada taxa de sucesso. Ele consiste em massagem transretal das ampolas, associada a coletas seriadas de sêmen, com aplicações prévias de ocitocina (20 UI, endovenosa). No entanto, o problema tende a se repetir caso o animal não seja mantido em coletas regulares de sêmen, ao menos 3 vezes por semana. Quando a causa é congênita o prognóstico é ruim, por não haver tratamento descrito, dada a dificuldade de acessar cirurgicamente o local.[19,28,31]

AFECÇÕES DE PÊNIS, PREPÚCIO E URETRA

Fimose, parafimose e priapismo

Fimose consiste na incapacidade do cavalo de expor o pênis em razão de uma estenose do óstio prepucial, de origem congênita ou adquirida. Quando congênita, o potro nasce com essa condição, sendo incapaz de expor o pênis para urinar. Na forma adquirida, resulta de processos inflamatórios da mucosa prepucial em decorrência de traumas, lacerações, neoplasias ou infecções bacterianas/parasitárias. Após o processo inflamatório, fibrose e/ou tecido granulomatoso tendem a se formar, levando à constrição do orifício do prepúcio.[34,35]

Parafimose consiste na incapacidade do cavalo de retrair o pênis para o interior do prepúcio, de modo que o animal fica com o pênis (ou parte dele) permanentemente exposto. De maneira mais frequente, ocorre após traumas na região genital, que levam ao edema peniano e/ou prepucial. Outras causas relatadas incluem neoplasias, infecções bacterianas/parasitárias após castração, púrpura hemorrágica e paralisia associada à administração de fenotiazínicos. É importante destacar que na parafimose o pênis exposto se encontra flácido, diferindo do priapismo.[34,36]

O priapismo tem como característica a ereção persistente, independente de excitação sexual, ocasionada por alterações circulatórias no pênis em decorrência de falhas no controle do sistema nervoso autônomo. É uma condição que requer intervenção terapêutica imediata, pois o sangue estagnado no corpo cavernoso pode coagular, levando à isquemia do pênis com o passar do tempo. Entre as causas já descritas estão: lesão ou inflamação da medula espinal, complicações anestésicas, púrpura hemorrágica, neoplasias e, principalmente, após o uso de fenotiazínicos. No entanto, esse efeito de fenotiazínicos é controverso, uma vez que apenas doses elevadas (não mais utilizadas) podem levar 1 animal a cada 10 mil a desenvolver a afecção.[35,36].

Afecções penianas e prepuciais são diagnosticadas com base no histórico e no exame clínico do animal. A inspeção e a palpação do local afetado, com observação do animal durante a micção e tentativas de cópula, costumam ser suficientes no estabelecimento do diagnóstico. Na fimose, a retenção de urina no interior do prepúcio é um sinal clássico, e o acesso ao pênis no interior do prepúcio é laborioso. Na parafimose o pênis tende a ficar ressecado e edemaciado com o passar do tempo, dificultando ainda mais sua retração para o interior prepucial, mesmo forçando manualmente essa manobra. Em todas essas afecções, se detectada a presença de lesões que não cicatrizam ou de tecido proliferativo em pênis/prepúcio, recomenda-se biópsia seguida de exame histopatológico, para diagnóstico diferencial de granuloma, carcinoma das células escamosas, sarcoide, habronemose e pitiose. No priapismo, além da ereção persistente, percebe-se, à palpação, turgidez no corpo cavernoso, que tensiona as estruturas adjacentes, podendo acarretar disúria e até mesmo anúria.[34-36]

A correção da fimose pode ser realizada por dilatação manual ou correção cirúrgica do óstio prepucial (circuncisão), associada ao uso de anti-inflamatórios (não esteroides), antibacterianos e higienização local. Na parafimose, quando possível, recomenda-se o reposicionamento do pênis no interior do prepúcio e uma sutura parcial do óstio prepucial de forma temporária. O uso de lubrificantes ao redor do pênis, anti-inflamatórios (não esteroides), suspensório, duchas frias e bandagem compressiva (da glande para a base do pênis) auxilia na redução do edema e facilita a manobra de reposicionamento peniano. Havendo fibrose/neoplasia prepucial, recomenda-se a ressecção cirúrgica para a resolução do quadro clínico. Terapias alternativas, como eletroacupuntura, podem auxiliar na retração peniana. Nos casos graves em que não é possível o reposicionamento ou há recidiva do processo, recomenda-se a penectomia. O tratamento do priapismo é emergencial, a fim de evitar o agravamento do quadro. A lavagem seguida de drenagem do sangue estagnado no interior do corpo cavernoso, utilizando solução heparinizada, associadas à medicação anticolinérgica endovenosa (mesilato de benzotropina) ou simpatomimética (cloridrato de fenilefrina) aplicada no interior do corpo cavernoso, podem remover a ação nervosa, restabelecendo a circulação sanguínea. O tratamento de suporte (duchas frias, bandagem compressiva, lubrificação e uso de suspensório) também é indicado. Em casos graves em que há comprometimento circulatório do pênis, recomenda-se a penectomia.[34-36] Atualmente, fármacos indutores de ejaculação permitem manter animais penectomizados em reprodução assistida.

Neoplasias em pênis e prepúcio

A neoplasia mais comumente encontrada em pênis e prepúcio de equinos é o carcinoma de células escamosas (CEC), e sua ocorrência aumenta com a idade, em animais castrados e com higiene genital deficiente. Apesar de maligna, a disseminação das células tumorais é lenta, podendo alcançar linfonodos regionais e posteriormente o pulmão. A fisiopatogenia do CEC ainda não foi completamente elucidada, mas parece ser multifatorial, sendo associada à exposição excessiva à radiação ultravioleta, deficiência de pigmento e pelos na pele, traumatismos crônicos, atrito promovido pelo esmegma e presença de papilomavírus equino tipo 2.[14,37,38]

O diagnóstico é estabelecido por meio do exame clínico associado ao histopatológico. Os sinais clínicos incluem lesões erosivas irregulares que não cicatrizam e que podem gerar tecido de granulação e descargas purulentas com mau odor, por consequência da inflamação que produz. O diagnóstico definitivo é obtido por meio de biópsia seguida de histopatologia.[14,39]

O tratamento tópico, utilizando nitrogênio líquido (crioterapia) ou o quimioterápico 5-fluorouracil, tem sido utilizado com bons resultados em lesões menores. Quando as lesões são mais extensas, mas os linfonodos regionais não foram atingidos, a retirada cirúrgica do tumor com boa margem de segurança na maioria das vezes resulta em bom prognóstico. No entanto, quando há metástase com envolvimento de linfonodos regionais, o prognóstico se torna desfavorável. A amputação do pênis em casos mais graves pode ser recomendada, mas o garanhão pode ser mantido em reprodução por meio de técnicas de ejaculação química ou mediante colheita e preservação de sêmen do epidídimo (Figura 5).[14,37-39]

Fístula uretral

A fístula uretral se caracteriza por lesão linear que se localiza, mais comumente, na porção convexa da uretra, na região do arco isquiático, e se comunica com o corpo esponjoso do pênis, levando à hemospermia. Ocorre nas mais diversas raças e idades, porém é mais relatada nos Quartos de Milha.[28,40] Decorre do aumento da pressão peniana durante a ereção, associado à redução do diâmetro da uretra, gerando aumento da força hidrodinâmica nesse local durante a ejaculação. Com isso, ocorre extravasamento de sangue fresco para a luz da uretra no momento da excitação, contaminando o sêmen em variadas quantidades.[28,41]

O diagnóstico é feito com base no exame clínico do animal em ereção, associado a avaliação do sêmen e a uretroscopia. Todavia, a identificação da fístula torna-se difícil em alguns animais, pois o pênis encontra-se relaxado durante o exame endoscópico, o que não favorece o sangramento. Nesses casos, o diagnóstico é feito por exclusão de outros locais que possam apresentar sangramento, como lesões no pênis, prepúcio, fossa e processo uretral, além de infecções das vesículas seminais.[22,28]

O método terapêutico convencional é cirúrgico por uretrostomia subisquiática, porém essa é uma técnica cruenta e que pode gerar complicações pós-cirúrgicas, como a constrição da uretra, requerendo longo período de cicatrização. A cauterização a *laser* se mostrou eficaz em associação à intervenção cirúrgica, no entanto requer a identificação exata do local da lesão, e seu uso isolado não demonstrou resultados satisfatórios.[40] Por isso, o tratamento tópico com cauterizante químico surgiu como alternativa aos demais.

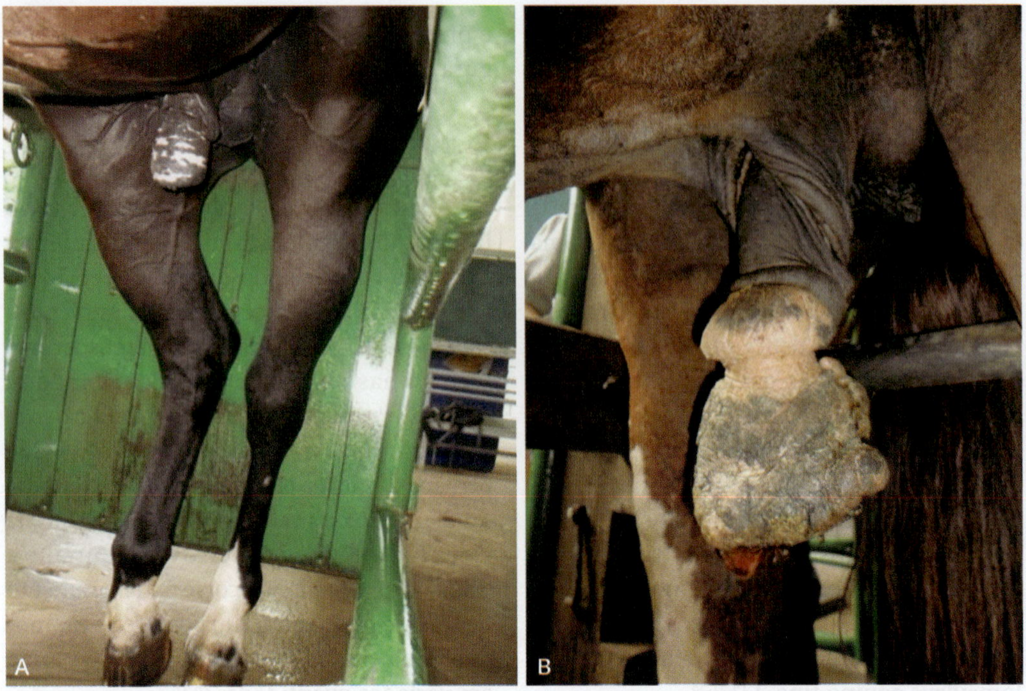

FIGURA 5 A: garanhão com parafimose. B: pênis equino com carcinoma de células escamosas.

Nessa técnica, uma sonda é inserida pela uretra até a região do arco isquiático, em seguida é realizada a infusão de 20 mL de solução de policresuleno (a 4%, v/v). O procedimento deve ser realizado a cada 2 dias, totalizando 4 a 7 aplicações. Essa técnica, associada ao repouso sexual, é eficaz e não invasiva, permitindo o rápido retorno dos garanhões à reprodução.[41]

ALTERAÇÕES DE COMPORTAMENTO SEXUAL

As alterações de comportamento sexual em garanhões compreendem desordens que afetam a libido, a ereção, a ejaculação e o comportamento natural durante a cópula, e podem levar a falhas reprodutivas. Ao lidar com problemas comportamentais de garanhões, diversos fatores devem ser investigados para o estabelecimento do diagnóstico, como: o histórico do animal e seu comportamento social, o manejo diário e reprodutivo, a presença de dor, distúrbios endócrinos, afecções reprodutivas, a manipulação do garanhão durante a coleta de sêmen, dentre outros. Quanto aos aspectos relacionados à coleta de sêmen, é importante avaliar o método utilizado, o modelo e a temperatura da vagina artificial, o ambiente da coleta, as éguas utilizadas, a presença de outros animais, a relação do animal com o condutor/coletador durante a coleta e o período do dia.

Diminuição da libido

O baixo interesse sexual é mais frequentemente observado em garanhões jovens/novatos, que apresentam abordagem lenta às éguas no momento da coleta. Na maioria dos casos, a causa primária é simplesmente a inexperiência, em vez de imaturidade fisiológica ou anormalidade endócrina.[42,43] Garanhões experientes, por sua vez, podem apresentar redução da libido, demonstrada pela demora no tempo de reação ao serem expostos às éguas, letargia nas manifestações pré-coitais, preferência por certas éguas, necessidade de maior número de éguas e demanda por procedimentos específicos durante a coleta. Na maioria dos casos, a redução da libido ocorre em virtude de experiências negativas ocorridas durante a coleta, como estresse, dor, trauma, medo, reforço negativo promovido pela equipe de coleta, ou por subordinação a outros garanhões de convívio.[42]

Ajustes no manejo normalmente são eficazes na resolução do problema, como:[43]

- Alojamento desses reprodutores em baias ou piquetes próximos às éguas e afastados de outros garanhões.
- Utilização de éguas em cio natural ou estrogenizadas.
- Aumento da oferta de éguas durante a coleta.
- Aumento do tempo de estímulo sexual durante a fase pré-copulatória.
- Remoção de ações disciplinares realizadas pelo condutor durante a cópula (como movimentos punitivos de cabresto em resposta à vocalização ou a outro comportamento natural do garanhão).
- Evitar mudanças na rotina.
- Controle da dor.

Não havendo incremento da libido com ajustes no manejo, a investigação de distúrbios endócrinos se faz necessária, avaliando-se principalmente os níveis de hormônios envolvidos no eixo hipotálamo-hipófise-gonadal e de hormônios da tireoide. Caso alguma deficiência seja detectada, é necessário investigar a causa, se possível removê-la e realizar a reposição do hormônio demandado.[42,43]

Déficit de ereção

A ereção é um complexo mecanismo envolvido no processo ejaculatório, que depende de excitação sexual adequada e da funcionalidade de componentes penianos nervosos, musculares e vasculares. Falhas na ereção ocorrem, principalmente, após traumas, alterações circulatórias e lesões nervosas do pênis. Alterações neurológicas e sequelas de doenças infecciosas que acometem o sistema nervoso também podem ocasioná-las.[43]

A remoção da causa, quando possível, e estratégias adotadas durante a coleta seminal podem auxiliar o desencadeamento da ejaculação sem a necessidade de ereção completa. São os casos de estimulação manual e de compressas quentes na base do pênis, associadas ao uso de fármacos que reduzem o limiar ejaculatório, como os α-adrenérgicos associados ao cloridrato de imipramina. A indução farmacológica da ejaculação permite que garanhões incapazes de apresentar ereção e ejaculação continuem a ser coletados e a reproduzir.[44] Medicamentos que aumentam o fluxo sanguíneo para os tecidos eréteis do pênis também podem auxiliar a ereção peniana em garanhões, como a sildenafila (ainda em fase experimental nos equinos).

Distúrbios ejaculatórios

Distúrbios ejaculatórios compreendem diversos problemas que ocasionam dificuldade, falha ou alterações na ejaculação (como urospermia, azoospermia e ejaculação retrógrada). Os distúrbios da ejaculação são causados principalmente por condições físicas, neurológicas e fatores psicológicos. Dentre as condições físicas se destacam as alterações musculoesqueléticas, que impedem o garanhão de realizar uma cobertura normal. A dor é sempre um fator a ser investigado, pois quando presente dificulta o desencadeamento da ejaculação. Falhas na contração da musculatura lisa do trato genital também podem ser o fator causal.[14,43]

Distúrbios neurológicos e sequelas de doenças infecciosas do sistema nervoso, como mieloencefalite protozoária equina (EPM) e herpes-vírus equino, estão entre as possíveis causas. Fatores psicológicos, como estresse, esgotamento e mudanças no manejo, também podem desencadear alterações ejaculatórias. Problemas específicos do aparelho geniturinário, como incompetência do colo da bexiga, obstrução de ampolas e processos inflamatórios do aparelho reprodutor, também constituem possíveis causas.[43]

O tratamento para distúrbios ejaculatórios deve ser instituído com base na causa. Quando é possível identificar alterações musculoesqueléticas, o tratamento da condição associado ao controle da dor tende a resolver o distúrbio ejaculatório. Ajustes no manejo, como redução do estresse, descanso, treinamento da equipe de coleta e aumento no estímulo excitatório pré-coleta, podem auxiliar na resolução do processo. O uso de compressas quentes na base do pênis durante a coleta é um manejo simples e que pode auxiliar muito. A desobstrução das ampolas e o tratamento de inflamações do trato reprodutor normalmente restabelecem a ejaculação nos animais acometidos.[14,43,44]

O uso de fármacos que atuam nas sinapses neuromotoras penianas auxilia o desencadeamento da ejaculação e também o fechamento do colo da bexiga. Os principais fármacos utilizados incluem α-adrenérgicos (cloridato de xilazina e detomidina) e o cloridrato de imipramina. Agentes ecbólicos como a prostaglandina F2-alfa sintética e a ocitocina também podem ser utilizados para estimular a contração da musculatura lisa dos condutos ejaculatórios. No entanto, os garanhões apresentam variadas respostas quanto à dose, protocolos, vias de administração e combinações de fármacos.[14,44]

Comportamento agressivo

Garanhões agressivos e indisciplinados oferecem riscos à equipe de trabalho e às éguas, podendo ocasionar sérios acidentes. Entre os comportamentos comumente observados estão: correr bruscamente para o manequim e as éguas, empinar, morder excessivamente, escoicear o manequim/égua.[42,45] É comum garanhões que apresentam distúrbios ejaculatórios desenvolverem comportamento agressivo, dadas a ansiedade e as frustrações durante coletas malsucedidas. O processo de recondicionamento à coleta deve ser realizado, penalizando comportamentos indesejáveis (reforço negativo); quando o comportamento desejável é realizado, o reforço positivo deve ser aplicado (com alívio no cabresto e bonificações, por exemplo).[45] Além disso, o treinamento da equipe para lidar com esses animais é indispensável. O uso de fármacos ansiolíticos como benzodiazepínicos (diazepam ou midazolam), antes da coleta, auxilia na redução do comportamento agressivo desses garanhões.[42,45]

CONSIDERAÇÕES FINAIS

Apesar da elevada incidência e importância econômica das afecções reprodutivas, muitas vezes é difícil identificar na prática o principal fator desencadeador e solucionar a questão, em razão da variedade de causas e fatores contribuintes ou pela demora na realização do exame apropriado e da consequente intervenção terapêutica. O exame andrológico rotineiro, além de possibilitar o diagnóstico precoce de doenças reprodutivas, torna possível predizer o potencial reprodutivo dos garanhões do plantel, direcionar o uso das biotecnologias disponíveis, incrementar

os índices de fertilidade, estimar a produção espermática (e com isso planejar a venda de coberturas) e, até mesmo, auxiliar na tomada de decisão para a retirada de animais da reprodução.

Nas últimas décadas, a incorporação de técnicas de diagnóstico por imagem ao exame andrológico de equinos, como a ultrassonografia em modo B, em modo Doppler e a endoscopia, associadas aos exames laboratoriais, como citologia, histopatologia, dosagens hormonais e enzimáticas, além de análises microbiológicas, permitiu exames andrológicos mais acurados. Apesar disso, ainda não existe um único teste preditivo para a fertilidade do garanhão. Dessa forma, o profissional deve ser capaz de decidir qual abordagem diagnóstica é mais adequada para determinar a causa, bem como intervir o mais rápido possível, a fim de ampliar as chances de o animal restabelecer sua fertilidade.

REFERÊNCIAS

1. Turner RMO. Pathogenesis, diagnosis, and management of testicular degeneration in stallions. Clinical Techniques in Equine Practice. 2007;6(4):278-84.
2. Sancler-Silva YFR. Atualidades na abordagem da degeneração testicular em garanhões. Rev Bras Reprod Anim 2021;45(4):267-78.
3. Edwards JF. Pathologic conditions of the stallion reproductive tract. Animal Reproduction Science. 2008;107(3-4):197-207.
4. Setchell BP. The parkes lecture heat and the testis. Journal of Reproduction and Fertility. 1998;114:179-94.
5. **Pozor MA, Nolin M, Roser J, Runyon S, Macperson M, Kelleman A. Doppler indices of vascular impedance as indicators of testicular dysfunction in stallions. J Equine Vet Sci. 2014;34:38-9.**
6. Blanchard TL, Bretzlaff KN, Varner DD. Identifying testicular hypoplasia in large animals. Veterinary Medicine. 1990;85:405-8.
7. Lu KG. Clinical diagnosis of the cryptorchid stallion. Clinical Techniques in Equine Practice. 2005;4:250-6.
8. Hayes HM. Epidemiological features of 5009 cases of equine cryptorchidism. Equine Veterinary Journal. 1986;18:467-71.
9. Cattelan JW, Macoris DG, Barnabé PA, Urbinati EC, Malheiros EB. Criptorquismo em equinos: aspectos clínico-cirúrgicos e determinação da testosterona sérica. Arquivo Brasileiro de Medicina Veterinária e Zootecnia. 2004;56:150-6.
10. Leipold HW, DeBowes RM, Bennett S, Cox JH, Clem MF. Cryptorchidism in the horse: genetic implications. In: Proceedings of the annual convention of the American Association of Equine Practitioners (USA); 1986. v.31, p.579-89.
11. **Claes A, Ball BA, Corbin CJ, Conley AJ. Anti-müllerian hormone as a diagnostic marker for equine cryptorchidism in three cases with equivocal testosterone concentrations. Journal of Equine Veterinary Science. 2014;34(3):442-5.**
12. **Bu Q, Pan Z, Jiang S, Wang A, Cheng H. The effectiveness of hCG and LHRH in boys with cryptorchidism: a meta-analysis of randomized. Controlled Hormone and Metabolic Research .2016;48:318-24.**
13. Papa FO, Alvarenga MA, Lopes MD, Campos-Filho EP. Infertility of autoimmune origin in a stallion. Equine Veterinary Journal .1990;22:145-6.
14. **Monteiro GA, Sancler-Silva YFR, Souza DF, Diniz JHW. Afecções reprodutivas e sua influência na fertilidade do garanhão. Revista Brasileira de Reprodução Animal. 2018:32-46.**
15. Kasaback CM, Rashmir-Raven AM, Black SS. Theriogenology question of the month: septic orchitis-periorchitis and epididymitis. Journal of the American Veterinary Medical Association. 1999;215(6):787-9.
16. Held JP, Adair S, McGavin MD, Adams WH, Toal R, Henton J. Bacterial epididymitis in two stallions. Journal of American Veterinary Medicine Association. 1990;197:602-4.
17. Morresey PR. The enlarged scrotum. Clinical Techniques in Equine Practice. 2007;6(4):265-70.
18. Wilson KE, Dascanio JJ, Duncan R, Delling U, Ladd SM. Orchitis, epididymitis and pampiniform phlebitis in a stallion. Equine Veterinary Education. 2007;19(15):239-43.
19. **Turner RM. Ultrasonography of the genital tract of the stallion. In: Reef VB. Equine diagnostic ultrasound. 1998. p.446-79.**
20. Colbourne CM, Adkins AR, Yovich JV. Hydrocele formation after castration in 3 geldings. Australian Veterinary Journal. 1996;73(4):156-7.
21. **Tibary A, Rodriguez JS. Causas e manejo de las subfertilidad em padrillos. II Congresso on Equine Reproduction; 2011. p.55-69.**
22. **Ball BA. Diagnostic methods for evaluation of stallion subfertility: a review. Journal of Equine Veterinary Science. 2008;28(11):650-65.**
23. Brinsko SP. Neoplasia of the male reproductive tract. Veterinary Clinics of North America: Equine Practice. 1998;14(3):517-33.
24. Schumacher J. Testicular neoplasia of horses: an underreported condition. Equine Veterinary Journal. 1999;31(4):270-2.
25. Raisi A, Davoodi, F. Testicular torsions in veterinary medicine. Veterinary Research Communications. 2022;46:303-13.

26. Rio-Tinto JJM, Alves GES, Santos RL, Faleiros RR, Marques-Junior AP, Melo EG. Fechamento parcial do anel inguinal externo em eqinos: avaliação pós-operatória e influência na morfologia testicular. Arquivo Brasileiro de Medicina Veterinária e Zootecnia. 2004;56(6):715-22.
27. Schneider RK, Milne DW, Kohn CW. Acquired inguinal hernia in the horse: a review of 27 cases. Journal of the American Veterinary Medical Association. 1982;180:317-20.
28. Sancler-Silva YFR. Avaliação andrológica no garanhão: ênfase no exame interno do sistema genital. Rev Bras Reprod Anim .2022;117-29.
29. Pinto MR, Neild DM, Benegas D, Vieyra DH, Miragaya MH. Successful treatment of seminal vesiculitis with imipenem-cilastatin in a stallion. Journal of Equine Veterinary Science. 2014;34(4):544-8.
30. Sancler-Silva YFR, Monteiro GA, Ramires-Neto C, Freitas-Dell'aqua CP, Crespilho AM, Franco MMJ, et al. Does semen quality change after local treatment of seminal vesiculitis in stallions? Theriogenology. 2020;144:139-45.
31. Segabinazzi LG, Silva LF, Okada C, Medrado F, Papa F, Alvarenga MA. Plugged ampullae in a donkey stallion (Equus asinus). Journal of Equine Veterinary Science. 2018;63:24-6.
32. Pozor MA, Macpherson ML, Troedsson MH, Klein C, Diaw M, Buergelt C, et al. Midline cysts of colliculus seminalis causing ejaculatory problems in stallions. Journal of Equine Veterinary Science. 2011;31:722-31.
33. Blanchard TL, Brinsko SP, Varner DD, Love CC. How to investigate azoospermia in stallions. AAEP Proceedings – Non Pregnant Mare And Stallion. 2009;55:331-5.
34. Alves GES. Aspectos de manejo e condições genitais que podem constituir ameaça à longevidade reprodutiva de garanhões. R Bras Reprod Anim. 2015;208-13.
35. Carvalho ADM, Munhoz TCP, Artmann TA, Pimentel LA, Toma HS, Yamauchi KCI, et al. Phimosis and paraphimosis due to scar fibrosis in horses-report of five cases. Revista Brasileira de Higiene e Sanidade Animal. 2015;9(4):657-64.
36. Schumacher J, Hardin DK. Surgical treatment of priapism in a stallion. Veterinary Surgery. 1987;16(3):193-6.
37. Van den Top JGB, Heer ND, Klein WR, Ensink JM. Penile and preputial squamous cell carcinoma in the horse: a retrospective study of treatment of 77 affected horses. Equine Veterinary Journal. 2008;40(6):533-7.
38. Knight CG, Munday JS, Peters J, Dunowska M. Equine penile squamous cell carcinomas are associated with the presence of equine papillomavirus type 2 DNA sequences. Veterinary Pathology 2011;48(6):1190-4.
39. Howarth S, Lucke VM, Pearson J. Squamous cell carcinoma of the equine external genitalia: a review and assessment of penile amputation and urethrostomy as a surgical treatment. Equine Veterinary Journal. 1991;23:53-8.
40. Schumacher J, Varner DD, Schmitz DG, Blanchard TL. Urethral defects in geldings with hematuria and stallions with hemospermia. Vet Surg. 1995;24:250-4.
41. Sancler-Silva YFR, Silva-Junior ER, Fedorka CE, Scheeren VFC, Cavalero TS, et al. New treatment for urethral rent in stallions. Journal of Equine Veterinary Science. 2018;64:89-95.
42. McDonnell SM, Kenney RM, Meckley PE, Garcia MC. Novel environment suppression of stallion sexual behavior and effects of diazepam. Physiol Behav. 1986;37:503-5.
43. McDonnell SM. Libido, erection, and ejaculatory dysfunction in stallions. Compend Contin Educ Pract Vet. 1999;21:263-6.
44. McDonnell SM, Garcia MC, Kenney RM, Van Arsdalen KN. Imipramine-induced erection, masturbation and ejaculation in male horses. Pharmacol Biochem Behav. 1987;27:187-91.
45. McDonnelL SM. Normal and abnormal sexual behavior. Veterinary Clinics of North America: Equine Practice. 1992;8(1):71-89.

CAPÍTULO 14

Manejo reprodutivo em éguas

Carlos Henrique Cabral Viana

INTRODUÇÃO

O manejo reprodutivo é o arranjo de um conjunto de práticas relacionadas à reprodução que visam otimizar a eficiência reprodutiva. O resultado de um bom programa reprodutivo é uma égua gestante que irá produzir um potro viável; no entanto, isso requer conhecimento da fisiologia e da endocrinologia, observação, planejamento e tomada de decisões rápidas e precisas, a fim de obter o número máximo de potros saudáveis em determinada propriedade. Esse deve ser o objetivo do médico-veterinário responsável, do gerente e/ou do proprietário que trabalha na criação de cavalos. Independentemente do tamanho da criação, produzir o número máximo de potros saudáveis e, em muitos programas de melhoramento, "o mais cedo possível" pode ser adicionado aos objetivos.

SANIDADE *VERSUS* NUTRIÇÃO *VERSUS* REPRODUÇÃO

A sanidade é um ramo da saúde que foca essencialmente no controle de doenças pela implementação de programas de detecção precoce, na erradicação de agentes patogênicos específicos e na vigilância dos animais. Médicos-veterinários devem estar atentos a essa tríade, que está altamente interligada entre si e correlacionada com o sucesso do programa reprodutivo. Se o olhar se voltar exclusivamente ao âmbito da fisiologia reprodutiva, há um sério risco de baixa eficiência reprodutiva.

Não é o objetivo deste capítulo discutir a respeito das doenças que podem afetar os índices reprodutivos, direta e indiretamente, mas alertar sobre a importância de um programa de controle sanitário prévio e simultâneo à implementação de um programa de controle reprodutivo.

A vermifugação e o controle de ectoparasitas deverão ser realizados com frequência determinada e variável de acordo com o tipo de sistema de criação, sendo fundamental verificar a segurança dos produtos comerciais em éguas gestantes e potros.

Um controle rigoroso deve ser realizado nas moléstias infectocontagiosas como anemia infecciosa equina (AIE), leptospirose, garrotilho (adenite equina), babesiose (babesia equi) e mormo, que é uma zoonose. Um eficiente programa de vacinação deve ser implantado a fim de prevenir algumas enfermidades como raiva, influenza, tétano, encefalomielite (dos tipos Leste e Oeste) e rinopneumonite (aborto equino a vírus). O protocolo pode variar conforme o tipo de criação, a localização geográfica do haras e em razão de casos de surtos ou epidemias de doenças infectocontagiosas.

Da mesma importância do controle sanitário, é o manejo nutricional de reprodutores e matrizes, que é influenciado pela grande diversidade do território brasileiro com enorme extensão territorial, de modo que o país possui diferentes topografias, clima, índices pluviométricos, temperatura, vegetação, entre outros fatores que afetam o sistema de criação de equinos. É requisito do profissional a compreensão de cada sistema de criação (extensivo e intensivo) e a adequação para o sucesso. Deve-se manter bom escore corporal em todas as categorias da criação, recebendo volumoso e concentrado adequado, sal mineral e água de boa qualidade.

O escore de condição corporal (ECC) é um método subjetivo de avaliação do nível de gordura corporal do animal, parâmetro de fácil julgamento, não invasivo, sem custo, determinado pela visualização e pela palpação de áreas corporais específicas, avaliando-se a deposição de gordura corporal e atribuindo-se notas em uma escala. Tal método avalia a gordura subcutânea do corpo e, portanto, representa a condição corporal. Com a avaliação sequencial do ECC, é possível fazer uma avaliação subjetiva do balanço energético e da condição metabólica dos animais, bem como do manejo nutricional.

Atenção especial deve ser dada à composição forrageira a ser ofertada ao rebanho, reconhecendo particularidades espécie-específico. Entre as características importantes nessa escolha, três devem ser estabelecidas:

1. Boa aceitabilidade, já que equinos são mais seletivos.
2. Forrageira de crescimento estolonífero, por causa do hábito de pastejo dessa espécie.
3. Apresentação de baixo teor de oxalato, fator antinutricional que possui alta afinidade com a molécula de cálcio, assim como forte afinidade com moléculas de sódio e potássio, indisponibilizando-as no organismo. Esses minerais estão envolvidos em inúmeras funções fisiológicas essenciais à vida, inclusive na reprodução.

CAPACIDADE REPRODUTIVA

Em equinos, a seleção de reprodutores e matrizes é feita exclusivamente com base no desempenho atlético, muitas vezes, utilizam-se biotécnicas para contornar problemas da fertilidade, mas é um caráter determinado pela herança genética, além de fatores ambientais estarem envolvidos. A importância da vulva como mecanismo de defesa contra infecções uterinas na égua foi ressaltada pela primeira vez por Caslick,[1] demonstrando efeitos deletérios da seleção por desempenho sobre o aspecto reprodutivo.

A primeira avaliação reprodutiva realizada nas éguas deve ser a conformação perineal, a angulação e a coaptação vulvar, a prega vestibulovaginal e cérvix que são barreias físicas para manter o útero livre de contaminação (Figura 1).

A conformação perineal sofre grande influência da idade, tendo sido demonstrada por Pascoe[2] que éguas com boa conformação podem necessitar de reparação vulvar com o avançar da idade e após certo número de partos. Éguas em má condição corporal têm maior probabilidade de apresentar pneumovagina em razão da redução do tecido adiposo na região vulvar, demonstrando o efeito da conformação perineal da égua sobre a taxa de prenhez; as éguas classificadas como candidatas à vulvoplastia apresentaram um índice de prenhez significativamente menor em relação às que não necessitavam de cirurgia, bem como daquelas que já haviam sido suturadas anteriormente. A realização da sutura dos lábios vulvares até o nível do assoalho da

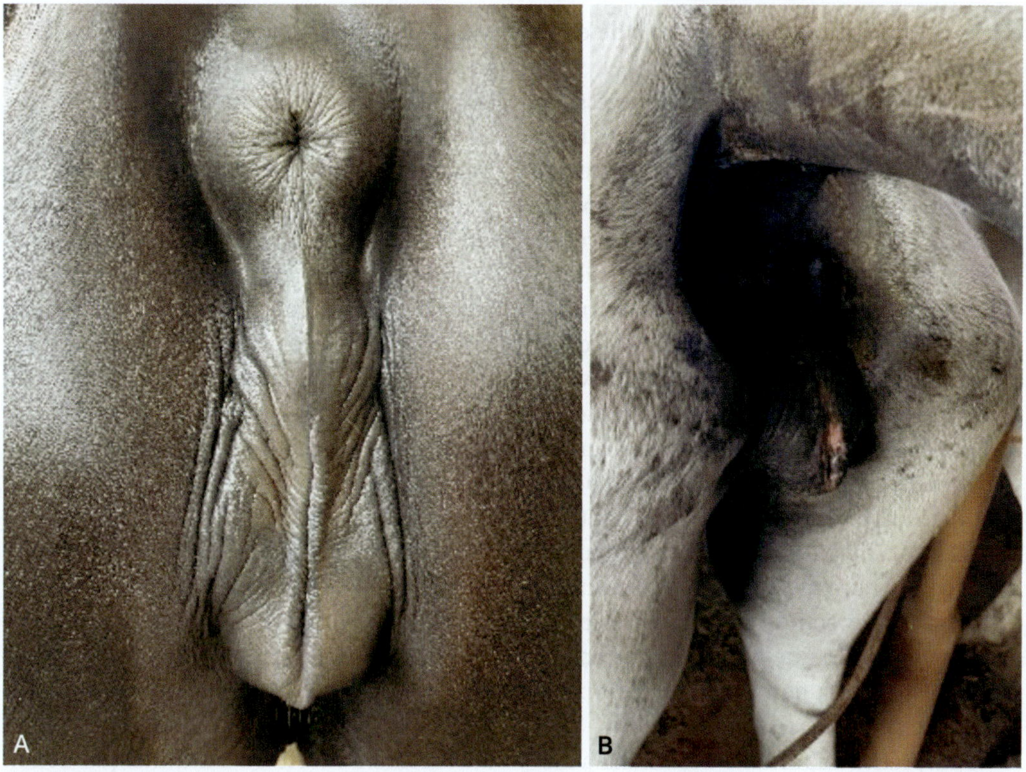

FIGURA 1 Exemplos de conformação de vulva. A: conformação ideal e funcional, com a rima vulvar completamente fechada e com mais de 70% de sua extensão abaixo do assoalho pélvico, além de comissura dorsal seguramente distante do ânus; B: conformação anômala, com abertura da rima vulvar e mais de 50% da sua extensão acima do assoalho pélvico, bem como comissura dorsal próxima do ânus.

pelve, em éguas com grande inclinação vulvar e grande abertura vulvar, eleva a taxa de prenhez dessas éguas em níveis semelhantes aos obtidos em éguas cuja conformação não requer a correção cirúrgica.[3] Lacerações retovestibulares causadas por traumas no parto predispõem a endometrites e pneumovagina com contaminação da vagina por material fecal, resultando em subfertilidade, placentites e abortos. Essas lacerações podem ser corrigidas por cirurgias.

RUFIAÇÃO OU OBSERVAÇÃO DO CIO

A base do manejo reprodutivo é o acompanhamento do ciclo estral das éguas. A única fase evidente, ou seja, mais simples de ser detectada, é o cio ou estro, quando a égua é sexualmente receptiva à monta pelo garanhão. Esse comportamento ocorre em resposta ao aumento dos níveis de estradiol produzido pelo folículo dominante em desenvolvimento quando a progesterona se encontra em níveis basais.

A duração média do estro é de 6,5 dias, podendo variar de 4 a 9 dias. Essa duração está relacionada ao tamanho do folículo no final do diestro, à taxa de crescimento do folículo dominante e à ocorrência da ovulação. A ovulação normalmente ocorre 24 a 48 horas antes do final do estro. Um aumento na progesterona do corpo lúteo em desenvolvimento é responsável pelo final dos sinais de estro comportamental.

Para a realização da rufiação, é necessário que a égua esteja na presença de um rufião, que é o termo utilizado para um garanhão que tem função de despertar na fêmea o reflexo de aceitação da monta (sinais de cio). Esse rufião tem de ser maduro sexualmente, ter libido boa, manifestar comportamento de garanhão na presença de uma égua (relinchar específico do garanhão, reflexo de Flehmen, curvar o pescoço se aproximando da região posterior da égua e soprar vigorosamente pelas narinas – Figura 2), sendo o menos agressivo possível. A utilização de garanhões reprodutores para a rufiação não é aconselhada em função do risco de traumas. Quando o garanhão é utilizado apenas como rufião, são preferíveis animais menores que o padrão da raça da égua que se está rufiando para minimizar a gravidade de eventuais acidentes.

Uma prática importante é estimular a manutenção da libido dos rufiões, permitindo que eles cubram éguas receptoras que não serão utilizadas ou que são utilizadas como manequins para a colheita de sêmen. Essa prática permite manter seu interesse e diminuir qualquer frustração sexual.

Os sinais de cio na égua são edema e hiperemia de vulva, presença de muco que pode escorrer da vulva e, na presença do rufião, micção frequente (Figura 3B), cauda levantada (cauda em bandeira), contrações rítmicas da musculatura na região da vulva com exposição do clitóris (Figura 3A), orelhas em pé, passiva ao macho (posição de cavalete) com os membros afastados. Todas essas manifestações são demonstradas na Figura 3.

A rufiação é feita colocando a égua na presença do rufião e observando seu comportamento. No entanto, deve haver local apropriado para a rufiação, de modo que o controle sobre a égua e o rufião seja completo. Não são raros acidentes quando a rufiação é mal conduzida, podendo levar a traumas ou até mesmo à morte ou à inutilização de um dos animais (Figura 4).

Com o advento da ultrassonografia aplicada à reprodução dos equinos, na década

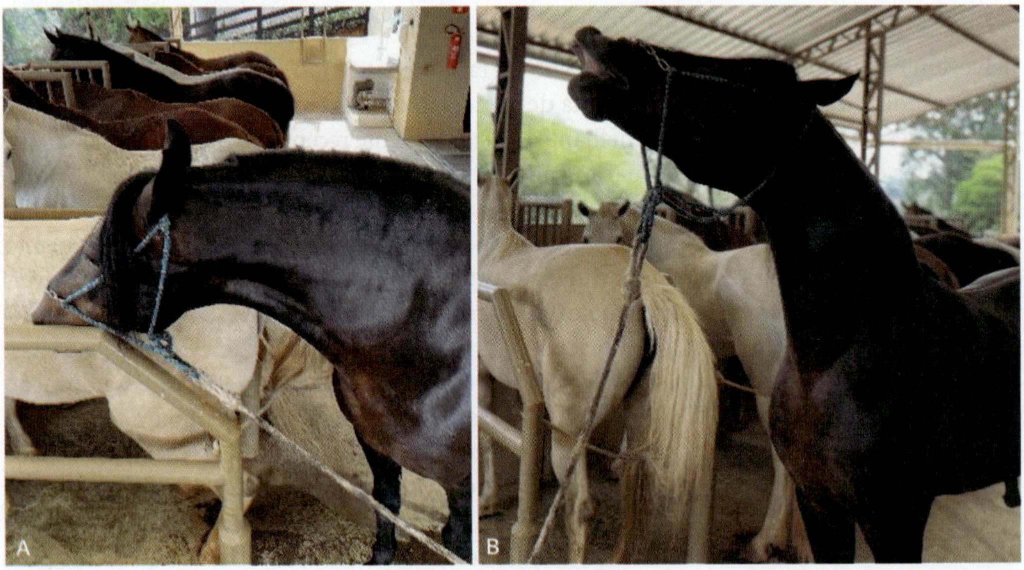

FIGURA 2 A: aproximação com curvatura do pescoço; B: reflexo de Flehmen.

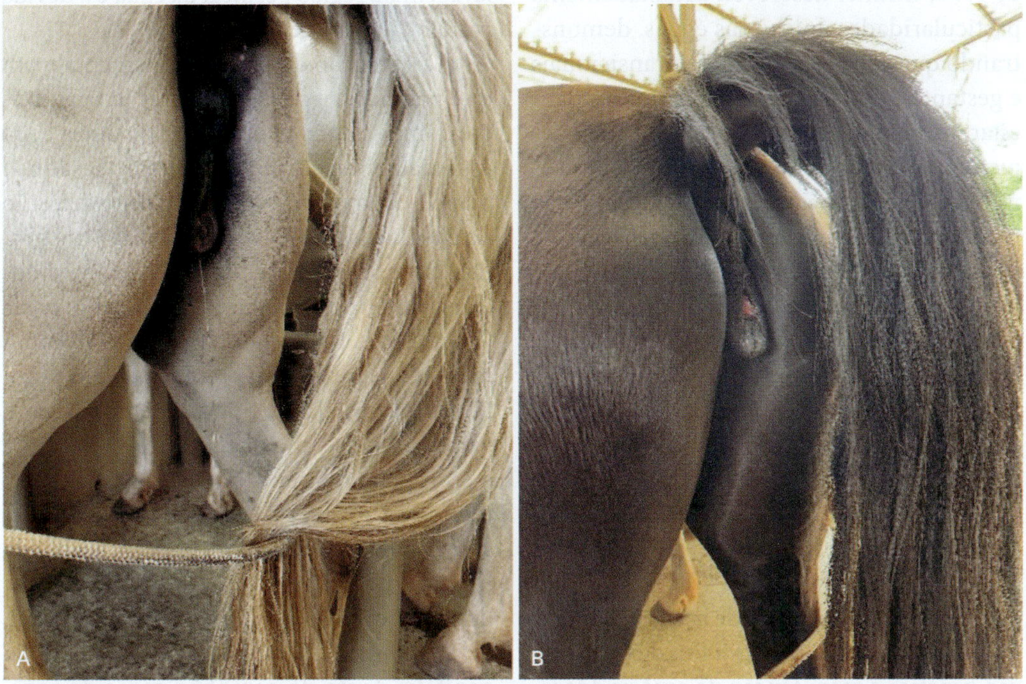

FIGURA 3 A: micção observada com frequência e em baixo volume; B: exposição do clitóris.

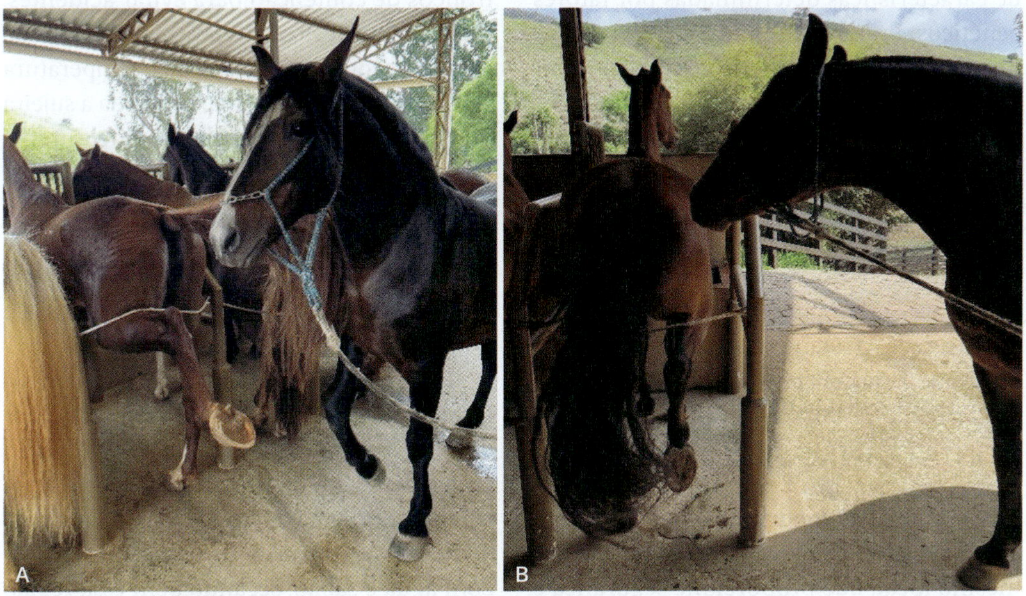

FIGURA 4 A e B: éguas sem sinais de estro tentando coicear o rufião. A contenção é feita em troncos de contenção paralelos e fechados com cordas traseiras.

de 1970, Ginther descreveu detalhadamente particularidades únicas das éguas, demonstrando que éguas em períodos transicionais e gestantes, em diferentes períodos, podem estar manifestando sinais de cio sem qualquer justificativa para serem cobertas e/ou inseminadas. Somado aos riscos de acidentes, a técnica de rufiação vem caindo em desuso e acaba não sendo utilizada como rotina pelos haras que recebem assistência profissional especializada. Contudo, pode-se observar que, em alguns haras que não possuem acompanhamento de médicos-veterinários, a técnica de rufiação é empregada para a monta controlada, dirigida por funcionários.

MONTA NATURAL

Representa um grupo de ações evolutivas que culmina com a cópula a fim de propagação genética e manutenção da espécie. Ocorre na natureza de forma livre, sem qualquer intervenção humana, e busca a perpetuação de características determinadas por fatores genéticos, importante para a sobrevivência, diferente dos fatores fenotípicos que são considerados importantes quando selecionados pelo homem na reprodução assistida, como o desempenho atlético, a pelagem ou a morfologia.

É de suma importância na conservação de rebanhos de cavalos selvagens ainda restantes na natureza, em parques de conservação, como a raça Mustang nos Estados Unidos e rebanhos da raça Przewalski na Ásia Central.

MONTA CONTROLADA

O garanhão é conduzido por um cabresto adequado até a égua em cio, sempre em um mesmo local, que proporcione segurança e tranquilidade para o condicionamento do reprodutor e o sucesso da cópula. São indispensáveis a higienização prévia do pênis, a lavagem da região perineal da égua e a devida contenção por meio de peias.

A contenção da égua é fundamental para que não haja risco de acidentes para ambos os animais. Após se assegurar de que a égua está realmente em cio e passiva ao garanhão ou pelo acompanhamento folicular e detecção de edema uterino, pelo exame ultrassonográfico, deve se conter a égua com equipamentos que limitem o alcance e a força dos coices (Figura 5), caso ela, por algum motivo como medo do garanhão ou presença de um potro recém-nascido (cio do potro), tente coicear o garanhão ou o funcionário que está fazendo a condução do pênis na vagina. Se houver dúvida se a égua está em cio e não for possível realizar o exame ultrassonográfico, a monta forçada pelo uso dos equipamentos de contenção não é recomendada fortemente.

Previamente à monta, a higienização da genitália, tanto do garanhão como da égua, deve ser realizada com bastante critério. Se possível, os animais devem ser colocados em troncos de contenção para evitar acidentes. Inicialmente, realiza-se a lavagem do pênis do garanhão com água morna ou à temperatura ambiente, retirando ao máximo toda a sujeira que fica acumulada na glande (incluindo a fossa da glande) e no pênis. Após a lavagem, deve-se secar bem toda a região lavada. Pode ser necessária a presença de uma égua, de preferência em cio, que pode ser a própria égua a ser coberta, para estimular a exposição do pênis.

Posteriormente, é realizado o isolamento da cauda da égua, usando uma atadura de gaze (Figura 6) ou uma luva de palpação para evitar a contaminação da região do períneo a ser higienizada. Eleva-se a cauda da égua, com exposição do períneo, e lava-se com água e sabão, secando bem essa região com papel-toalha descartável. É realizada então a contenção da égua, como descrito anteriormente, e o garanhão é trazido para

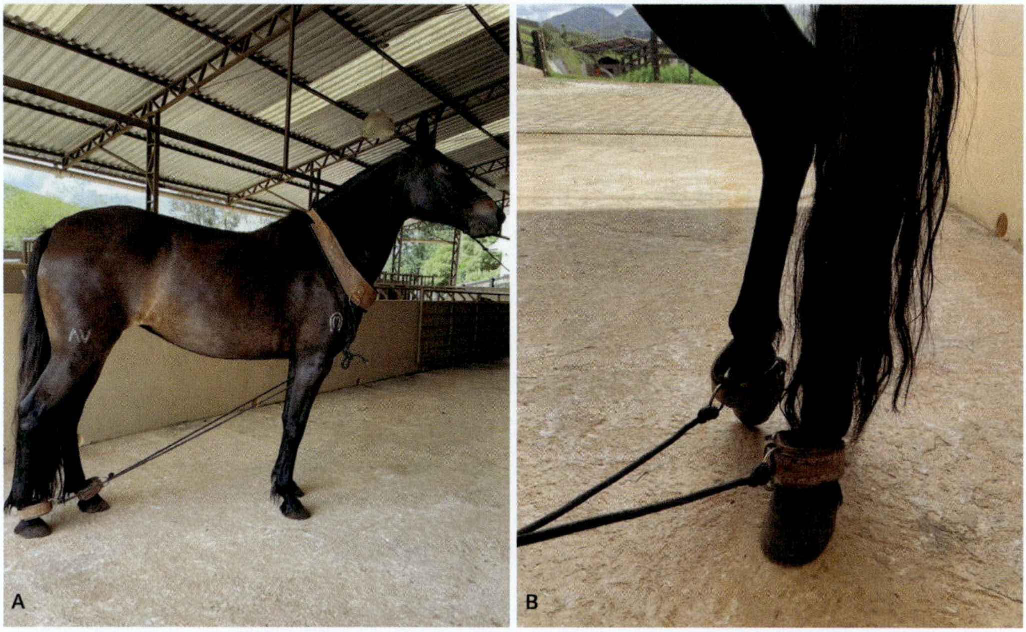

FIGURA 5 Método de contenção popularmente chamado de "pé de amigo", compostos dos travões posicionados nos boletos dos membros posteriores e da pescoceira ligada por cordas, de modo que se possa ajustar a postura da égua, para proporcionar equilíbrio em estação e restringir os coices.

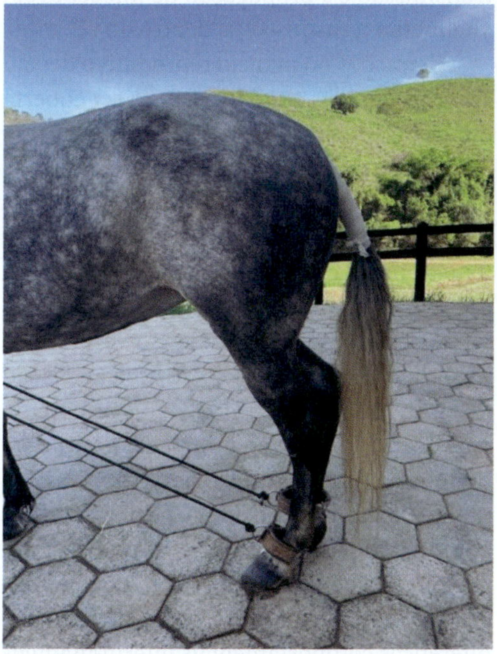

FIGURA 6 Isolamento ou ligadura da base da cauda da égua para evitar a contaminação do períneo após a limpeza e a desinfecção.

realização da cópula (Figura 7). É importante que a aproximação e a cópula só sejam permitidas após completa ereção peniana.

Durante a cópula, uma pessoa devidamente treinada deve conduzir o pênis do garanhão à vulva e à vagina da égua para evitar que o pênis seja introduzido no ânus por acidente (Figura 8).

A monta controlada é geralmente utilizada quando não ocorre o controle folicular por meio de palpações retais e exames de ultrassonografia, sendo um critério primário a rufiação das éguas, em que se recomenda a cobertura em dias alternados, a partir do 3º dia após o início do estro, até que a égua não esteja receptiva ao macho. No entanto, pode-se pontuar uma exceção em que é indispensável o uso da monta controlada em algumas raças que não aceitam o emprego de biotécnicas da reprodução (inseminação artificial, coleta de sêmen e transferência de embrião), como o

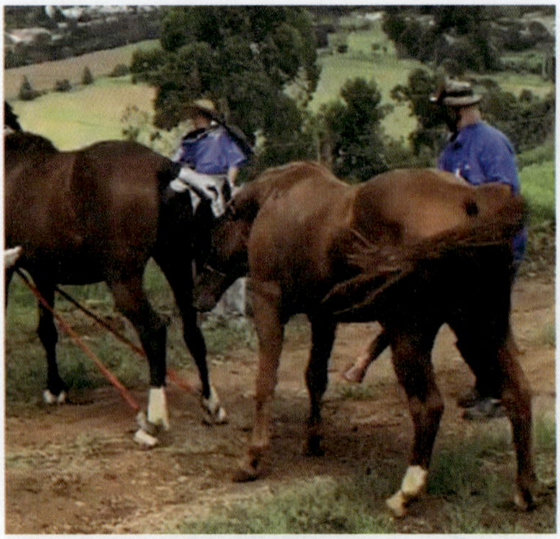

FIGURA 7 Contenção do garanhão próximo o suficiente da égua para se excitar e expor o pênis, com o cuidado de evitar salto até que o pênis esteja completamente exposto.

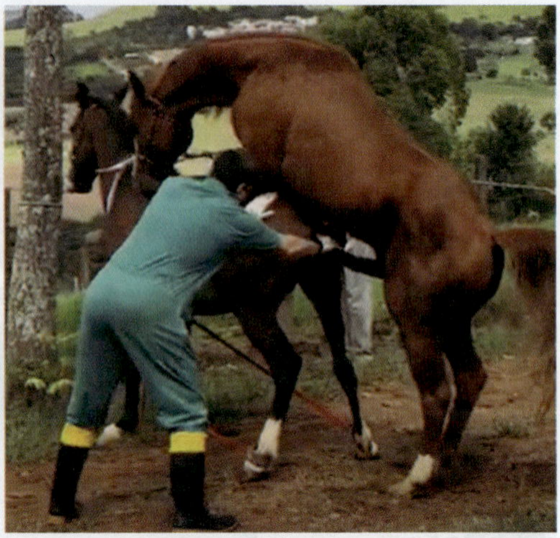

FIGURA 8 Após o salto, conduzir o pênis à vulva para evitar a penetração retal.

Puro Sangue Inglês, ressaltando que nesse caso é usual o acompanhamento da dinâmica folicular por um médico-veterinário.

Por muito tempo, esse manejo reprodutivo foi utilizado na rotina dos haras, no entanto, sabe-se que não se pode comparar com a eficiência reprodutiva (índices) quando se utiliza ultrassonografia, palpação retal, coleta de sêmen e inseminação artificial, que são técnicas que se complementam. Os maiores entraves podem ser observados pela ineficiência em diagnosticar éguas em estro silencioso, estro irregular ou prolongado, em períodos transicionais, além de comprometer as taxas de sucesso quando se tem éguas com múltiplas ovulações, gestações gemelares, neoplasias ovarianas e com acúmulo de fluido intrauterino. Como desvantagens da técnica ao reprodutor, pode-se colocar risco de acidentes durante a monta natural, desgaste físico e emocional do garanhão por causa do grande número de coberturas realizadas em um único ciclo, além do custo inerente do haras de disponibilizar mão de obra e tempo para a realização de rufiação e monta natural.

Outro critério a ser considerado na monta controlada é a importância do exame ginecológico de éguas adquiridas a fim de evitar a transmissão e a propagação de infecções sexualmente transmissíveis dentro do rebanho.

Alterações no manejo reprodutivo devem ser consideradas quando a égua a ser coberta está com o potro ao pé. Garantir uma contenção segura do potro o mais próximo possível da égua pode colaborar para o sucesso da monta, levando em consideração ainda que fêmeas nessa condição podem não aceitar a cobertura, elevando risco de acidentes.

Na equinocultura, deve-se valorizar e reconhecer a importância de uma avaliação do indivíduo como único, não somente da condição geral do rebanho. Fatores importantes que devem ser avaliados são: compatibilidade de tamanho da égua e do garanhão, compatibilidade em proporção do pênis em relação a vagina, limitações em determinados garanhões em aceitação de éguas em cio, diferenças comportamentais interindividuais e condicionamento de garanhões menos experientes.

EXAME CLÍNICO REPRODUTIVO

Palpação uterina e cervical

A palpação retal em equinos é um dos principais exames na rotina do manejo reprodutivo. Para a realização é indispensável um conhecimento sobre a anatomia e a fisiologia para maior precisão no diagnóstico. Os animais devem ser contidos em troncos específicos, com piso áspero, evitando acidentes. Após esse procedimento, o médico-veterinário pode avaliar e reconhecer o desenvolvimento das estruturas e fazer o controle do desenvolvimento folicular e o diagnóstico de gestação.

A palpação da cérvix é extremamente importante e aplicável às receptoras em programas de transferência de embriões. No exame de compra para a seleção de receptoras, é realizada a palpação vaginal da cérvix a fim de excluir éguas que apresentem cérvices tortuosas, laceradas e fibrosadas, pois interferem diretamente na eficiência reprodutiva da técnica. Outra aplicação prática da palpação da cérvix ocorre no dia da seleção para a escolha da receptora ideal para receber o embrião recuperado, ao qual a cérvix mais tensa facilitaria a técnica de inovulação.

A palpação uterina é fundamental em todo exame reprodutivo, devendo ser classificada e anotada em ficha individual. O tônus uterino é extremamente alterado durante as diferentes fases do ciclo estral, sendo esse dividido em estro e diestro, por causa da influência hormonal da progesterona ou do estrógeno. Na aplicação da biotecnologia de transferência de embriões, a palpação retal do útero é um ponto-chave para a seleção das receptoras no dia das inovulações dos embriões. Durante o diestro, espera-se um útero tenso, que é extremamente desejado e correlacionado com a eficiência reprodutiva na confirmação dos embriões, diferente da fase de estro ao qual o útero comumente está flácido e com pouco tônus. Atenção especial ao identificar um útero extremamente tenso durante a fase do estro com predominância do estrógeno ou mesmo na fase do diestro, pode-se estar diante de uma égua com problema.

Apesar de imprescindível e amplamente utilizada no manejo reprodutivo de equinos, a palpação retal por si só pode não diagnosticar de maneira completa e precisa. Por isso, é essencial combinar essa técnica com a utilização da ultrassonografia, método seguro e não invasivo de diagnóstico por imagem, eficiente para a determinação do dia do ciclo da égua, assim como diagnóstico de gestação precoce, sexagem fetal, determinação de viabilidade gestacional, acompanhamento gestacional. A ultrassonografia também auxilia na detecção de problemas e possíveis tratamentos relacionados a infertilidades e patologias.

Acompanhamento folicular

O manejo de acompanhamento folicular faz parte do exame ginecológico, com foco no desenvolvimento do folículo dominante e na ovulação, mas também no exame do útero e da cérvix da égua. As informações obtidas nesse procedimento possibilitam a tomada de decisões, como cobertura, inseminação, indução hormonal da ovulação e da luteólise, colheita e transferência de embriões.

É realizado pela palpação retal e pela ultrassonografia do trato reprodutivo feminino. Essas técnicas são complementares para que se possa ter uma ideia bem completa da fase do ciclo estral e obter o máximo de informações sobre estruturas examinadas.

Palpação

A palpação identifica certas características do trato reprodutivo, como o tônus uterino e cervical, a tensão (flutuação) dos folículos ovarianos, uma ovulação recente e um corpo hemorrágico, representados pelo colapso (ausência) do folículo dominante, previamente palpado. As éguas podem apresentar uma resposta de dor significativa à palpação no período periovulatório. A palpação do corpo lúteo na égua é difícil de ser realizada, mas quando feita pode induzir facilmente ao erro.

A palpação do útero é facilmente realizada, apresentando alguma dificuldade para iniciantes em éguas em anestro profundo. O útero é geralmente grande e tubular, com o eixo dos cornos perpendicular e o corpo paralelo à coluna vertebral, apresentando diâmetro que varia de 4 a 8 cm. Durante o estro, é edematoso e mais flácido, em comparação ao diestro. A posição do útero é extremamente variável nas cavidades pélvica e abdominal, sendo localizado na transição entre as cavidades em potras e éguas nulíparas, cranialmente à borda pélvica em éguas adultas que já pariram e cranialmente profundo em éguas a partir dos 5 meses de gestação e no pós-parto.

A palpação do útero deve ser realizada avançando a mão aberta e com os dedos juntos sobre a cavidade pélvica, exercendo leve pressão sobre o assoalho pélvico, até sentir que esse termina e os dedos se inclinam para baixo, entrando na cavidade abdominal, mas mantendo a palma apoiada no assoalho pélvico. Com uma leve flexão dos dedos em formato de concha, é possível acomodar os cornos uterinos no interior da mão e sentir seu formato, sua consistência e seu tamanho.

Por meio da identificação dos cornos uterinos, é possível segui-los até suas extremidades e chegar aos ovários, que apresentam certa mobilidade e podem ser manipulados com a ponta sensível dos dedos para determinar as estruturas presentes.

A cérvix é relativamente difícil de ser palpada em comparação com a cérvix de vacas, é menor em diâmetro e com uma constituição não tão fibrosa. Durante o diestro, é mais fácil de ser identificada, pois apresenta a máxima tensão do ciclo estral, sendo essa tensão um parâmetro importante na avaliação de receptoras de embrião, pois garante a proteção contra infecções uterinas e manutenção da gestação. No estro, apresenta-se relaxada e é menos notável à palpação, representando o efeito dos altos níveis de estradiol sérico.

Ultrassonografia

É importante deixar claro que, apesar da ultrassonografia trazer informações fundamentais para o exame ginecológico da égua e para o sucesso reprodutivo, ela não substitui a palpação retal, sendo importante o conjunto de informações obtidos pelas duas técnicas.

A ultrassonografia, sonografia ou ecografia, é um método de exploração que utiliza a reflexão de ultrassom de alta frequência através dos órgãos do animal. É um procedimento indolor, não invasivo e biologicamente seguro para o operador e para o animal.

O transdutor atua ao mesmo tempo como transmissor e receptor dos impulsos registrados como pontos luminosos acinzentados de diferentes intensidades no monitor. Para definir a densidade do órgão a ser explorado, utiliza-se o termo ecogenicidade, ou seja, as estruturas que aparecem em branco são mais densas e refletem melhor o som que nelas incide e são chamadas ecogênicas ou ecoicas (ossos, por exemplo). As estruturas que aparecem em preto são menos densas e chamadas de não ecogênicas ou anecoicas (líquidos).

Exames ultrassonográficos do trato genital são realizados através do reto. O principal transdutor utilizado na reprodução de equinos é o linear, por se adequar à anatomia retal, via pela qual é realizado o exame. Geralmente, utilizam-se as frequências de 5 a 7,5 MHz, as quais são adequadas ao tamanho das estruturas examinadas.

Após a limpeza do reto, pela palpação, é realizada a lubrificação do transdutor e da mão do operador, e esse é introduzido no reto, com a face emissora de som voltada para baixo.

Para operadores em aprendizado, a primeira referência é a bexiga, caracterizada por uma estrutura circular escura ou conteúdo variando do preto ao cinza bastante heterogêneo (Figura 9).

O segmento vagina, cérvix e corpo do útero está posicionado no sentido paralelo à coluna vertebral, portanto aparecem como uma faixa na imagem ultrassonográfica (Figura 10). Os cornos uterinos são posicionados perpendicularmente à coluna vertebral, portanto aparecem como estruturas circulares (Figura 11). Normalmente, o aspecto ultrassonográfico do útero hipoecoico homogêneo (Figura 11) durante o diestro, sob altas concentrações de progesterona e baixas de estrógeno, e hipoecoico heterogêneo, com aspecto de "laranja cortada" (Figura 12), evidenciando o edema uterino durante o estro, sob altas concentrações de estrógeno e baixas de progesterona. Esse edema também pode ser um sinal de infecção uterina. Pode haver presença de fluido no útero, representado por uma coloração escura a cinza clara, e pela parede endometrial bem delimitada

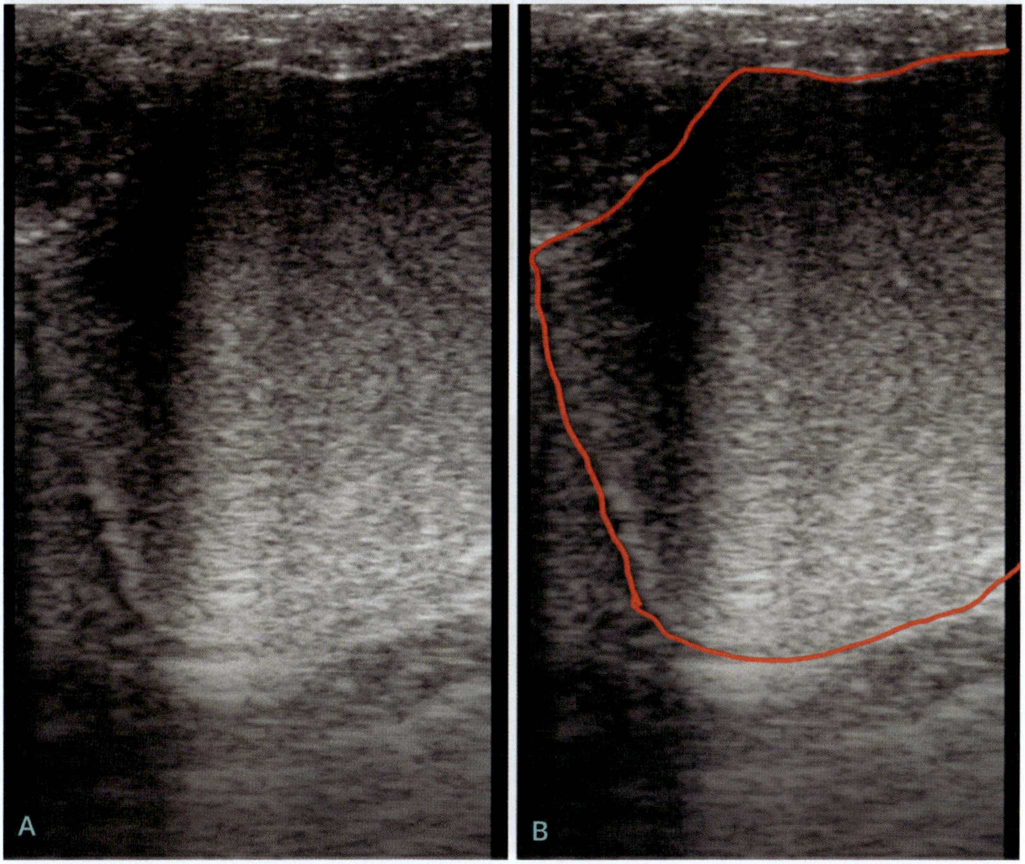

FIGURA 9 A: bexiga repleta. A aparência do conteúdo pode variar desde preto (menos denso) até cinza (mais denso, como representado nesta imagem). B: a mesma imagem com a parede da bexiga delimitada pela linha vermelha.

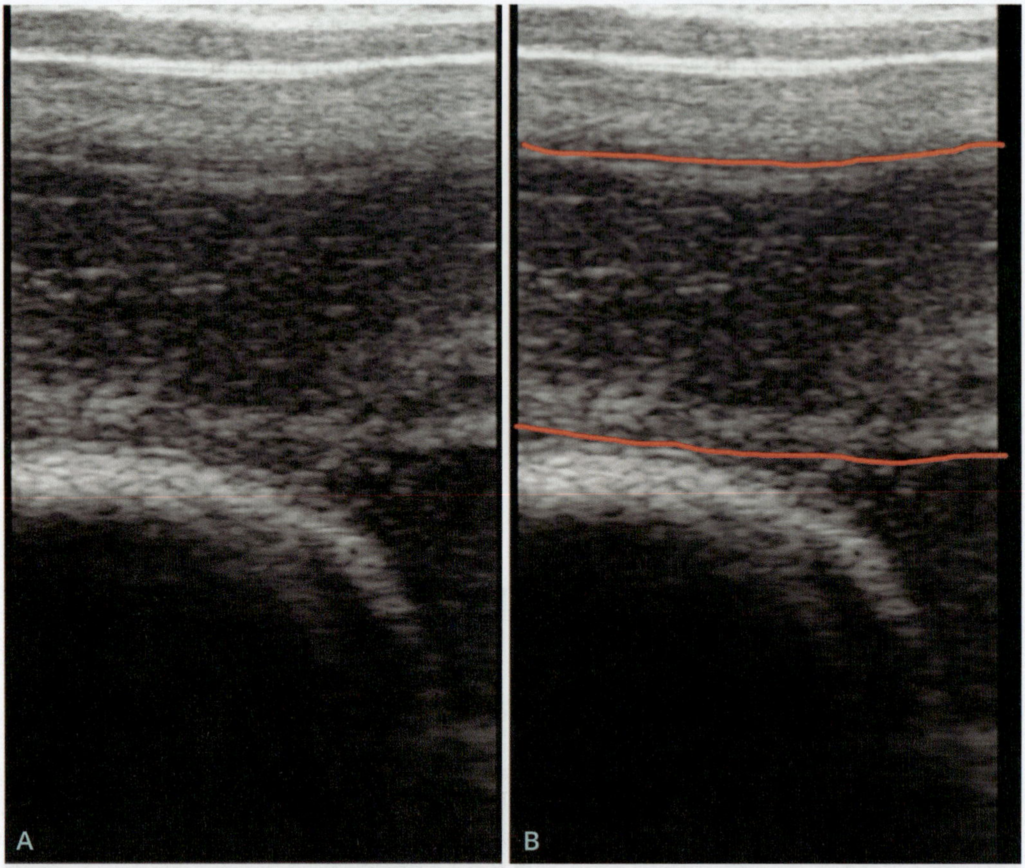

FIGURA 10 Corte longitudinal do corpo do útero (A) delimitado pela linha vermelha (B).

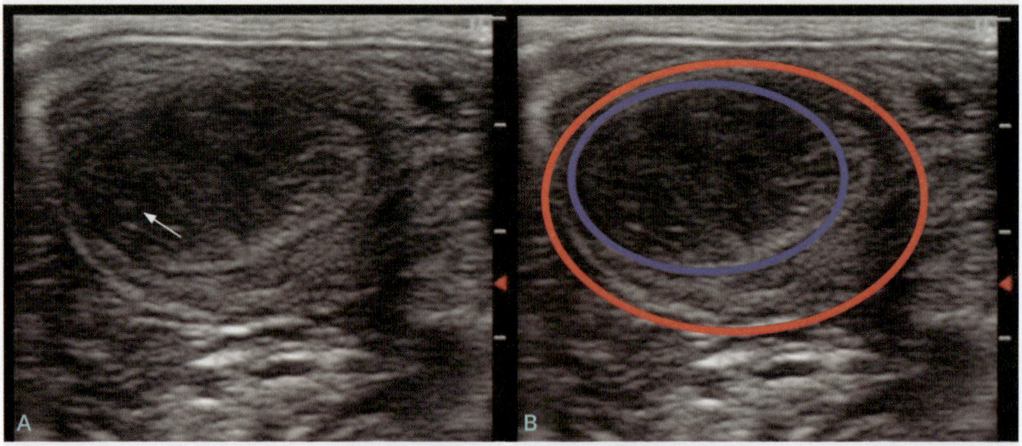

FIGURA 11 A: imagem transversal de corno uterino. B: forma circular com uma linha de delimitação maior, referente à parede uterina externa (peritônio, em vermelho), e forma circular com uma linha de delimitação menor, no interior do círculo maior, referente ao limite entre o miométrio e o endométrio (em azul).

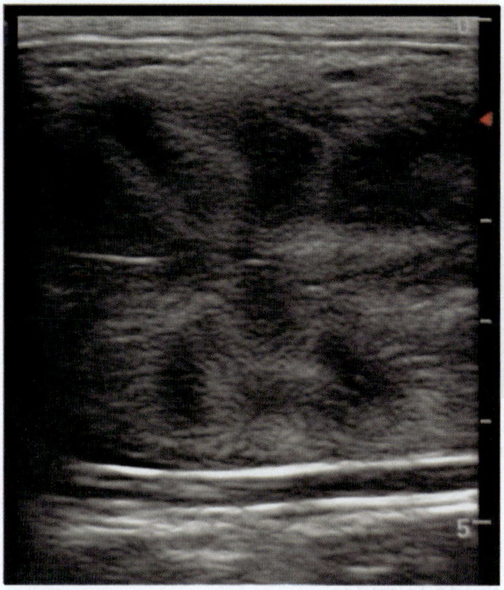

FIGURA 12 Útero com edema, característico da fase de estro.

(Figura 13), que pode estar relacionado com a drenagem deficiente do edema e com processo inflamatório.

O exame dos ovários é facilmente realizado, principalmente na presença dos folículos terciários em desenvolvimento, entre 10 e 65 mm de diâmetro. Os folículos são as estruturas mais fáceis de serem visualizadas, pois são repletos pelo líquido folicular, aparecendo como estruturas circulares ou ovais, a depender da proximidade da ovulação, completamente escuras (Figura 14). São considerados folículos pré-ovulatórios os que apresentam diâmetro acima de 35 mm; essa medida pode variar de acordo com o porte da égua.

O acompanhamento folicular pela ultrassonografia possibilita a avaliação da atividade ovariana, determinação da fase do ciclo estral, da dinâmica folicular, do momento e da

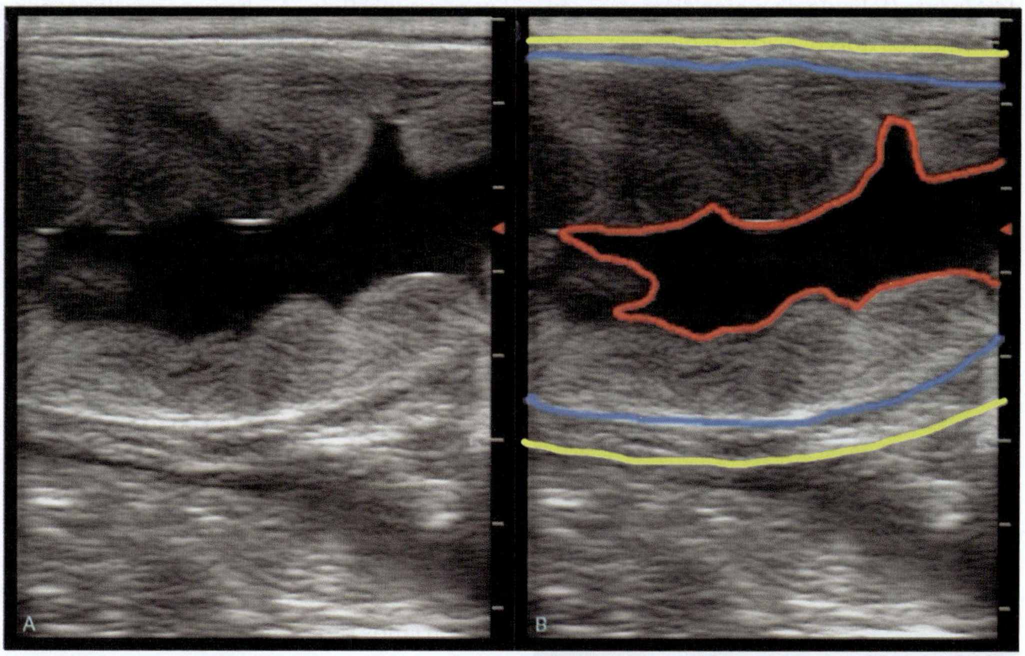

FIGURA 13 A: presença de fluido intrauterino representada pela mancha preta. B: a linha vermelha delimita a superfície do endométrio, com fluido em seu interior; a azul, a divisão entre miométrio e endométrio; e a amarela, o peritônio uterino.

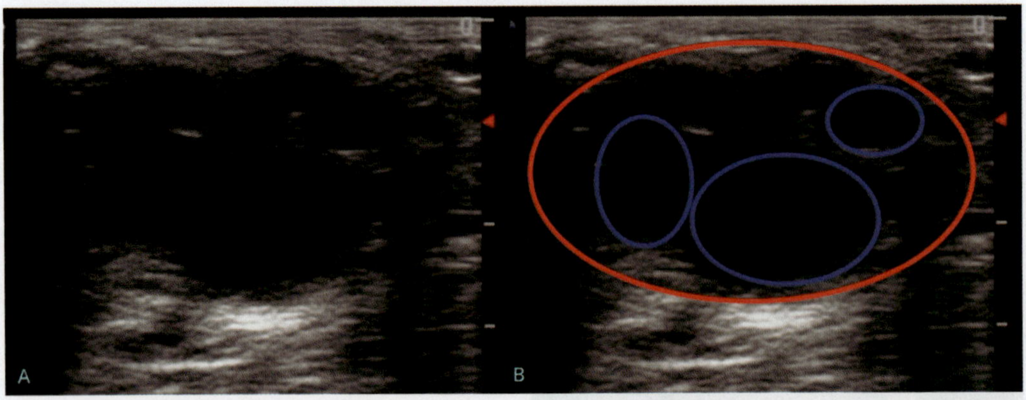

FIGURA 14 A: imagem ultrassonográfica de ovário, com vários folículos em crescimento, representados pelas manchas pretas. B: folículos em azul e ovário em vermelho.

ocorrência da ovulação, da detecção de dupla ovulação e de falha na ovulação.

O diâmetro médio do folículo na ovulação é 45 mm e pode variar de 35 a 65 mm (Figura 15). A determinação da ovulação é reconhecida pelo desaparecimento do folículo dominante (folículo de maior diâmetro, considerando os dois ovários), o que representa a ruptura da parede folicular e o efluxo do fluido folicular.

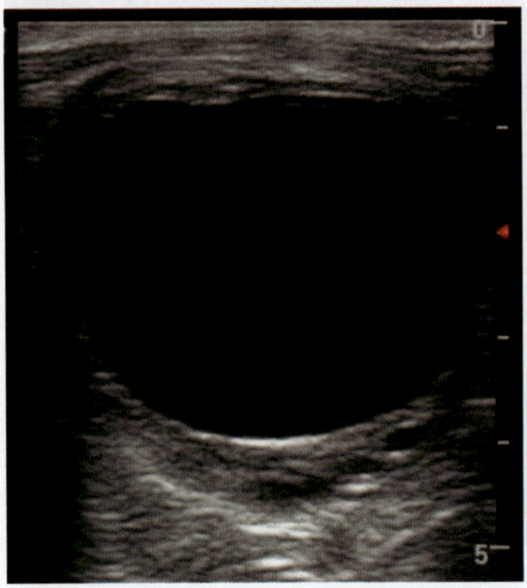

FIGURA 15 Folículo pré-ovulatório de aproximadamente 40 mm de diâmetro.

As paredes do folículo ovulado vão gradativamente se engrossando conforme a luteinização ocorre. O corpo lúteo (CL) resultante encontra-se dentro do ovário e não se projeta para a superfície. A ultrassonografia é, portanto, necessária para detectá-lo.

Na égua, o CL é caracterizado por ser mais ecoico que o tecido ovariano adjacente. Essa ecogenicidade aumenta conforme a luteinização ocorre (Figura 16). Aproximadamente 50% dos corpos lúteos desenvolvem um coágulo sanguíneo central, sendo a extremidade luteinizada ecogênica e o coágulo central não ecogênico. Conforme o CL termina o desenvolvimento, o tecido luteinizado ganha espaço, e o coágulo diminui até desaparecer. Em alguns CL, o coágulo não desaparece completamente. Em torno de 15 dias após a ovulação, o CL sofre luteólise e desaparece gradativamente do ovário.

Ovulações recentes, ovários pequenos de éguas em anestro profundo e cistos paraovarianos são exemplos de condições que podem não ser visualizadas ou erroneamente diagnosticadas na ultrassonografia, e que são mais facilmente detectadas pela palpação.

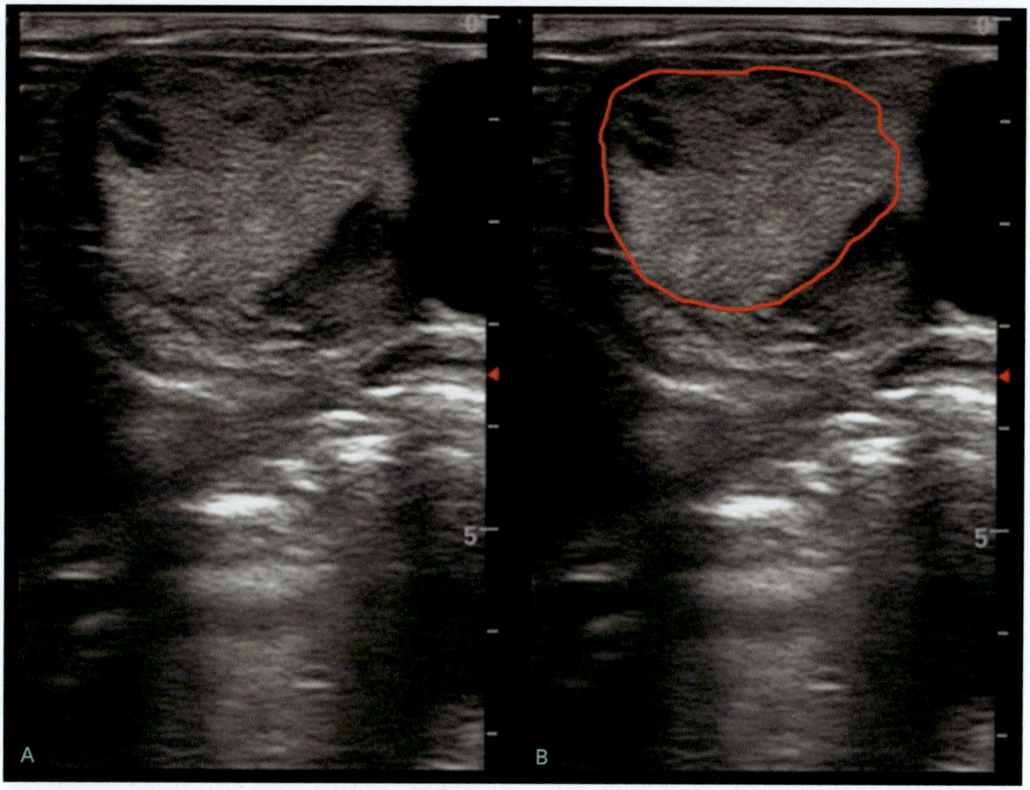

FIGURA 16 A: imagem ultrassonográfica de ovário com um corpo lúteo, representado pela área mais ecoica. B: as margens do corpo lúteo são delimitadas pela linha vermelha.

LEITURA SUGERIDA

1. Caslick EA. The vulva and the vulvo-vaginal orifice and its relation to genital health of the thoroughbred mare. Cornell Vet. 1937;27:17887.
2. Pascoe RR. Observations on the length and angle of declination of the vulva and its relation to fertility in the mare. J Reprod Fertil Supl. 1979;27:299-305.
3. Pascoe DR. Incidence and significance of pneumovagina, foal heat mating and other management factors on the occurrence of uterine susceptibility. Equine Vet J. 1993;25:187.

CAPÍTULO 15

Tecnologia do sêmen equino

Bruna Waddington de Freitas
Márcio Menezes Nunes

INTRODUÇÃO

A seleção dos reprodutores equinos é realizada com base no desempenho atlético e nas características morfofuncionais dos indivíduos e, salvo raras exceções, não leva em consideração características reprodutivas ou índices de fertilidade. Em função disso, as taxas de concepção por ciclo são consideradas baixas quando comparadas às de outras espécies, alcançando, de maneira geral, valores próximos a 60% a 70%, a depender, dentre outros fatores, do manejo dos animais, da estação reprodutiva e das técnicas reprodutivas aplicadas.[1]

Frações de ejaculados sob refrigeração ou doses congeladas de sêmen são ferramentas importantes para a indústria equina. Essas biotecnologias reprodutivas são consideradas ferramentas para multiplicar a presença do garanhão, viabilizando cruzamentos genéticos de interesse dos proprietários que desejem doses disponíveis para múltiplas éguas em um intervalo mais curto de tempo. Isso impacta diretamente no retorno financeiro da atividade, pela garantia de gestações diversas enquanto o garanhão se mantém em destaque no mercado equestre.

Diante desse cenário peculiar e da receita gerada pelo uso adequado dessas biotecnologias, os esforços para solucionar os problemas relacionados à viabilidade seminal se justificam. Em função disso, protocolos personalizados devem ser considerados a fim de se obter os melhores resultados possíveis. O desenvolvimento de protocolos únicos para serem aplicados a todos e quaisquer garanhões implica a manipulação de *outliers* em condições subótimas. Nesse sentido, os ajustes nos protocolos em face das respostas de cada indivíduo têm se mostrado uma excelente oportunidade para obtenção de melhores taxas de prenhez, pois, para essa espécie, apenas o melhor resultado é suficiente. Para tanto, diferentes técnicas de centrifugação podem ser utilizadas, e os extensores devem ser previamente selecionados mediante testes de viabilidade e curvas de refrigeração, estabilização ou criopreservação visando garantir a produção de melhores doses, sejam congeladas ou refrigeradas.

REFRIGERAÇÃO DE SÊMEN

A refrigeração de ejaculados é a técnica de preservação seminal mais aplicada na indústria equina, objetivando a manutenção da viabilidade espermática por períodos próximos a 48 horas, tempo suficiente para traslados de doses na maioria das rotinas reprodutivas. A redução da temperatura diminui o metabolismo espermático e o crescimento bacteriano, o que resulta na menor competição por nutrientes do meio diluidor, na redução da geração de espécies reativas de oxigênio (ROS) e, consequentemente, no aumento da longevidade espermática. Para tanto, o processo de refrigeração deve respeitar taxas adequadas de redução de temperatura, de forma a minimizar danos que possam vir a ocorrer na membrana da célula espermática.

Os espermatozoides de garanhões são especialmente sensíveis ao choque pelo frio na faixa de temperatura entre 19 e 8 °C.[2] Por essa razão, embora o sêmen possa ser refrigerado rapidamente da temperatura ambiente até 20 °C, a partir desse ponto é recomendado o uso de curvas de refrigeração lenta (–0,05 °C/minuto), sob o risco de prejudicar a estabilidade da membrana espermática. O choque térmico é evidenciado pela modificação do padrão de movimento celular, diminuição da motilidade espermática e lesão de membrana acrossomal, com consequente diminuição de fertilidade. Importante salientar que a composição do meio extensor utilizado e a presença ou não de plasma seminal influenciam diretamente os resultados obtidos, assim como o volume final armazenado e a concentração espermática da amostra.[3] Em função disso, esses fatores devem ser criticamente considerados durante o procedimento.

De maneira geral, o plasma seminal é considerado prejudicial quando mantido nos procedimentos que envolvem o armazenamento de doses inseminantes de equinos, seja sob refrigeração ou congelamento. Embora se trate de um componente importante do ejaculado, sua função fisiológica é extremamente efêmera, já que permanece em contato com os espermatozoides pelo breve momento entre a ejaculação e sua entrada no útero, quando então se mistura aos componentes do fluido endometrial. Em contrapartida, se o plasma seminal for mantido por maior período em contato com os espermatozoides, estes perdem a viabilidade rapidamente em decorrência da capacitação prematura e consequente morte celular.[4] Isso ocorre, ao menos em parte, em função da presença de proteínas presentes no plasma seminal, que, por sua vez, são sequestradas por constituintes comumente presentes em extensores de sêmen, como proteínas globulares do leite e da gema de ovo. Por isso, a maioria dos meios de preservação espermática de equinos contém leite ou derivados da gema do ovo como aditivos: suas propriedades garantem proteção à membrana plasmática, resultando no aumento da longevidade espermática sob baixas temperaturas.

Isso posto, é razoável considerar a necessidade da individualização de protocolos de refrigeração de doses. Garanhões que apresentaram boa qualidade de sêmen *in natura* foram classificados como *bad coolers* quando, após diluição em meio específico e manutenção sob refrigeração por 24 horas a 5 °C, apresentaram redução de 50% da motilidade inicial.[5] Todavia, em função da diversidade de extensores comerciais disponíveis no mercado nos dias atuais com inúmeras variações nas formulações existentes, considera-se a classificação de garanhões como *bad* ou *good coolers* inapropriada. Mediante a variabilidade individual quanto às características celulares e à composição e volume de plasma seminal, é possível encontrar uma formulação comercial que se revele como a mais adequada para a maximização de resultados. Na prática, após o teste com diversos garanhões, observou-se que há aqueles com ótima refrigeração independentemente do extensor (garanhões "menos seletivos"), enquanto outros, "mais seletivos", apresentam melhores resultados com formulações específicas.[6] Inclusive, considerando esse aspecto, não se notou nenhuma correlação entre formulação de extensor e raça , como é frequentemente anunciado com apelos comerciais.

Em função disso e respeitando a variabilidade individual, a única forma atual de determinar, dentre as inúmeras formulações comerciais, o melhor extensor para um garanhão específico é o teste de refrigeração. Nesse teste, o ejaculado é aliquotado em número de amostras iguais ao número de extensores a serem avaliados, sendo diluídas para a mesma concentração de células totais por mL e armazenadas nas mesmas condições. Geralmente com 12, 24 e 48 horas de armazenamento, uma alíquota de cada diluição é retirada, reaquecida a 37 °C e avaliada para motilidade e integridade de membrana. Dessa forma se determina então a formulação mais adequada, evitando um desempenho subótimo na refrigeração e fertilidade do garanhão.

Além do extensor ideal, o número total de células por mL é determinante para a longevidade e melhor viabilidade da dose. Taxas fixas de diluição podem comprometer os resultados obtidos em programas reprodutivos, tanto por ignorarem a ação deletéria dos catabólitos celulares quanto por desconsiderarem a importância da diluição do plasma seminal. Via de regra, a concentração recomendada para transporte de sêmen refrigerado é entre 25-50 $\times 10^6$ espermatozoides/mL (sptz/mL) após a diluição; porém, obedecendo aos mesmos princípios da variabilidade individual citados anteriormente, essa recomendação pode não ser a mais adequada, valendo a pena também, em determinadas ocasiões, testar a melhor concentração espermática para garanhões específicos. Uma concentração espermática final adequada é crucial para o bom desempenho do extensor, relacionado às concentrações de metabólitos celulares que são secretados para o meio. Isso significa que uma grande população de espermatozoides sobrecarrega a capacidade do extensor de manter as condições adequadas para sua sobrevivência, o que tem consequências diretas sobre a integridade das membranas celulares e, por consequência, sobre a fertilidade.

Embora o protocolo comumente utilizado para redução do metabolismo espermático em que se assegura o controle do crescimento bacteriano seja a refrigeração de doses a 5 °C, o armazenamento a 15 °C pode favorecer a qualidade final do ejaculado de determinados garanhões, especialmente quando se trata de transporte de doses para inseminação de éguas que não estejam distantes do local onde se encontra o reprodutor. Importante destacar que oscilações da temperatura de armazenamento são deletérias para os espermatozoides e podem ser evitadas mediante o uso de caixas de transporte apropriadas, que são capazes de manter a temperatura controlada independentemente das condições de transporte. Os dispositivos atualmente disponíveis no mercado são compostos por fibra de vidro ou isopor, o que influencia diretamente o tempo total de manutenção da temperatura, sua estabilidade e autonomia. Porém, vale salientar que esses contêineres são testados em temperatura controlada, significando que não necessariamente garantirão a curva de refrigeração mais adequada quando há grande desafio ambiental, como em deslocamentos por regiões mais quentes, por exemplo.

Em relação ao envio de doses refrigeradas, a forma de armazenamento também deve ser adequadamente cuidadosa. Comumente se opta pelo armazenamento em sacos plásticos, garrafas próprias para inseminação artificial ou seringas, e atenção especial deve ser dada à toxicidade do tipo de plástico que compõe esses materiais. Outro detalhe, apesar de ser ainda controverso seu efeito deletério, é a presença de ar no frasco de armazenamento, pois o contato direto e prolongado com o oxigênio favorece a formação de ROS, o que, em teoria, pode ser prejudicial à integridade da membrana plasmática em decorrência da peroxidação lipídica. Em função disso, recomenda-se a retirada de ar no momento do preparo da dose para envio sob a forma refrigerada.

A determinação da dose inseminante a ser utilizada deve levar em consideração a qualidade seminal após a refrigeração, o momento da inseminação artificial em relação ao ciclo da fêmea e o local de deposição do sêmen. De maneira geral, preconiza-se que doses contendo entre 200 e 500 × 10^6 de células progressivamente móveis, diluídas em uma concentração entre 25 e 50 × 10^6 de sptz/mL, apresentam boas taxas de fertilidade. Para doses refrigeradas ou descongeladas, a deposição de 100 a 300 × 10^6 de espermatozoides progressivamente móveis totais no intervalo periovulatório de até 12 horas é um procedimento seguro e habitual em manejos reprodutivos mais tecnificados.

CONGELAMENTO DE SÊMEN

O congelamento de sêmen de garanhões pode ser feito a partir do ejaculado obtido por colheita com vagina artificial ou com espermatozoides da cauda do epidídimo obtidos após a morte ou orquiectomia. Comumente é realizado com o intuito de preservação genética do animal por período indefinido, o que possibilita a presença de doses inseminantes em diferentes propriedades simultaneamente, independentemente da localização geográfica. Além disso, o sêmen congelado pode ser utilizado visando reduzir custos com o transporte de doses para inseminações em éguas que estejam distantes.

Visando atender à demanda crescente desse mercado, muito esforço tem sido destinado à melhoria dessa biotecnologia por meio da busca por novas formulações de extensores, curvas de congelamento, formas de envase e protocolos de descongelamento. Apesar de prejuízos com a falta de segurança microbiológica e o descontrole nos detalhes dos protocolos, os procedimentos foram adaptados às condições de campo com mínima infraestrutura, possibilitando que doses apresentem qualidade razoável após o descongelamento.

O protocolo para o congelamento de sêmen de um garanhão começa com a avaliação do ejaculado *in natura* a fim de garantir que sejam manipuladas partidas que apresentem uma motilidade espermática inicial mínima de 60% e até 30% de defeitos morfológicos com destacada qualidade de membrana. A retirada do plasma seminal deve ser realizada mediante centrifugação após diluição do ejaculado com extensor adequado para sêmen equino na proporção mínima de 1:1. O tempo de centrifugação varia conforme a força g imposta, sendo possíveis variações entre 8 e 20 minutos em 400 a 600 × g. Após a retirada do sobrenadante, a ressuspensão do pélete de espermatozoides formado no fundo do tubo é feita com extensor apropriado para congelamento, na concentração final almejada, que deve variar de 100 e 400 × 10^6 de sptz/mL. O envase deve ser realizado em palhetas de 0,25 ou 0,50 mL, sendo esta última a mais comumente utilizada na espécie equina.

Uma vez envasadas, dependendo do protocolo, as palhetas são submetidas a uma curva de refrigeração até 5 °C. Nestes casos, o tempo de refrigeração é um dos pontos críticos, podendo variar de 15 minutos até 6 horas ou mais. A curva de congelamento é utilizada após a refrigeração, e inúmeras taxas na redução da temperatura podem ser aplicadas em máquinas até que os –196 °C sejam alcançados, buscando o protocolo que forneça os melhores resultados para cada indivíduo em combinação com o extensor utilizado. Em congelamentos realizados no campo de forma artesanal, menores são as possibilidades de customização das curvas quando se utiliza caixa de isopor e nitrogênio líquido (N_2). O protocolo mais comum consiste em deixar as palhetas envasadas expostas ao vapor de nitrogênio líquido (3 a 6 cm distantes do N_2 líquido) por 15 a 20 minutos antes da imersão plena para o imediato congelamento e finalização do processo. Ressalta-se que, em protocolos realizados sem a etapa de refrigeração até 5 °C, pode ser realizada a exposição direta ao vapor de N_2 pelos mesmos 15 a 20 minutos.

Assim como recomendado para a refrigeração de sêmen, o congelamento de doses inseminantes de garanhões deve também ser testado conforme a disponibilidade de extensores e curvas de redução de temperatura, objetivando adequar o melhor protocolo às condições espermáticas do indivíduo. Embora demande tempo e adequado gerenciamento das amostras, esse procedimento permite, de fato, observar a influência dos aspectos celulares, e suas consequências para o mercado equestre são importantes por assegurar o melhor resultado possível mediante o uso das partidas congeladas. Segundo Loomis e Graham (2008), um único teste de congelamento pode ser realizado com 80% de repetibilidade.[7] Porém, o teste para três ejaculados pode ser necessário para melhor definição quando os resultados das três melhores *performances* de extensores forem classificadas como muito próximas. A ligeira variação entre os ejaculados de um único garanhão parece não afetar o protocolo mais adequado para esse macho.

Os extensores disponíveis no mercado apresentam uma grande variação de combinações entre os componentes destinados à preservação das membranas espermáticas e fontes de energia para o metabolismo celular. Protocolos de congelamento do passado, quando havia domínio de extensores com base tris, acrescidos de gema de ovo e glicerol, que precisavam ser mantidos congelados ou utilizavam protocolos com duas ou três etapas, sugeriam que a curva deveria seguir um decréscimo de –60 °C/minuto após estabilização em temperatura de 4 °C. No entanto, com a descoberta de novos crioprotetores penetrantes, especialmente aqueles de menor peso molecular e com a expectativa de mais rápida taxa de passagem transmembrana e em novas apresentações liofilizadas mais acessíveis aos veterinários no campo,[8] notou-se que essa premissa não é necessariamente a ideal a ser seguida, especialmente se considerar a importância da variabilidade individual com intrínsecas características de membrana espermática. Assim, o foco deve ser a máxima motilidade e qualidade de membrana espermática a partir de testes de congelamento, mediante aliquotagem do ejaculado, seguido de centrifugação para retirada do plasma seminal e suspensão das células espermáticas em diferentes extensores.

Uma vez envasadas, as palhetas devem ser submetidas a diferentes curvas conforme a possibilidade do técnico, sendo em máquinas próprias e/ou mediante metodologias que utilizam geladeiras e caixas de isopor contendo N_2 líquido. No mínimo, duas curvas extremas devem ser testadas, uma rápida e outra lenta, desafiando assim a estabilidade da membrana e esse equilíbrio em relação à desidratação imposta pelo extensor no tempo e redução de temperatura determinada.

Para a utilização do sêmen congelado, as palhetas devem ser descongeladas em banho-maria a 37 °C por 30-60 segundos, embora alguns autores recomendem temperaturas maiores por tempo reduzido. Esses protocolos, embora viáveis, são pouco seguros em função do alto risco de lesão celular em decorrência da falha no monitoramento do tempo por poucos segundos. Todavia, após o descongelamento, as palhetas devem então ser bem enxugadas com papel-toalha e avaliadas antes da inseminação artificial em si, para determinação do número de palhetas a serem utilizadas conforme a dose inseminante utilizada. A dose inseminante, seja para sêmen congelado ou refrigerado, varia entre

100 e 500 × 10^6 de espermatozoides progressivamente móveis, conforme a qualidade do sêmen utilizado, a dose mínima inseminante do garanhão em questão e o menor intervalo entre inseminação e ovulação para uma melhor taxa de gestação por inseminação.

Obviamente, os índices reprodutivos alcançados mediante o uso de sêmen congelado vão variar conforme fatores inerentes à égua, à manipulação do ejaculado em si, o momento da inseminação em face da ovulação e da técnica utilizada para a deposição de sêmen. Nesse sentido, a inseminação artificial no ápice do corno uterino ipsilateral à ovulação é a técnica recomendada e pode ser facilmente realizada mediante o uso de pipetas específicas para tanto.

Vale salientar ainda que o armazenamento das doses congeladas deve ser rigorosamente controlado, de modo a manter níveis de nitrogênio líquido adequados nos botijões criogênicos. Esse cuidado se deve ao fato de o N_2 líquido evaporar de forma contínua, mesmo estando o botijão fechado. A redução dos níveis de N_2 líquido acaba por interferir na manutenção da temperatura interna do contêiner, que, idealmente, deve ser mantida a –196 °C. Considerando que a maioria dos canisters de botijões comerciais apresenta 28 cm de comprimento, os níveis de nitrogênio líquido não devem ser inferiores a 18 cm, sob o risco de prejudicar a viabilidade das doses armazenadas.

TECNOLOGIAS ASSOCIADAS À MANIPULAÇÃO DO SÊMEN

Apesar de todos os pensamentos semelhantes sobre aspectos celulares e procedimentos laboratoriais, a indústria equina tem profundas diferenças em comparação com a indústria bovina ou suína, por exemplo. Consequentemente, são relevantes para o sêmen equino alguns detalhes importantes geralmente ignorados em outras rotinas de processamento de ejaculados ou seleções de doadores de genética. Geralmente os cavalos são selecionados por desempenho esportivo, requisitos de associação racial, preferências fenotípicas ou simplesmente com base nos desejos do proprietário que, na maioria das vezes, não estão necessariamente ligados a aspectos reprodutivos. Esses critérios de seleção costumam eleger garanhões jovens como promissores ou velhos reconhecidos como campeões a serem doadores de sêmen, ignorando completamente a avaliação anterior de suas características reprodutivas. Outra consequência dessa regra de seleção aleatória aplicada em várias raças é a alta variabilidade individual, algo extremamente notado mesmo quando se consideram apenas linhagens de uma mesma raça. Essa particularidade da indústria de cavalos deve ser compreendida para não considerar garanhões únicos como descartáveis ou substituíveis, algo que poderia ser uma possibilidade em outras espécies de produção. A pressão de mercado para a obtenção de melhores resultados utilizando o menor número de espermatozoides possível resulta na evolução dos protocolos a serem aplicados nessa biotecnologia.

Diante desse cenário peculiar e da receita gerada mediante o uso adequado dessas biotecnologias, os esforços para solucionar os problemas relacionados à viabilidade seminal se justificam. Enquanto em outras espécies os protocolos de manipulação e preparo de doses de sêmen para comercialização são específicos, em equinos a variabilidade individual não pode ser ignorada. Em função disso, protocolos personalizados, além dos testes de refrigeração e congelamento, devem ser considerados a fim de se obter os melhores resultados possíveis. Nesse sentido, o refinamento de determinadas técnicas em face dos ajustes nos protocolos individuais tem se mostrado excelentes oportunidades para obtenção de melhores taxas de prenhez.

Métodos de remoção do plasma seminal

A centrifugação é o método de eleição para remoção do plasma seminal de ejaculados coletados na íntegra e não apenas a fração rica destes. Esse procedimento é utilizado tanto no preparo de doses para serem congeladas quanto para concentrar as células espermáticas de garanhões com baixa concentração inicial ou ainda que apresentem baixa viabilidade espermática quando em contato prolongado com o plasma seminal. Independentemente do motivo, é reconhecido o efeito deletério da centrifugação sobre as membranas dos espermatozoides. Em função disso, técnicas alternativas de remoção de plasma seminal têm sido sugeridas, na intenção de reduzir os desafios aos quais as células espermáticas são submetidas diante dos procedimentos inerentes à aplicação das diferentes biotecnologias da reprodução.

A utilização de meios coloidais de alta densidade, comumente denominados *cushions*, é uma das opções de amortecimento dos espermatozoides em relação ao fundo dos tubos de centrifugação. Sua utilização visa à proteção das células espermáticas contra os danos inerentes ao procedimento, produzindo péletes menos compactos e com boa recuperação espermática. Para utilização dessa técnica, o sêmen deve ser diluído em extensor próprio para sêmen equino e armazenado no tubo de centrifugação. O *cushion* deve ser então depositado delicadamente no fundo do tubo, que será submetido a centrifugação por 10 minutos a 1.000 × g. A remoção do sobrenadante deve ser realizada de forma cuidadosa, assim como a solução *cushion* presente no fundo do tubo. O pélete então passa por ressuspensão com o meio extensor desejado.

Um método alternativo de remoção do plasma seminal na indisponibilidade de centrífugas é o uso de filtros sintéticos, que apresentam poros de 2 μm que retêm os espermatozoides em sua superfície enquanto permitem a passagem do plasma seminal. Nessa técnica, o sêmen também deve ser diluído adequadamente e o procedimento de filtragem acontece por meio de movimentos lentos mediante leves toques em uma placa de Petri, sendo uma técnica potencialmente deletéria para a amostra pela longa exposição à contaminação microbiológica, além dos possíveis danos osmóticos e oxidativos pela elevada concentração espermática durante o processo. Os espermatozoides retidos na membrana devem ser homogeneizados com o meio extensor de escolha.

Seleção espermática

As técnicas de seleção espermática podem ser aplicadas quando se deseja melhorar a qualidade do sêmen fresco, refrigerado ou congelado. Elas são aplicadas mediante centrifugação da amostra selecionada em meios de gradiente de densidade, resultando na recuperação de espermatozoides com motilidade progressiva e morfologia normal.

O gradiente de densidade descontínuo mais comumente aplicado é o Percoll®, uma solução composta por partículas de sílica cobertas com polivinilpirrolidona bastante utilizada em manipulação de sêmen humano e para procedimentos envolvendo fertilização *in vitro* (FIV) e injeção intracitoplasmática de espermatozoides ICSI. Embora eficiente para a remoção de células mortas, vírus e outras partículas, a taxa de recuperação de células é baixa e o volume trabalhado também, o que torna a técnica pouco aplicada a campo. Em função disso, foram desenvolvidos outros meios de coloide em camada única, que apresentam método de separação mais prática e com resultados interessantes quanto à seleção de espermatozoides com maior motilidade e integridade de membrana. Esses coloides são compostos por partículas de sílica recobertas com silane, que retêm os espermatozoides anormais em função de sua densidade. As células móveis morfologicamente normais conseguem ultrapassar a camada coloidal e atingem o fundo do tubo, formando péletes com alta concentração espermática de boa viabilidade. Importante salientar que, para a utilização dessa técnica, é necessário o uso de centrífugas com braços articuláveis e obedecer criteriosamente às instruções de uso do produto.[9]

Recentes publicações utilizaram com sucesso a nova tecnologia de membranas microfluidas, que selecionam as melhores células espermáticas das amostras sem utilização de centrifugação. Anteriormente, a técnica era restrita aos laboratórios de ICSI para pequenas amostras, porém, na atualidade, possui dispositivos que permitem a seleção de maiores volumes e destaca-se como prática alternativa para seleção de doses antes das inseminações.[10]

Congelamento de sêmen de epidídimo

Garanhões que venham a sofrer de morte súbita ou ainda que necessitem ser submetidos a orquiectomia terapêutica podem ter seu material genético preservado uma última vez por meio da recuperação dos espermatozoides presentes na cauda dos epidídimos. Na maioria dos casos, os espermatozoides serão mantidos viáveis por 12 a 24 horas após a morte do animal, porém recomenda-se o processamento do material o mais rápido possível. A recuperação espermática de ambos os epidídimos resulta com frequência na concentração final de 10 a 20 bilhões de espermatozoides, variando conforme a técnica aplicada e o histórico reprodutivo do macho.

Para o procedimento, os testículos, epidídimos e ductos deferentes em sua máxima extensão devem ser recolhidos de forma íntegra. Os ductos deferentes devem ser ligados e o conjunto lavado em solução Ringer Lactato estéril a 37 °C, para remover quaisquer detritos teciduais e sangue. O conjunto deve então ser embalado em algum saco plástico estéril, como uma luva obstétrica, preenchido com solução Ringer lactato de forma a manter os tecidos ligeiramente úmidos. Antes da vedação do saco de transporte, todo o ar deve ser retirado; recomenda-se a utilização de uma segunda embalagem para evitar a perda do material caso a primeira embalagem se rompa. O transporte deve ser realizado no próprio contêiner utilizado para envio de doses refrigeradas a 5 °C, com o cuidado de não permitir o contato direto entre o conjunto e a fonte de frio. Após a chegada ao laboratório, todo o processamento do material deve ocorrer em temperatura ambiente; o ambiente deve estar limpo e os materiais utilizados estéreis.

O primeiro passo para a recuperação espermática é a dissecação da cauda do epidídimo. Uma pinça hemostática deve ser colocada em cada extremidade do tecido a ser dissecado para evitar a perda de sêmen, sendo uma posicionada no canal deferente e outra na junção da cauda ao corpo do epidídimo. Nesse momento, os testículos e o remanescente dos epidídimos podem ser descartados. A dissecação do material deve ser realizada de forma a não romper a estrutura tubular, retirando somente qualquer fáscia remanescente e cuidando para que não haja contaminação do material com sangue.

Os métodos de colheita de espermatozoides epididimários incluem a técnica de perfuração, de flutuação e de fluxo retrógrado. Na técnica de perfuração, utiliza-se uma agulha estéril para perfurar a estrutura dissecada; a amostra é filtrada para remoção de contaminantes e então segue para a criopreservação. Embora se obtenha boa recuperação espermática, os riscos de contaminação são grandes, o que reduz a viabilidade celular pós-descongelamento. Já o método de flutuação consiste em múltiplas incisões com lâmina bisturi na cauda do epidídimo para exposição dos espermatozoides no meio extensor disponibilizado em uma placa de Petri. Os segmentos seccionados são mantidos imersos no meio para que ocorra a migração dos espermatozoides para ele. Passados alguns minutos, a amostra é então filtrada e submetida ao congelamento.

Novamente, embora seja possível boa recuperação espermática, essa técnica com frequência resulta em contaminação do material, reduzindo a viabilidade espermática após o descongelamento. Por esses motivos, a técnica de fluxo retrógrado é a comumente utilizada, uma vez que apresenta as menores taxas de contaminação e as melhores taxas de recuperação espermática. Nessa técnica, é acoplada uma seringa com agulha na extremidade proximal do ducto deferente, para injeção do meio extensor que fará o papel de lavar internamente os túbulos epididimários contorcidos, de forma a ser recolhido em sua porção distal orientada para uma placa de Petri.

Independentemente da técnica escolhida para o processamento da amostra, alguns detalhes devem ser observados. A concentração final a ser utilizada para o congelamento de doses deve ser ajustada após a remoção dos espermatozoides. Por isso, recomenda-se o uso de 10 a 20 mL de extensor para a colheita, de forma a adicionar maior volume posteriormente à contagem de células recuperadas. Outro ponto relevante é que, obedecendo a esse princípio e sendo feita uma recuperação eficiente, não existe a necessidade de centrifugação da amostra previamente ao congelamento. Isso é um ponto positivo, uma vez que elimina um procedimento que fatalmente lesiona em algum nível as membranas celulares. Por outro lado, é importante ressaltar que, embora seja possível a obtenção de doses com boa viabilidade espermática, esse resultado encontra-se diretamente relacionado à condição *ante mortem* do indivíduo. Não é incomum a obtenção de doses que serão descartadas por não apresentarem condições mínimas para realização da inseminação artificial.

Sexagem espermática

O interesse em determinar o sexo do futuro produto resultante da inseminação artificial de equinos é objetivo de muitos criadores, uma vez que, para determinadas raças, fêmeas e machos apresentam valores comerciais bem distintos. A aplicação de sêmen sexado é uma das técnicas que vão de encontro a esse nicho do mercado, embora em equinos não apresente resultados satisfatórios para serem aplicados a campo.

Diversos estudos têm sido conduzidos desde o início dos anos 2000, demonstrando a habilidade na separação dos espermatozoides com diferentes cromossomos sexuais mediante o uso da citometria de fluxo. A precisão desse procedimento inclusive é relativamente alta, apresentando precisão superior a 90%. Porém, o processo produz poucos espermatozoides por ejaculado, dificultando a sua utilização para inseminações usuais que requerem um número mínimo de espermatozoides móveis. Além disso, aparentemente, os espermatozoides equinos não sobrevivem aos efeitos combinados da citometria de fluxo e congelamento/descongelamento. Idealmente, para obter resultados viáveis mediante o uso de sêmen sexado, o garanhão, a égua e o laboratório para processamento do sêmen devem estar próximos, possibilitando o uso de doses de sêmen fresco ou refrigerado.

Armazenamento de doses por longos períodos

Nas últimas cinco décadas apenas modificações pontuais ocorreram quanto às fórmulas dos extensores para refrigeração de sêmen de garanhões, variando relativamente pouco em relação à composição definida por Kenney.[11] Novos antimicrobianos foram testados, houve inclusão de novas moléculas para estabilização de membrana, agregadores de colesterol à célula, agentes antioxidantes e adição de diferentes fontes de energia. De forma geral, todas as alternativas consideravam sempre os mesmos fatores da técnica: controle do crescimento bacteriano, prevenção da desestabilização de membrana pelo frio e a redução das lesões de membrana pelos metabólitos produzidos na célula.

Com a curta longevidade alcançada pela refrigeração, de 24 a 48 horas em média, a criopreservação de células se tornou uma alternativa para a utilização de doses com maior intervalo em relação à colheita do ejaculado. Porém, a criopreservação de espermatozoides equinos apresenta limitações, como o controle mais apurado do momento da ovulação da égua, o que é frequentemente posto como obstáculo para aplicação dessa biotecnologia por parte de veterinários de campo em função da rotina comumente atribulada durante as estações de monta.

Conscientes dessa demanda do campo e compreendendo em detalhes a fisiologia espermática, um grupo de pesquisadores da Nova Zelândia liderado pelo bioquímico Aitken fez uma série de questionamentos em suas pesquisas sobre a metodologia em voga nas últimas décadas. Adicionar fontes de energia para manter o metabolismo espermático e diminuir a temperatura para reduzi-lo e evitar lesões por espécies reativas de oxigênio, segundo eles, é contraditório, pois essa alternativa causa sabidas lesões estruturais de membrana. Como alternativa, desenvolveram o primeiro extensor capaz de manter doses por mais de 7 dias armazenadas a 17 °C, preconizando a utilização de antioxidantes, a ausência de danos pela refrigeração e a centrifugação para retirada do plasma seminal, das células lesionadas e de bactérias. Baseado nessa publicação inovadora, já está disponível no mercado um extensor de sêmen equino que permite o armazenamento de doses refrigeradas por até 14 dias, algo que tem revolucionado a rotina reprodutiva por facilitar o uso de garanhões com congelamento ruim e por maximizar a utilização de ejaculados ao longo da semana, adequando aos ciclos das éguas sem as restrições de protocolo enfrentadas quando doses congeladas são utilizadas.[12]

CONSIDERAÇÕES FINAIS

As biotecnologias relacionadas ao sêmen equino são estudadas há décadas e estão em constante evolução. Contudo, os procedimentos vigentes na rotina de muitos laboratórios permanecem sem atualizações frequentes, mantendo conceitos antigos, alheios aos novos protocolos desenvolvidos. Procedimentos realizados de formas empíricas, desenvolvidos com criatividade e justificados por restrições econômicas, não podem ser coadjuvantes na preparação de novos profissionais, pois perpetuam o despreparo para os novos conceitos e tecnologias vigentes na reprodução equina mundial. Tampouco, tais métodos devem ser encarados como boas estratégias, uma vez que dificilmente resultarão na maximização do desempenho reprodutivo do plantel trabalhado.

Dificilmente, encontra-se alguma biotecnologia em uso que seja considerada errada; porém, em um mercado competitivo como o da reprodução equina, a desatualização de conceitos é igualmente deletéria à eficiência reprodutiva. Doses inseminantes, técnicas de inseminação, metodologias de seleção espermática, escolha de diferentes extensores, customização de curvas de congelamento e protocolos para avaliação espermática evoluíram sobremaneira em busca de maior eficiência, como demonstrado. Cabe ao profissional determinar qual(is) técnica(s) cabe(m) ao trabalhar os diferentes ejaculados/animais, visando à maximização da fertilidade de garanhões, estendendo sua vida reprodutiva e extraindo o melhor de cada reprodutor.

REFERÊNCIAS

1. Griffin RA, Baker M, Aitken RJ, Swegen A, Gibb Z. What makes a fertile sperm? Unique molecular attributes of stallion fertility. Reproduction. 2019:R125-37.
2. Moran DM, Jasko DJ, Squires EL, Amann RP. Determination of temperature and cooling rate which induce cold chock in stallion spermatozoa. Theriogenology. 1992:999-1012.
3. Katila T. Procedures for handling fresh stallion semen. Theriogenology 1997:1217-27.
4. Clulow J, Gibb Z. Liquid storage of stallion spermatozoa: past, present and future. An Rep Sci. 2022:107088.
5. Brinsko SP, Crockett EC, Squires EL. Effect of centrifugation and partial removal of seminal plasma on equine spermatozoa motility after cooling and storage. Theriogenology. 2000:129-36.
6. Nunes MM, Malschitzky E. Influencia del diluyente y de la tasa de dilución sobre la motilidad progresiva del semen de padrillos criollos mantenido a 5C. Proceedings of Primer Encuentro Internacional de Reproducción Equina; 2015, Osorno. Primer Encuentro Internacional de Reproducción Equina; 2015. v.1, p.37-44.
7. Loomis PR, Graham JK. Commercial semen freezing: Individual male variation in cryosurvival and the response of stallion sperm to customized freezing protocols. Anim Reprod Sci. 2008:119-28.
8. Nunes MN, Gurgel JRC, Munhoz ML, Giuli V, Carneiro GF. Novel lyophilized extenders maintain stallion semen characteristics during freezing but do not need frozen shipment or storage. Journal of Equine Veterinary Science. 2023;125.
9. Morrell JM, Nunes MM. Practical guide to single layer centrifugation of stallion semen. Equine Vet Educ. 2018:392-98.
10. Vigolo V, Gautier C, Falomo ME, Aurich C. Selection of frozen-thawed stallion semen by microfluidic technology. Reprod Domest Anim. 2023;58(3):443-9.
11. Kenney RM, Bergman RV, Cooper WL, Morse GW. Minimal contamination techniques for breeding mares: technique and preliminar findings. Proc Am Assoc Equine Pract. 1975:327-35.
12. Gibb Z, Clulow JR, Aitken RJ, Swegen A. First publication to describe a protocol for the liquid storage of stallion spermatozoa for 7 days. J Equine Vet Sci. 2018:38-40.

Índice remissivo

A

B

C

D

E

F

G

H

I

J

K

L

M

N

O

P